高等医学院校实用人才培养规划教材

供临床医学、全科医学、麻醉学专业用

护理职业风险及防范

主　审　◎赵小玉

主　编　◎何春渝　刘　萍

副主编　◎陈小菊　万文松

西南交通大学出版社

·成　都·

图书在版编目（CIP）数据

护理职业风险及防范／何春渝，刘萍主编. —成都：西南交通大学出版社，2017.2
高等医学院校实用人才培养规划教材
ISBN 978-7-5643-5238-7

Ⅰ.①护… Ⅱ.①何… ②刘… Ⅲ.①护理学－医学院校－教材 Ⅳ.①R47

中国版本图书馆 CIP 数据核字（2017）第 007392 号

高等医学院校实用人才培养规划教材

护理职业风险及防范

主编　何春渝　刘萍

责 任 编 辑	牛　君
特 邀 编 辑	姚自然
封 面 设 计	米迦设计工作室
出 版 发 行	西南交通大学出版社 （四川省成都市二环路北一段 111 号 　西南交通大学创新大厦 21 楼）
发 行 部 电 话	028-87600564　028-87600533
邮 政 编 码	610031
网　　　　址	http://www.xnjdcbs.com
印　　　　刷	成都中铁二局永经堂印务有限责任公司
成 品 尺 寸	185 mm × 260 mm
印　　　　张	16
字　　　　数	417 千
版　　　　次	2017 年 2 月第 1 版
印　　　　次	2017 年 2 月第 1 次
书　　　　号	ISBN 978-7-5643-5238-7
定　　　　价	39.80 元

课件咨询电话：028-87600533
图书如有印装质量问题　本社负责退换
版权所有　盗版必究　举报电话：028-87600562

编委会

(以姓氏笔画为序)

主　审　赵小玉
主　编　何春渝　刘　萍
副主编　陈小菊　万文松
编　者　以姓氏笔画为序
　　　　　　万文松（成都医学院）
　　　　　　方　圆（成都市德康医院）
　　　　　　冯　玉（成都医学院）
　　　　　　刘　萍（成都医学院）
　　　　　　杨建华（成都医学院）
　　　　　　杨　翔（成都医学院）
　　　　　　李孜孜（成都医学院）
　　　　　　何依群（成都医学院第一附属医院）
　　　　　　何春渝（成都医学院）
　　　　　　沈　博（成都医学院）
　　　　　　张丽梅（成都医学院）
　　　　　　陈小菊（成都医学院）
　　　　　　陈晓梅（成都医学院第一附属医院）
　　　　　　林　琳（成都医学院）
　　　　　　周海英（成都医学院第一附属医院）
　　　　　　赵小玉（成都医学院）
　　　　　　黄　琼（成都医学院）
　　　　　　黄　燕（成都医学院）
　　　　　　曾　兢（成都医学院）

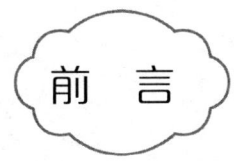

随着医学科学的迅速发展和各种新技术的推广应用,以及人们法律意识的不断增强,人们对患者安全问题较以往更加关注,护理人员面临的职业风险和压力也越来越大。患者的安全和医疗护理过程中潜在的风险已成为世界各国关注的热点。1998年在美国召开的首届"护士健康与安全"国际大会提出了"为了关爱患者,我们应首先关爱自己"的口号。由于医院工作环境和服务对象的特殊性,职业危害因素对护理人员造成了慢性健康损害和急性突发性的危害。护士在为患者提供护理服务的同时,如何做好护理风险的预测,规避和防范护理职业风险的发生,对保障患者及医护人员的安全、创建和谐的医患关系具有积极的意义。

进行系统的职业风险及防护知识教育是减少职业危害最有效的途径之一。在具体实践中,由于医药卫生类学校护理专业的课程中没有专门设置职业风险防护类课程,也没有专门的教材,学生对职业风险防护的意识淡薄,缺乏职业风险防护的知识和技能。临床护士的继续教育中对职业风险防护培训力度不够,护士职业危害事件不断发生。为此,我们编写了这本《护理职业风险及防范》。

本书参阅了大量国内外有关医院工作人员职业暴露的危害因素与防护措施的文献,同时结合实际工作经验,较为系统地介绍了护理人员职业风险与防范的基本理论、基本知识,并根据不同职业暴露危害因素所造成损伤的临床特征,提出了新的防范措施。本书内容包括六大部分:护理职业风险概述(第一章),护理职业风险法律制度(第二、三章),护理突发事件的处理(第四章),护理职业伤害风险(第五章),职业风险防护技术(第六、七、八、九、十、十一章),临床高危科室护理人员的职业防护(第十二章)。本书具有较强的实用性和可操作性,能最大限度地满足护理工作人员的实际需要,是指导护理人员从业安全的重要参考书。

本书内容实用,编者队伍临床实践经验丰富,也参考了大量书籍和资料,但由于编者的时间和能力有限,书中难免存在不足和疏漏之处,恳请广大读者批评指正。

何春渝

2016 年 9 月

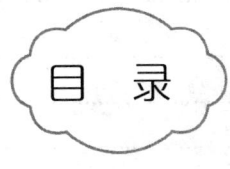
目 录

第一章 护理职业风险概述 ··· 1
- 第一节 护理风险概述 ·· 1
- 第二节 护理职业风险的特点 ·· 3
- 第三节 护理职业风险的分类 ·· 4

第二章 护理职业风险法律制度 ··· 6
- 第一节 相关法律法规 ·· 6
- 第二节 《医疗事故处理条例》规定的护理风险法律制度 ································· 7

第三章 护理职业风险规章制度 ··· 13
- 第一节 查对制度 ·· 13
- 第二节 医嘱执行制度 ·· 15
- 第三节 护理交接班制度 ··· 16
- 第四节 护理登记报告及查房制度 ··· 17
- 第五节 抢救制度 ·· 19
- 第六节 科室药品、设备保管使用制度 ··· 19
- 第七节 护理会诊制度 ·· 20
- 第八节 病房安全制度 ·· 21

第四章 护理突发事件的处理 ·· 22
- 第一节 概 述 ··· 22
- 第二节 医院护理突发事件的处理 ··· 23

第五章 护理职业伤害风险 ··· 33
- 第一节 护理职业损伤环境 ·· 33
- 第二节 职业风险危害与防护 ··· 36
- 第三节 国内外护理职业风险防护的历史与进展 ··· 39

第六章 职业风险防护的一般技术 ·· 44
- 第一节 个人防护用品及技术 ··· 44

第二节　洗手与手的消毒 …………………………………………………… 52
　　第三节　医疗废物处理 ……………………………………………………… 55
第七章　生物性职业危害及防护 …………………………………………………… 59
　　第一节　概　述 ……………………………………………………………… 59
　　第二节　艾滋病患者护理的职业防护 ……………………………………… 70
　　第三节　传染性非典型肺炎患者护理的职业防护 ………………………… 82
　　第四节　病毒性肝炎患者护理的职业危害与防护 ………………………… 91
　　第五节　流行性感冒患者护理的职业危害与防护 ………………………… 95
　　第六节　破伤风患者护理的职业防护 ……………………………………… 98
　　第七节　狂犬病患者护理的职业防护 ……………………………………… 100
　　第八节　高致病性禽流感患者护理的职业危害与防护 …………………… 103
　　第九节　结核病患者护理的职业防护 ……………………………………… 106
　　第十节　甲型病毒性肝炎患者护理的职业防护 …………………………… 111
　　第十一节　霍乱患者护理的职业防护 ……………………………………… 114
　　第十二节　伤寒患者护理的职业防护 ……………………………………… 118
第八章　化学性职业危害与防护 …………………………………………………… 123
　　第一节　化学治疗的职业危害与防护 ……………………………………… 123
　　第二节　化学消毒剂的职业危害与防护 …………………………………… 131
　　第三节　医用气体的职业危害与防护 ……………………………………… 137
第九章　物理性职业危害与防护 …………………………………………………… 140
　　第一节　锐器伤的职业危害与防护 ………………………………………… 140
　　第二节　电离辐射的职业危害与防护 ……………………………………… 145
　　第三节　非电离辐射的职业危害与防护 …………………………………… 153
　　第四节　工作场所暴力损伤的职业危害与防护 …………………………… 157
　　第五节　噪声损伤的职业危害与防护 ……………………………………… 162
　　第六节　电灼伤的职业危害与防护 ………………………………………… 166
第十章　运动功能性职业危害与防护 ……………………………………………… 171
　　第一节　腰椎间盘突出症的职业危害与防护 ……………………………… 171
　　第二节　腰肌劳损的职业危害与防护 ……………………………………… 177
　　第三节　下肢静脉曲张的职业危害与防护 ………………………………… 180
第十一章　心理社会性职业危害与防护 …………………………………………… 185
　　第一节　行为及语言伤害 …………………………………………………… 185
　　第二节　工作疲惫感 ………………………………………………………… 190

第十二章 临床高危科室护理人员的职业风险防护 ……199

- 第一节 门诊、急诊科护理的职业风险防护 ……199
- 第二节 ICU 护理的职业风险防护 ……204
- 第三节 手术室护理的职业风险防护 ……207
- 第四节 静脉药物配制中心的职业风险防护 ……216
- 第五节 血液透析室护理的职业风险防护 ……218
- 第六节 内视镜护理的职业风险防护 ……221
- 第七节 供应室护理的职业风险防护 ……222
- 第八节 采血中心护理的职业风险防护 ……226
- 第九节 口腔科护理的职业风险防护 ……228
- 第十节 肿瘤科护理的职业风险防护 ……232
- 第十一节 产科护理的职业风险防护 ……236
- 第十二节 介入放射科护理的职业风险防护 ……238
- 第十三节 精神科护理的职业防护 ……240

参考文献 ……246

扫描二维码查看附录

第一章 护理职业风险概述

医疗行为在治疗疾病的同时，其本身具有侵害性，对人体的正常组织会造成损害，因人而异地产生不同的损害结果，有时甚至会产生严重的后果。因此，医疗行为本身存在着难以避免的风险。

护理工作是医嘱的具体执行，护理行为既是医疗行为的一个有机组成部分，又是医疗行为的外在表现。因此，医疗行为所伴随的风险往往与护理行为难以分割，护理风险伴随护理工作的各个环节。护理风险是医疗风险的一部分。

第一节 护理风险概述

护理安全与护理风险是实施护理服务全过程中一对相互消长而又始终相伴的概念。护理安全与护理风险相对，在护理风险降低的前提下，护理安全就会得以实现。

一、相关概念

1. 风险

风险（risk）是指遭受损失的可能性。风险由两个基本要素构成，其一是不利事件或损害的发生，即风险的负向性特征，强调不利事件或损失是否存在；其二是不利事件或损害发生的可能性，也就是在一定时间内，损害发生的概率或机会。统计学、精算学、保险学等学科把风险定义为一件事件造成破坏或伤害的可能性或概率。通用的公式是风险＝伤害的程度×发生的可能性。

2. 护理风险

护理风险（nursing risk）是指医疗领域中，因护理行为引起的遭受不幸或损失的一种可能性。医院护理风险分为患者的医疗护理风险、护士的职业风险、探视者或陪护等其他人员的风险三类。

3. 护理职业风险

护理职业风险是指存在于医疗机构内部、可能导致护理人员和患者遭受各种损失和伤害的不确定性因素，包括经济风险、技术风险、法律风险和人身安全风险。由于护理职业的特殊性，护理人员所涉及的风险相对较多，如医疗事故、护理差错、护理意外、医疗纠纷等医疗风险，同时护理人员自身还面临着职业损伤风险，包括每天接触各种药物、消毒液等引起的化学性损伤、针刺伤、电离辐射等引起的物理性损伤，各种各样的病原体引起的生物性损伤，精神紧张、疲劳、压力感等引起的心理损伤等。

二、护理职业风险产生的原因

产生护理职业风险的原因较多，概括起来包括 6 个方面。

1. 来自患者自身的风险

护理风险很大程度上来自患者本身，包括患者的身体健康因素（抵抗病痛、创伤的能力）、人体的解剖因素（组织、器官结果的变异）以及疾病综合因素（是否有其他疾病及合并症、并发症）等，都影响到医疗行为的成功与效果。此外，患者的经济能力和患者及其家属的决策等，也是影响护理职业风险的重要患方因素。

2. 疾病的自然转归

疾病的发生、发展和转归都有一定规律，不以患者和护理人员的意志为转移。在疾病发生早期，症状不明显，容易造成误诊。

有的细菌在药物使用过程中造成耐药性，有的病理组织在药物使用过程中产生抵抗性，从而使药物变得无效，并且难以找到有实质疗效的药物进行治疗。

有的疾病，如恶性肿瘤，已经发展到了晚期，肿瘤细胞广泛转移至全身多处器官，手术难以切除病灶，肿瘤细胞对正常组织、器官的侵犯严重，从而变为不治之症。

3. 现有科学技术的局限性

科学技术的发展是无限的，永无止境。在某一特定阶段，特定地域，科学技术的发展是有限的，不可能包罗万象，也不可能解决所有问题。医学也是如此。现代医学科学虽然有了很大的发展，但由于人体的特异性和复杂性，难以完全预测，人们对许多疾病的发生原理尚未认识，因而现代医学科学的诊疗技术不可能包治百病。而这些情况的出现，纯属现代医学科学技术不能预见却又不能完全避免并且不能克服的意外情况。

如现在仍然有许多疾病，如狂犬病、艾滋病、晚期恶性肿瘤等，虽然人们对其病因学研究已经比较透彻，但是仍然没有治疗上的良方。而有些疾病，如传染性非典型肺炎，人们对其发病病因、传染机制、病原学等问题还停留在十分肤浅的水平上。

4. 护理人员的认知局限性

医学是建立在人体形态学基础上的科学，护理人员的临床经验是建立在对大量病例的直接观察和诊治的动态体会之上，因而医学是一门经验学科，护理人员的临床经验直接影响其诊疗水平。可以说护理人员的临床经验直接影响其对病症的认知和判断力，直接影响其对疾病的诊断和确定实施治疗方案。影响护理人员认知能力的因素很多，包括护理人员本身的主观因素、身体因素、情绪因素，也包括环境因素和患者的情绪和疾病因素。

护理人员认知的局限性的另一方面，是医学科学对某种疾病没有任何认知，或护理人员本身对疾病没有见过，可能是新的疾病，也可能是疾病的发生具有特殊的条件或只发生在特定的地域。在临床上有一个现象，对于少见病，能够认识的护理人员只有少数；对于罕见病，能够认识的护理人员则属于凤毛麟角。

检测手段的限制也是制约护理人员认知能力的重要因素。

5. 医疗器械、药品、血液等带来的风险

护理人员的诊疗技术和水平再高，也需要凭借一些现代医疗仪器设备、医疗器械、医疗药品和其他医疗辅助物品，才能够充分诊治疾病。但是，这些人们开发研制的医疗辅助设施和物品，本身对人体就有危害，或者有产品缺陷，因而在使用它们的时候，也存在很大的风险。

医疗辅助检查设施，虽然对于大多数病症可以提供有效的检查结果，但是仍然有假阳性、假阴性的结果出现，辅助检查仍然有漏诊、误诊的可能。

医疗器械是一种工业产品，使用工业材料加工工艺并且批量生产，对产品的检验、检查不可能是逐一进行，而是批量检测，因而可能存在质量缺陷的漏检。

药物与毒物没有质的区别，只有量的区别，再好的药物，用的时机不当，剂量过大，就可能成为毒物。药品的毒物作用在医疗上也是难以避免的一个客观存在的风险。

临床使用的血液及血液制品，由于其采集于其他"健康"人体，在对献血员进行体检时，客观上存在一定的漏检率，像通过血液传播的丙型肝炎、艾滋病等，还存在检测的"窗口期"，因而看似"健康"的血液，却存在传播疾病的可能和风险。

6. 管理因素

所谓管理因素是指医院在医院整体协调管理、人力资源管理、设备环境管理、安全保障制度的建设等方面的因素，直接或间接给患者或护理人员造成的损害。在目前，我国各级各类医院的临床一线普遍存在护理人员缺乏、医护人员比例倒置，必然会造成护理人员的护理负荷加重、护理不到位的情况，随时都存在护理安全隐患。

（刘　萍）

第二节　护理职业风险的特点

一、与护理行为的伴随性

护理行为是一把双刃剑，一方面通过护理行为给饱受病痛困扰的患者带来康复希望，同时也可能对患者造成一定侵害；另一方面，护理人员在给患者进行各种护理操作的同时，自身在操作中也可能遭受刺伤、受病原生物感染等伤害。护理行为的这种正负两面性难以分离并伴随始终，使得护理行为在实施中都将存在各种风险和不测。因此，护理行为是一种实际意义上的冒险行为，是一种勇敢者的职业。

二、难以预测性

护理风险的发生带有极大的突然性、偶然性和个体差异性。但是，难以预测不等于不能预测，有的风险即使难以预测，但经过努力，仍然可以预测到其可能发生的概率。只有极小部分护理风险在目前医疗水平和条件下无法预测，随着时间的推移、科技的进步，最终也将为人类所认知。因此，护理风险分为可预测护理风险和目前不能预测护理风险。护理风险发生在护理前还是后，护理人员将承担不同的责任。护理人员对患者实施护理行为之前，虽然对该患者是否会发生风险没有任何把握，但仍然需要将过去曾经观察到的各种风险全部告知患者。这种宏观上对护理过程存在潜在危险的认识与把握也是护理人员的职责之一。

三、难以防范性

护理风险的准确预测固然困难，但是有时预测到之后也很难采取有效的措施加以防范。难以防范不等于不能防范，这就要求护理人员在工作中考虑周全，将风险降到最低限度。但是有的风险经过努力之后仍然不能防范和避免，仍然会对患者或自身造成伤害。因此，只能要求护理人员尽可能努力尽到法律赋予其应当履行的"危害结果回避义务"，即在预测到风险有发生的可能之后，护理人员在实施护理行为之前应当就可能发生的护理风险尽可能地做好准备，制订相应的应对风险发生的防范预案，采取相应的防范措施，以免风险真正发生时，手足无措，不能妥善处理，导致医疗不良事件在患者身上发生，也不能最大限度地减少相应不良事件对患者造成的损害。

四、后果的严重性

护理风险一旦发生，对患者来说是遭受了疾病之外的另一伤害，通常难以承受，其结果往往是加重病情或者造成新的损害，甚至可能是灭顶之灾；对护理人员而言也是一种伤害，给患者造成的伤害会引起自责、形成心理压力，给自身造成的伤害也将是身体和心灵的双重损害。

（刘　萍）

第三节　护理职业风险的分类

根据护理风险事件是否直接造成对患者的损害，可将护理风险事件分为直接风险和间接风险两大类。

一、直接风险

（1）未严格执行工作制度及常规：出现差错或差错隐患，造成不良后果或护理纠纷。

（2）护士业务素质较差，专业知识不全面：不了解药物性质及操作的注意事项，不熟悉抢救流程，评估不全面，未意识到潜在的安全隐患。

（3）法律意识淡薄，未及时履行风险告知义务：不了解护理与法律的关系，不明确自己在工作中的法律责任和义务。

（4）设备、物品的管理不善：物品准备不全或急救物品未处于完好状态。

（5）护理记录不认真、不规范：记录数字不准确或不完整，漏写、错写或操作后未及时记录、无签字等。

（6）沟通不良：态度不够温和，回答问题不够耐心，过于简单或给予错误解释。

二、间接风险

（1）器械　护士在工作中使用了不合格产品，如各种断裂、粗糙、老化的导管，不稳固的输液吊架等。

（2）药物　药液不够纯净；加药用具的无菌标准和精确度差；药物本身的副作用；药物对皮肤、血管、黏膜的损伤；输液反应、静脉炎；注意事项告知不到位或患者理解能力差。

（3）操作　各种导管置入皮肤、黏膜可能的损伤及意外。

（4）仪器　各种仪器、设备的自然耗损：如轮椅、床具、水壶、床头灯、坐便椅等可能突然的损坏和故障。

（5）患者合作问题　患者或家属对某些操作的不理解、不配合、不信任；患者摔倒、自杀和私自外出等。

（刘　萍）

第二章　护理职业风险法律制度

法律制度包含法律和制度两个方面。法律是指有权立法的机构制订、颁布的规范性文件，除了包括全国人大及其常委会颁布的法律、国务院颁布的法规、卫生部颁布的行政规章之外，还包括具有法律性质的技术文件、指南、操作规程等，如中华护理学会制订、颁布的护理操作常规。制度则主要指地方卫生行政机关对于医疗机构护理工作的指导性文件和医疗机构内部的护理管理和操作的具体要求。

目前，我国有关护理职业风险的法律并不多，没有全国人大及其常委会的法律，国务院颁布的行政法规主要有《中华人民共和国护士条例》；卫生部颁布的行政规章主要有《医院工作制度》《医疗机构病历管理规定》《病历书写疾病规范（试行）》等。以上所列文件，除了《护士条例》之外，其他规范性文件都不是专门针对护理管理的，仅有少数条目涉及护理管理问题，而护理风险管理的内容则更少。

第一节　相关法律法规

《护士条例》《医疗事故处理条例》及其配套文件主要确立了一系列护理职业风险法律制度。

一、全国人民代表大会及其常务委员会制订的法律

目前没有直接与护理职业风险相关的法律，但是有与护理工作间接相关的法律，包括：《中华人民共和国执业医师法》《中华人民共和国传染病防治法》《中华人民共和国献血法》《中华人民共和国药品管理法》，还有一些涉及医疗纠纷、护理纠纷处理的法律，主要是民法、刑法和诉讼法，在此不做详细介绍。

二、国务院制订的行政法规

国务院制订的与护理职业风险相关的行政法规主要有：
《中华人民共和国护士条例》（2008年5月12日实施）
《中华人民共和国医疗事故条例》（2002年9月1日实施）
《中华人民共和国医疗机构管理条例》（1994年1月1日实施）
《中华人民共和国医疗器械管理条例》（2002年9月1日实施）
《中华人民共和国艾滋病防治条例》（2002年9月1日实施）
《中华人民共和国医疗废物管理条例》（2003年6月16日实施）
《中华人民共和国血液制品管理条例》（2002年9月1日实施）
《中华人民共和国突发公共卫生事件应急条例》（2003年5月9日实施）

三、卫生部制订的部门规章

国务院单独制订或其他部门联合制订的与护理职业风险相关的行政法规主要有：
《护士管理办法》（1994 年 1 月 1 日实施）
《医疗机构管理条例实施细则》（1994 年 1 月 1 日实施）
《处方管理办法》（2007 年 5 月 1 日实施）
《重大医疗过失行为和医疗事故报告制度的规定》（2002 年 9 月 1 日实施）
《医疗事故分级标准》（2002 年 9 月 1 日实施）
《医疗事故技术鉴定暂行办法》（2002 年 9 月 1 日实施）
《病历书写基本规范（试行）》（2002 年 9 月 1 日实施）
《医疗机构病历管理规定》（2002 年 9 月 1 日实施）
《医疗机构临床用血管理办法》（试行）（1999 年 1 月 5 日实施）
《消毒管理办法》（2002 年 7 月 1 日实施）
《医院感染管理办法》（2006 年 9 月 1 日实施）
《医疗卫生机构医疗废物管理办法》（2003 年 10 月 15 日实施）
《医疗废物分类目录》（2003 年 10 月 10 日实施）
《医疗机构传染病预检分诊管理办法》（2005 年 2 月 28 日实施）

四、卫生部、中华医学会、中华护理学会制订的技术规范

《临床输血技术规范》（2000 年 10 月 1 日实施）
《内镜清洗消毒技术操作规范（2004 年版）》（2004 年 6 月 1 日实施）
《早产儿治疗用氧和视网膜病变防治指南》（2004 年 4 月 27 日实施）

（万文松）

第二节　《医疗事故处理条例》规定的护理风险法律制度

这里主要介绍《医疗事故处理条例》（以下简称《条例》），它确立了防范护理职业风险的法律制度，《中华人民共和国护士条例》涉及的法律制度将在第 4 章介绍。《条例》于 2002 年 2 月 20 日国务院第 55 次常务会议通过，自 2002 年 9 月 1 日起执行。共分 7 章 63 条，包括总则、医疗事故的预防与处置、医疗事故技术鉴定、医疗事故的行政处理与监督、医疗事故的赔偿、罚则、附则等 7 个部分，其中关于医疗护理风险防范和处理的规定主要在第 2 章"医疗事故的预防与处置"中。

一、依法行医制度

1. 依法行医的概念

所谓依法行医，是指医疗机构及其医务人员在实施医疗行为的过程中，必须依照国家医疗卫

生管理法律、行政法规、部门规章和诊疗护理规范、常规的要求来开展医疗活动。

医护人员执行医疗行为，直接面对的是患者的健康和生命，稍有不当和闪失，便可导致危及患者健康和生命的后果，因此，医疗护理行为是一项非常谨慎而小心的工作，不可粗心大意，也不可随意为之。为此，《条例》第5条规定，医疗机构及其医务人员在医疗活动中，必须严格遵守医疗卫生管理法律、行政法规、部门规章和诊疗护理规范、常规，恪守医疗服务职业道德。这就是国家关于"依法行医"的最直接具体的规定。

2. 对"法"的理解

这里"依法行医"所讲的"法"，是广义的法，包括全国人大及其常务委员会制订的法律、国务院制订的行政法规、国务院所属机构和地方人民代表大会制订的规章，都是我们这里讲的"法"；还包括诊疗护理规范和常规。诊疗护理规范和常规主要是中华医学会、中华护理学会等行业学术机构制订的技术操作规范、操作指南等规范性文件。

当然，在医疗行业，除了成文的"法"之外，有很多技术规则和要求并没有这种正式的经过一定组织机构颁布的文本，但它存在于医疗行业之中，对医师、护士的医疗护理行为产生直接的影响和指导作用，是医护人员实施医疗护理行为的行为规范，因此也是这里讲的"法"。这种不成文的"法"的数量较大，只要是行业内专业人员认可的行为规则、诊疗规程，都属于这一类法。

3. 依法行医的要求

（1）对于医疗机构：在医疗机构组织、经营管理上，要严格依照法律的规定来办事，无论是设立诊疗科目、确定收费标准、录用医护人员、开展医疗业务，都要按照法律规定来办。

（2）对于医师和护士：自己面对具体的患者，实施具体的医疗护理措施，要严格按照"法"的要求来操作，尤其是诊疗程序上，不可随意简略，不可想当然地认定一种疾病或排除一种诊断，必须要按照疾病诊疗常规的要求来判断和实施。

二、医疗告知制度

1. 医疗告知的概念

医疗告知与患方的知情同意权是一个问题的两个方面，是针对不同主体而言的情况。患方的知情同意权是指患者在医疗机构就诊的过程中，有了解自己的病情、知晓医师将要采取的治疗措施以及可能面临的风险的权利。知情同意权是法律赋予患者的基本权利，医疗机构必须切实保障实施。

患者的知情权与医务人员的告知义务是对应的，因而医务人员告知义务的部分法律特征与患者的知情权是重合的，如医务人员告知的内容就是患者知情的内容，医务人员告知的方式就是患者知情的方式，医务人员告知的主体和告知的对象与患者知情权的主体和保证知情权实施的主体正好相反。而且医务人员的告知义务是主动的，患者的知情权是被动的，只有医务人员履行好其告知义务，患者的知情权才可能得到保障，前者对后者有明显的依赖性。

2. 医疗告知的实施

《条例》第11条规定，在医疗活动中，医疗机构及其医务人员应将患者的病情、医疗措施、医疗风险等如实告知患者，及时解答其咨询；但应避免对患者产生不利后果。对于医疗告知的范围，应以患方充分行使其知情同意权为限，一般来说，医疗告知的实施涉及以下内容：

(1) 告知的对象

《条例》第 11 条规定，医疗告知的对象是患者，这比较符合国外尤其是经济文化比较发达的国家，但在我国可能不太适用。因此，关于告知的对象，还需要根据患者的病情和治疗情况来确定。在《医疗机构管理条例》和《执业医师法》中明确将医疗告知的对象规定为患者本人或其家属，因此，在告知对象的选择上不应该限制在患者本人上。

(2) 告知内容

根据《条例》第 11 条规定，医疗护理告知的内容主要包括患者的病情、医疗措施、医疗风险等。护理人员在护理过程中，也应将与护理措施相关的风险告知患者本人或其家属，以求得到患者本人或家属的配合和理解，达到有效沟通的目的。

(3) 告知方式

一般采用口头告知的方式，特殊情况采用书面告知或公示告知。

三、减轻医疗事件损害制度

医疗行为在实施过程中，一方面可以给患者带来疾病治愈、缓解的快乐和希望，另一方面也会对人体、健康造成损害。如果医疗行为出现了期望之外的损害扩大，甚至损害扩大难以控制，就可能成为不良医疗事件，产生医疗事故争议。

医疗损害事件的发生，是医患双方都不愿意看到的。这种损害，可能是正常医疗行为下产生的难以避免的并发症，也可能是发生了医疗意外，还有可能是医疗过失引起的不良损害。

《条例》第 15 条规定，发生或发现医疗过失行为，医疗机构及其医务人员应立即采取有效措施，避免或减轻对患者身体健康的损害，防止损害扩大。

法定义务一般来自 3 个方面：

(1) 法律规定的义务主体所应当承担的义务。

(2) 来自于职务上或业务上的要求。

(3) 来自行为人先前的行为。医疗损害后果发生后，要求医务人员采取措施防止损害后果的扩大，这种义务既是来自于医疗护理人员职务上、业务上的要求，更是来自于医疗护理人员先前医疗行为产生不良后果后所要求的行为。当然，这种救治义务在《条例》中明确规定之后，又成为了对医护人员的法定要求。

四、医疗事故防范和处理预案制度

1. 建立预案的重要性

预案是事前制订的一系列应急反应程序，明确应急机制中各有关部门和人员的组成、具体分工和职责、工作措施以及相互之间的协调关系。预案在其针对的情况出现时启动。

医疗事故发生后，在给患者带来身心损害的同时给医疗机构也会带来负面影响。尤其是近年来愈演愈烈的"医闹"事件，直接对医疗机构的声誉、经营造成毁灭性打击。因此，医疗机构应坚持"预防为主"的原则，切实采取有效措施防止医疗事故的发生，以事前防范为主，做到防患于未然。这就要求医疗机构制订切实可行的医疗纠纷预防方案和医疗纠纷发生后的处置处理预案。《条例》第 12 条规定，医疗机构应制订防范、处理医疗事故的预案，预防医疗事故的发生，减轻医疗事故的损害。

医疗机构制订的应急预案包括两种：防范医疗事故预案和处理处置医疗事故争议的预案。

2. 医疗事故防范预案

医疗事故防范预案主要是要求医疗机构内部参与医疗行为的各个部门、各个环节和各类人员，在医疗事故防范中的作用。其中要明确领导机构和承担具体工作的相关部门，分别明确工作职责和工作范围，针对容易引起医疗事故的医疗质量、医疗技术水平、服务态度等因素制订各项预防措施。各有关职能部门和临床科室，各有关医护人员，要各司其职，同时又互相协调、相互配合，共同承担防范医疗事故发生的工作职责。将防范医疗事故工作内容纳入医疗机构目标管理，常抓不懈。对于手术质量、门诊质量和容易发生医疗事故的科室进行重点管理，建立医疗质量考核评价制度。护理部门和护理人员与医疗事故的发生有着密切关系，因此要求护理部门也要制订有针对性的防范医疗事故发生的预案。

3. 处理处置医疗事故争议的预案

处理处置医疗事故争议的预案要求明确领导机构和承担具体处理处置医疗纠纷的部门，明确医疗事故争议事件发生后各部门的职责和应采取的措施。首先，要建立医疗纠纷专门处理机构，负责医疗纠纷的投诉、处置、调查、谈判、和解、参加鉴定和应诉，为医院医疗质量管理提供反馈信息。其次，要求建立医疗机构内部报告制度，按照《条例》第13条规定的程序，发生医疗事故争议或出现可能引发医疗事故的医疗过失行为后，有关医务人员要逐级上报。再次，发生医疗损害不良事件后，临床科室和医护人员在上报相关信息的同时，要采取有效措施，防止损害结果扩大，减少给患者造成的损失。最后，相关职能部门要对医疗事故争议事件进行调查，分析原因，提出处理意见和改进措施，防止类似事件发生。

五、不良事件报告制度

不良事件报告制度应该是医疗纠纷处理处置预案的一个方面，但是由于不良医疗事件的报告工作非常重要，在《条例》中有两条专门进行详细规定，卫生部于2002年8月16日专门发布了《重大医疗过失行为和医疗事故报告制度的规定》。

1. 医疗机构内部报告

《条例》第13条规定，医务人员在医疗活动中发生或发现医疗事故、可能引起医疗事故的医疗过失行为或发生医疗事故争议的，应立即向所在科室负责人报告，科室负责人应及时向本医疗机构负责医疗服务质量监控的部门或专（兼）职人员报告；负责医疗服务质量监控的部门或专（兼）职人员接到报告后，应立即进行调查、核实，将有关情况如实向本医疗机构的负责人报告，并向患者通报、解释。

2. 向卫生行政部门的报告

《条例》第14条规定，发生医疗事故的，医疗机构应按照规定向所在地卫生行政部门报告。发生下列重大医疗过失行为的，医疗机构应在12小时内向所在地卫生行政部门报告：

（1）导致患者死亡或可能为二级以上的医疗事故。

（2）导致3人以上人身损害后果。

（3）国务院卫生行政部门和省、自治区、直辖市人民政府卫生行政部门规定的其他情形。

六、证据保全制度

1. 证据保全的概念

证据保全即证据的固定和保管,是指为了防止特定证据的自然泯灭、人为毁灭或者以后难以取得,因而在收集时、诉讼前或诉讼中用一定的形式将证据固定下来,加以妥善保管,以便诉讼中司法人员或律师在分析、认定案件事实时使用。

《中华人民共和国民事诉讼法》第 74 条规定,在证据可能灭失或以后难以取得的情况下,诉讼参加人可以向人民法院申请保全证据,人民法院也可以主动采集保全措施。不过这是指在诉讼程序启动之后,而医疗纠纷从发生到诉讼往往有一段漫长的过程,因此,医患双方不可能申请人民法院进行诉讼保全。《条例》第 16 条、第 17 条分别对病历和可疑医疗物品的保全进行了规定,要求医患双方当事人自行实施证据保全。

证据保全的方法,在最高人民法院《关于民事诉讼证据的若干规定》第 24 条中规定:人民法院进行证据保全,可以根据具体情况,采取查封、扣押、拍照、录音、录像、复制、鉴定、勘验、制作笔录等方法。《条例》第 16 条、第 17 条主要规定了封存的方法。

2. 病历封存

病历封存是指发生医疗纠纷之后,应患方的要求,在医患双方参与之下对病历文件或其复印件予以封存的过程。病历封存的目的是为了保全病历的证据价值,防止病历失真,减少今后鉴定或诉讼时患方对病历内容真实性提出质疑的可能性。

《条例》第 16 条规定,发生医疗事故争议时,死亡病历讨论记录、疑难病例讨论记录、上级医师查房记录、会诊记录、病程记录应在医患双方在场的情况下封存和启封。封存的病历资料可以是复印件,由医疗机构保管。

病历封存和启封,都要尽可能地要求无关的第三方来参与,并制作《病历封存笔录》和《病历启封笔录》,并由参与各方签字。

3. 可疑医疗用品封存

可疑医疗用品是指在输液、输血、注射、药物治疗过程中,发生了疑似输液、输血、注射、药物等引起不良后果,输液、输血、注射、药物治疗中所使用的医疗物品。包括输液瓶及剩余的瓶装物、输液管、剩余药瓶及包装、输血设备、剩余的输入血液及包装、注射器、注射用药及包装、用于治疗的药品及包装等。医疗物品封存的目的与病历封存有根本的不同,后者在于防止病历失真,不用担心病历的变质和毁损;前者虽然也是要保证可疑医疗物品的真实性,更重要的还是要及时送检,通过权威检测鉴定单位的鉴定,明确医疗机构给患者使用的医疗物品是否存在质量或其他问题,从而有助于纠纷的处理。

关于可疑医疗物品的封存,在《条例》第 17 条有明文规定:

(1) 可疑似输液、输血、注射、药物等引起不良后果的,医患双方应当共同对现场实物进行封存和启封,封存的现场实物由医疗机构保管;需要检验的,应当由双方共同指定的、依法具有检验资格的检验机构进行检验;双方无法共同指定时,由卫生行政部门指定。

(2) 疑似输血引起不良后果,需要对血液进行封存保留的,医疗机构应通知提供该血液的采供血机构派人员到场。

可疑医疗物品的封存和启封,都要尽可能地要求无关的第三方来参与,并制作《可疑医疗物品封存笔录》和《可疑医疗物品启封笔录》，并由参与各方签字。

4. 尸体解剖

在医疗过程中患者最终死亡的，经常会引发医疗纠纷。而是否对尸体进行系统的病理学解剖，查明病因，明确死因，直接关系到医疗事故技术鉴定甚至司法审判。因此，告知尸体解剖的必要性、是否申请做尸体解剖就显得非常重要。

《条例》第 18 条规定，患者死亡，医患双方当事人不能确定死因或者对死因有异议的，应在患者死亡后 48 小时内进行尸检；具备尸体冻存条件的，可以延长至 7 日。尸检应经死者近亲属同意并签字。

医疗机构在患者死亡后，患者家属对医院的死因诊断有异议的，应告知家属进行尸体解剖，具体告知的内容包括：

（1）尸体解剖的法律规定

① 根据《尸体解剖规则》的规定，尸体解剖决定权在患者家属，医疗机构仅有建议权。

② 尸体解剖的时限要求，即应在患者死亡后 48 小时内进行尸检；局部尸体冻存条件的，可以延长至 7 日。

（2）尸体解剖的作用

尸体解剖对于查明死因，查清医疗过失事件具有非常重要的意义，对于日后医疗事故技术鉴定和医疗纠纷案件的诉讼处理具有决定性作用。

（3）不进行尸体解剖的不利后果

不进行尸体解剖，患者家属在将来的医疗事故技术鉴定和诉讼中将面临承担不利后果的可能。

（万文松）

第三章　护理职业风险规章制度

护理职业风险规章制度是在医疗职业风险法律制度的规定之下,结合护理工作的特点以及医疗机构的实际情况,由卫生行政部门、护理行业协会以及医疗机构自行制订的防范护理风险的制度。

第一节　查对制度

查对是护士执行医嘱、实施治疗和护理前的必要步骤,是保障患者安全的基本手段。查对是正确执行医嘱的前提和条件,是实施治疗和护理前的必经程序,是准确实施的必要保证。严格执行医嘱,就是要求护士在执行医嘱时必须严格依照医师的旨意行事,不可有偏差和失误,因而在执行前、执行中都必须认真查对。查对制度是最重要的护理制度之一。

查对制度包括:
(1) 医嘱查对制度
(2) 用药查对制度
(3) 输血查对制度
(4) 手术查对制度
(5) 其他查对制度,如饮食查对制度等。

一、医嘱查对制度

(1) 医嘱经双人查对无误方可执行,每日必须总查对医嘱一次;每周定期大核对及重新整理医嘱一次,整理医嘱后须经另一人查对,无误后方可执行。
(2) 转抄医嘱必须写明日期、时间,并由另外一人核对。转抄医嘱者与查对者均须签名。
(3) 临时执行的医嘱,需经第二人查对无误方可执行,并记录执行时间,执行者签全名。
(4) 抢救患者时,医师下达口头医嘱,执行者须大声复诵一遍,由 2 人核对后方可执行,并保留用过的安瓿,用于抢救后再次核对。抢救完毕,医生立即将口头医嘱据实补记,书写抢救用药的时间,并由执行护士核对后签名。
(5) 对有疑问的医嘱必须询问清楚后方可执行和转抄。

二、临床给药查对制度

临床用药是指临床上为患者实施的各种途径的给药,包括口服、注射、输液等。
(1) 临床给药前必须严格执行"三查八对"。三查:备药后查,处置前查,处置后查。八对:对床号、姓名、药名、剂量、浓度、时间、用法、有效期,必要时对批号。
(2) 清点药品和备药前要检查药品包装上的标签、有效期、批准文号,注意药品有无变质、失效，安瓿、注射液瓶/袋有无裂痕、渗液及密封铝/胶盒有无松动；药液有无浑浊或絮状物。有效期和批号如不符合要求或标签不清楚者，不得使用。

（3）摆药后必须经第二人核对无误后，方可执行。

（4）对于易致过敏药物，给药前应询问有无过敏史；需做药物试验的药物必须验证皮试阴性者才能使用。使用毒、麻、限、剧药时，严格执行《医疗机构麻醉药品、第一类精神药品管理规定》（卫医药〔2005〕438号文件）。护士要经过反复核对，用后安瓿及时交回药房；给多种药物时，要注意有无配伍禁忌。同时，护理部要根据药物说明书，规范及健全皮试药物操作指引及药物配伍禁忌表。

（5）发药、注射时，患者如有疑问，应及时检查，核对无误后方可执行。

（6）输液瓶（袋）应有标签，标签上注明床号、姓名、药名、剂量、用法，并留下安瓿，经另一人核对后方可使用。

（7）严格执行床边双人核对制度。

三、输血查对制度

依据卫生部《临床输血技术规范》的要求，制订抽血交叉配备查对制度、取血查对制、输血查对制度。

1. 输血标本采集查对制度

（1）认真核对输血申请，患者血型检验单，患者血型、床号、姓名、性别、年龄、病区号、住院号。

（2）抽血时执行床边两人核对（一名护士值班时，可由值班医师协助），请患者陈述自己的姓名、血型，对无意识患者仔细核对其手腕带信息等。

（3）抽血后再次核对并在试管上贴条形码，写上病区（号）、床号、患者的姓名，字迹必须清晰无误，便于进行核对工作。

（4）血液标本按要求抽足血量，不能从正在补液肢体的静脉中抽取。

（5）抽血时对检验单与患者身份有疑问时，应与主管医生、当日值班高级责任护士重新核对，不能在错误化验单和错误标签上直接修改，应重新填写正确化验单及标签。

2. 取血查对制度

到血库取血时，应认真核对血袋上的姓名、性别、年龄、床号、血袋号、血型、血液品种、剂量、有效期、血液成分、外观质量及配血试验结果等，必须准确无误；血袋须放入铺上无菌巾的治疗盘或清洁容器内取回。

3. 输血查对制度

（1）输血前患者查对：须由两名医护人员核对交叉配血报告单上患者床号、姓名、性别、年龄、住院号、血型、血量，核对供血者的姓名、编号、血型与患者的交叉相容试验结果，核对血袋上标签的姓名、编号、血型与配血报告单上是否相符，相符的进行下一步检查。

（2）输血前用物查对：检查血袋的采血日期，血袋有无外渗，血液外观质量，确认无溶血、凝血块，无变质后方可使用。检查所用的输血器及针头是否在有效期内。血液自血库取出后勿振荡，勿加温，勿放入冰箱速冻，在室温放置时间不宜过长。

（3）输血时，由两名医护人员（携带病历及交叉配血单）共同到患者床旁核对床号，询问患者姓名，查看床头卡，询问血型，以确认受血者。

（4）输血前、后用静脉注射生理盐水冲洗输血管道，连续输用不同供血者的血液时，前一袋血输尽后，用生理盐水冲洗输血器，再继续输注另外血袋。输血期间，密切巡视患者有无输血反应。

（5）完成输血操作后，再次核对医嘱、患者床号、姓名、性别、年龄、血型、配血报告单，血袋标签的血型、血编号、献血者姓名、采血日期，确认无误后签名。将输血记录单（交叉配血报告单）贴在病历中，并将血袋送回输血科（血库）至少保存一天。

四、手术患者查对制度

（1）手术室护士接患者时，必须查对科别、住院号、床号、姓名、手腕带、性别、年龄、诊断、手术名称及部位（左、右）及其标志，术前用药、输血前八项结果、药物过敏试验结果与手术通知单是否相符，手术医嘱所带的药品、物品（如CT片、X射线片）。评估患者的整体状况及皮肤情况，询问过敏史。

（2）手术护士检查准备手术器械是否齐全，各种用品类别、规格、质量是否合乎要求。患者体位摆放是否正确，尽可能暴露术野和防止发生坠床和压疮。

（3）手术人员手术前再次核对科别、住院号、床号、姓名、手腕带、性别、年龄、诊断、手术部位、麻醉方法及用药、配血报告等。洗手护士打开无菌包时，查包内化学指示卡是否达标，凡体腔或深部组织手术，手术前和术毕缝合前洗手护士和巡回护士都必须严格核对，共同核对手术包内器械、大纱布、纱布、缝针等数目，并由巡回护士即时在手术护理记录单记录并签名。手术前后包内器械及物品数目相符，核对无误后，方可通知手术医师关闭手术切口，严防将异物留于体腔内。

（4）手术切除的活检标本应由洗手护士与手术者核对，建立标本登记制度，专人负责病理标本的送检。

五、饮食查对制度

（1）每日查对医嘱后，以饮食单为依据，核对患者床前饮食标志，查对床号、姓名、饮食种类，并向患者宣传治疗膳食的临床意义。

（2）发放饮食前，查对饮食单与饮食种类是否相符。

（3）开餐前在患者床头再查对一次。

（4）对禁食患者，应在床后设有醒目标志，并告诉患者或家属禁食的原因和时限。

（5）因病情限制食物的患者，其家属送来的食物，需经医护人员检查后方可食用。

（陈小菊）

第二节　医嘱执行制度

医嘱是医师在医疗活动中下达的医学指令。医师下达医嘱应当包含医嘱的起始时间、停止时间和具体的医学措施。

护士在执行医师开出的医嘱时，不得更改医嘱。如果发现医嘱违反医疗卫生管理规定或护理技术规范、常规的，应及时向医师提出，由开出医嘱的医师或其上级医生予以更正、修改或补充，护士不能直接修改。医嘱不得涂改，需要更正、修改、补充或取消时，应使用红色墨水笔标注"取消"字样并签名。如果护士发现医嘱有问题，经与医师反映，医师未予修正的，此时护士应向其所在科室负责人或其所在医疗机构负责医疗服务管理的部门、专（兼）职人员报告。《医院工作制度》中的《医嘱制度》第2条规定，护士对于可疑医嘱，必须查清后方可执行。《处方管理办法》也只要求药师对处方进行审核，没有规定护士的审核义务。《护士条例》第17条第2款：护士发现医嘱违反法律、法规、规章或诊疗技术规范规定的，应当及时向开具医嘱的医师提出；必要时，向该医师所在科室的负责人或医疗卫生机构负责医疗服务管理的人员报告。因此，护理人员并没有审核医嘱的义务，但其在执行医嘱的过程中，如果发现有问题的医嘱，包括发现以下情况：① 医嘱书写不清楚；② 医嘱书写有明显错误，包括医学术语错误和剂量、用法错误；③ 医嘱内容违反诊疗常规、药物使用规则；④ 医嘱内容与平常医嘱内容有较大差别；⑤ 其他医嘱错误或者疑问。护士应当：① 向开出医嘱的医师提出，要求该医师核实，经核对无误应有医师签字确认。此做法在《处方管理办法》中有规定。② 在向开具医嘱的医师提出疑问后医师未予理睬，或找不到开具医嘱的医师时，护士应向该医师所在科室的负责人或医疗卫生机构负责医疗服务管理的人员报告。

护士执行医嘱应在医嘱单上写明执行时间，并由执行护士亲笔签名。

一般情况下，医师不得下达口头医嘱，因此护士不得随意执行口头医嘱。因抢救急危患者需要下达口头医嘱时，护士应复诵一遍。抢救结束后，医师应即刻据实补记医嘱，不得耽误。

（陈小菊）

第三节 护理交接班制度

护理交接班制度是临床护理工作的核心制度之一，是临床护理工作中连续性的保证。

（1）值班人员必须坚守工作岗位，履行职责，保证各项治疗护理工作准确、及时地进行。

（2）交班前，主班护士应检查医嘱执行情况和危重患者护理记录，重点巡视危重患者、手术患者和新入院患者，在交班时安排好护理工作。

（3）每班必须按时交接班，接班者提前10~15分钟到科室，做好交班准备。阅读交班报告、医嘱本、护理记录，仔细清点物品及药品。在接班者未接清楚之前，交班者不得离开岗位。做到七不交接（患者数不准、病情不清、床铺不洁、患者皮肤不洁、管道不通、各项治疗未完成以及物品数量不符不交接）。

（4）值班者必须在交班前完成本班的各项记录及各项工作，处理好用过的物品，为接班者做好用物准备，加消毒敷料、试管、标本瓶、注射器、常备器械、被服等，以便于接班者工作。遇有特殊情况，必须做详细交代，与接班者共同做好工作方可离去。

（5）早交班时，由夜班护士报告病情，全体人员应严肃认真地听取夜班交班报告。之后由护士长带领日夜班护士共同巡视病房，床边交接病情及病房管理情况。

（6）交班内容

① 患者总数，出入院、转科、转床、转院、分娩、手术、死亡及请假人数，以及新入院、

危重患者、抢救患者、大手术前后或有特殊检查处置、病情变化及思想情绪波动的患者，有行为异常、自杀倾向的患者的病情变化及心理状态。

②医嘱执行情况，重症护理记录，各种检查标本采集及各种处置完成情况，对尚未完成的工作，应向接班者交代清楚。

③交接班者共同对病房进行巡视。床头交班主要查看危重、抢救、昏迷、大手术、瘫痪患者的病情、生命体征、各种液体输入、各种引流管引流、特殊治疗及专科护理情况等。对于瘫痪患者，应注意查看受压部位皮肤情况，有无红肿、压疮、烫伤等。

④检查贵重、毒、麻、精神药品及抢救药品、器械、仪器的数量、技术状态等，并签名。

（7）交接班者共同巡视检查病房是否达到清洁、整齐、安静的要求及各项工作的落实情况。

（8）其余班次除详细交接班外，均应共同巡视病房，进行床边交接班。

（9）交班时要做到书面写清、口头讲清、床前交清。交班中发现患者病情、治疗、器械、物品不符时，应立即查问。接班时如发现问题，应由交班者负责；接班后如因交班不清，发生差错事故或物品遗失，应由接班者负责。

（10）交班报告（护理记录）书写应字迹整齐、清晰，重点突出。护理记录内容客观、真实、及时、准确、全面、简明扼要、有连贯性，运用医学术语。进修护士或实习护生书写护理记录时，由带教护士负责修改并签名。

（陈小菊）

第四节　护理登记报告及查房制度

一、护理缺陷、纠纷登记报告制度

（1）在护理活动中必须严格遵守医疗卫生管理法律、行政法规、部门规章制度和诊疗护理规范、常规，遵守护理服务职业道德。

（2）各护理单元有防范处理护理缺陷、纠纷的预案，预防缺陷、事故的发生。

（3）各护理单元应建立护理缺陷登记本，及时据实登记病区的护理缺陷。

（4）发生护理缺陷、事故后，要及时上报，积极采取挽救或抢救措施，尽量减少或消除由于缺陷、事故造成的不良后果。

（5）发生缺陷、事故后，有关的记录、标本、化验结果及造成缺陷事故的药品、器械均应妥善保管，不得擅自涂改、销毁。

（6）发生护理缺陷后的报告时间：凡发生缺陷，当事人应立即报告值班医师、病区护士长和科领导，由病区护士长当日报科护士长，科护士长报护理部，并交书面报表。

（7）各科室应认真填写护理缺陷报告表，由本人登记发生缺陷的经过、原因、后果，及本人对缺陷的认识。护士长应对缺陷及时调查研究，组织科内讨论，护士长将讨论结果呈交科护士长，科护士长要将处理意见1周内连报表报送护理部。

（8）对发生的护理缺陷，组织护理缺陷鉴定委员会对事件进行讨论，提交处理意见；缺陷造成不良影响时，应做好有关善后工作。

（9）发生缺陷后，护士长对缺陷发生的原因、影响因素及管理等各个环节应进行认真分析，及时制订改进措施，并且跟踪改进措施落实情况，定期对病区的护理安全情况分析研讨，对工作中的薄弱环节制订相关的防范措施。

（10）发生护理缺陷、事故的科室或个人，如不按规定报告，有意隐瞒，事后经领导或他人发现，须按情节严重给予处理。

（11）护理事故的管理按《医疗事故处理条例》参照执行。

二、护理查房制度

1. 护理行政查房

（1）由护理部主任主持，科护士长、护理部干事参加，每月一次以上，有专题内容，重点检查有关护理管理工作质量、岗位责任制、规章制度执行情况，服务态度及护理工作计划贯彻执行及护理教学情况。

（2）护理部主任定期到病区或门诊、急诊检查科护士长、病区护士长岗位职责落实情况。

（3）护理查房：由科护士长主持，各病区护士长参加，每月一次。有重点地交叉检查本科各病区护理管理工作质量、服务态度、护理工作计划贯彻执行及护理教学情况。

2. 护理业务查房

（1）参照医师三级查房制度，上级护士对下级护士护理患者的情况进行的护理查房。

（2）护理查房主要对象：新收危重患者，住院期间发生病情变化或口头/书面通知病重/病危、特殊检查治疗患者、压疮评分超过标准的患者，院外带入Ⅱ期以上压疮、院内发生压疮、诊断未明确或护理效果不佳的患者，潜在安全意外事件（如跌倒、坠床、走失、自杀等）高危患者等。

（3）由科（病区）护士长、护理组长或专科护士主持，科室护士和护生参加，每天在一个相对固定的时间，根据病情需要组织对上述患者进行查房。

3. 护理教学查房

（1）临床护理技能查房：观摩有经验的护士操作示范、规范基础或专科的护理操作规程、临床应用操作技能等，通过演示、录像、现场操作等形式，不同层次的护士均可成为教师，参加的人员为护士和护生。优质护理病例展示和健康教育的实施方法展示等，可达到教学示范和传、帮、带的作用。

（2）典型护理案例查房：由病区的高级责任护士以上人员或带教老师组织的护理教学活动。选择典型病例，提出查房的目的和要达到的教学目标。运用护理程序的方法，通过收集资料、确定护理问题、制订护理计划、实施护理措施、反馈护理效果等过程的学习与讨论，帮助护士掌握运用护理程序的思维方法，在教与学的过程中规范护理流程，了解新理论，掌握新进展。

（3）临床护理教学查房：由带教老师负责组织，护士与实习护生参加。重点是护理的基础知识和理论，根据实习护生的需要确定查房的内容和形式。围绕实习护生在临床工作中的重点和难点，按照《护理教学查房规范》，每月进行1~2次临床教学查房，如操作演示、案例点评、病例讨论等。

（陈小菊）

第三章 护理职业风险规章制度

第五节 抢救制度

抢救是一项争分夺秒的工作，抢救工作是否迅速、及时、有效，直接关系到患者的生命安危。因此，护理人员对抢救程序的启动程序的掌握，是衡量医院业务技术和管理水平的重要标志，是护理工作中的一项重要任务，是防范护理风险的有效措施。

（1）平时做好演练和总结，提高医护人员的抢救意识和抢救水平，抢救患者时，做到人员迅速到位，行动敏捷，有条不紊，争分夺秒。

（2）各种抢救药品和抢救器械必须做到四定（定品种数量、定位放置、定人管理、定期维修），三及时（及时检查、及时消毒灭菌、及时补充），使其处于可使用状态。

（3）护士密切配合医师抢救，医师未到位前，护士应根据患者病情采取力所能及的抢救措施，如及时给氧、吸痰、测量血压、建立静脉通道、止血及徒手心肺复苏等。

（4）密切观察患者病情变化，保持呼吸道和各种管道通畅，准确及时填写《危重患者护理记录》，记录时间准确无误。对病情变化、抢救经过、各种用药等应详细、及时、正确记录，因抢救患者无法及时记录的，应在抢救结束后6小时内据实补记，并加以注明。

（5）在抢救过程中，及时、正确执行医嘱。医师临时下达的口头医嘱，执行者必须复诵一遍，由2人核对后方可执行；抢救结束后下达的口头医嘱应据实补记，并由执行护士核对后签名。所有药品的空安瓿须经2人核对、记录后方可弃去。

（6）认真做好患者的各项基础护理及生活护理。烦躁、昏迷及神志不清者，应加床栏和采取保护性约束措施，确保患者安全。

（7）抢救结束后，应做好清理、登记、消毒、补充、检查和患者家属的解释、安抚工作。

（曾 兢）

第六节 科室药品、设备保管使用制度

科室内应备有必要的常用药物和医疗器械。对这些药品和医疗器械的管理，应专人负责，经常维护，注意有效期，将过期药及时清除销毁，医疗设备处于可使用状态，不得有故障。

一、病房药品管理制度

（1）各病区常规药品应保持一定数量，只供住院患者按医嘱使用，工作人员不得擅自取用。

（2）病房药品柜由专人管理，负责领药、退药和保管工作。

（3）根据药品种类和性质，将针剂、内服、外用、剧毒药等分别定位摆放，定量储存。使用规范的药品标签，所放位置标记清楚。

（4）设立各类药品的清点登记本。每日清单并记录、检查药品，防止积压、变质，如发现有沉淀、变色、过期、标签模糊时，立即停止使用并报药房处理。

（5）抢救药品必须放置在抢救车内，按照医院统一编号排列，定量、定位放置，标签清楚，设立抢救药品登记本，药品用后随时补充，每日检查，保证随时急用。每位护士必须熟悉编号、药品剂量、作用和使用方法。各科室的抢救车应停放在指定位置。

（6）特殊及贵重药品应标明患者姓名、床号，加锁保存；不用时应及时退回药房。

（7）毒麻药品应设专门抽屉存放，做到"五专"：专柜存放，专柜加锁，专人保管，专用登记，专用处方，并保存一定基数，使用后保留空安瓿，随同专用处方交给药房，同时领回新药品。

（8）需要冷藏的药品（如冰干血浆、白蛋白、胰岛素等）应存放在冰箱内。

（9）病房药品柜应每周全面检查1次，药品管理人员及护士长应每月全面检查1次，药房应每半年督促科室检查药品柜，核查药品。

二、设备仪器管理制度

（1）急救车、急救物品、仪器等的保管执行"四定"制度：数量确定、定位放置、定人负责、定期检修。

（2）各类物品指定专人负责管理，每周核对，每月清点，每半年或1年与有关科室核对1次，如有不符，应查明原因并登记。

（3）仪器要标牌注明：医院统一编号、名称、产地、型号、操作规程及注意事项，负责人姓名。

（4）仪器负责管理人员应了解相应医疗器械的性能和保养方法，严格遵守操作规程，用后及时清洗、消毒。初次使用者须经护士长同意，并在带教老师的指导下使用。

（5）重要仪器、特殊抢救仪器，如临时起搏器、食道调搏等，要保持清洁、干燥、性能良好，班班交接并做记录，保证各项物品齐全，以备随时使用。

（6）维修部门需定期对使用中的仪器设备进行检查维修、保养、消毒，保持性能良好，处于可使用状态。一般每年1~2次。

（7）仪器物品借出必须有登记手续，经手人签名；重要物品须经护士长同意后方可借出。

（曾 兢）

第七节　护理会诊制度

护理学的发展仍有其局限性，这与目前人们对"人"本身和疾病的认识仍然不充分有密切关系。因此，在临床上仍然存在各种各样的护理难题，尤其是在一些专科，出现了本科没有见过或本科没有经验处理的护理问题，必须求助其他科室的护理力量加以解决，以尽快减轻患者的痛苦，促进早日康复。这就是护理会诊。

邀请其他科护士会诊，必须要形成制度，按照一定的程序和要求来操作，减少随意性，提高工作的效率。

（1）本病区遇疑难病例使护理出现困难时，应尽快邀请相关科室护理人员会诊。

（2）会诊由责任护士提出，护士长同意后，填写申请单向护理部提出申请。

（3）填写申请单，要求写明患者的一般资料、主要病史、目前情况、会诊目的和要求。

（4）会诊人员应是临床经验丰富、具有专科特长的护理人员。应邀人员应随邀随到，及时提出处理意见并写好护理记录。会诊后需要其他专科处理的，应共同设法协调、组织，不得相互推诿，延误时机。

（曾 兢）

第八节 病房安全制度

病房安全制度是为了防范病房内发生与护理无关的社会风险而采取相应措施的规章制度。这些风险包括火灾、盗窃、打架斗殴、伤害等。实际上是值班护士和巡查护士的工作职责之一。

一、病房安全制度

(1) 病房物品固定位置摆放，便于清点，保证患者行动安全。
(2) 病房内严禁吸烟，禁止使用电炉、酒精灯，禁止使用明火，防止失火。
(3) 加强对陪护人员和探视人员的防火、安全教育和管理；晚上 7 点以后值班护士及时清理病房内的探视人员，劝导其按时离开病房。
(4) 经常提醒患者及其陪护人员，贵重物品不要放在病房。
(5) 加强巡视，如发现形迹可疑人员，应及时与保卫科取得联系。
(6) 空置病房及无人房间要及时上锁。
(7) 按照要求保持消防通道通畅，不准摆放、堆叠杂物；消防设施完好并定期检查，标识显著无遮挡，周围无杂物。

二、突发事件处置制度

(1) 病区内遇有意外事件，应立即通知值班医师，报告医院保卫科和总值班室。同时护士应采取力所能及的措施，控制事态发展的危害扩大。
(2) 遇有突然死亡事故、自杀或他杀时，要在第一时间保护现场，报告保卫科、分管院领导。分管院领导根据初步判断情况报告派出所和公安局。
(3) 对因突然发病死亡人员，先确定是否可救，如未死亡，应就地实施抢救；如确定已经死亡，应协助公安人员查验死亡原因。
(4) 对自杀死亡人员，首先保护现场，劝阻无关人员靠近，待公安、保卫人员到达后，寻找死亡遗书等证据材料。
(5) 对他杀死亡人员，首先保护现场，观察周围有无可疑人员，不许无关人员靠近，待公安人员到达后，汇报情况和提供有关线索。

（曾　兢）

第四章 护理突发事件的处理

近年来,各类突发公共卫生事件明显增多,各种可预测和不可预测的突发事件随时可能发生,加之患方的法律意识增强较快,一旦在医院内部出现一些与医疗目的背道而驰的结果,患方便会发生纠纷,提起诉讼。因此,医疗机构必须加强应对突发事件的意识和能力,处理事件,避免损失,控制事态,搜集证据。

第一节 概 述

一、概念

所谓突发事件,是指突然发生的,人们没有预料和防范准备的事件。发生在医院这种特殊环境下的各类突然发生的,人们没有预料和防范准备的事件,就是医院突发事件。医疗机构的特殊性包括:① 人员集中,且日夜恒定;② 多为老弱病残、行动不便的孕者;③ 值班医务人员主要是年轻没有社会经验的护士;④ 危险、危害物品多。这些特殊性导致医疗机构内发生突发事件危害后果严重,社会影响大,因此,长期以来一直成为政府关注的要点。近年来由于人们维权意识的增强,过度维权和不当维权的情况时有发生,医疗机构内患者一旦出现不良后果,也会引起突发事件。

为此,国务院 2003 年 5 月 9 日公布实施了《突发公共卫生事件应急处理条例》,将我国突发公共卫生事件纳入法制管理,从而也促进我国医疗卫生机构在应对突发事件的处理上建立和完善相应的机制,增强应对发生突发事件的能力。不过在《突发公共卫生事件应急处理条例》中对突发公共卫生事件的定义比较狭窄,主要是指突然发生,造成或可能造成社会公众健康严重损害的重大传染病疫情、群体性不明原因疾病、重大食物和职业中毒以及其他严重影响公众健康的事件。

二、分类

1. 突发公共卫生事件

突发公共卫生事件就是《突发公共卫生事件应急处理条例》所规定的突发事件。这类事件影响面广,社会负面效应严重,是政府非常重视处置的事件。各级政府制订有相应的处置预案,医疗机构也制订了相应的配合政府行动的应急预案。医疗机构在遇到这类事件发生时,要注意及时启动医院应急预案程序,紧急调用必要的医疗救治力量,配合政府行动。

2. 突发天灾人祸事件

天灾人祸主要是指难以预料、难以避免和难以防范的地震、台风、海啸、战争等,同时还包括医疗机构经常会遇到的火灾。

3. 与患者疾病诊治有关的个案突发事件

患者在诊疗过程中出现了与疾病正常转归规律不一致的结果，患者的结局往往出乎人们的意料，如患者呕吐胃内容物或咯血后出现误吸，从而造成窒息；患者在使用药物的过程中出现了过敏性休克；患者在正常的治疗过程中出现了肺栓塞而死亡等。因此，医疗机构必须要制订相应的抢救、处置方案，有关医护人员能够在第一时间采取妥当的抢救方案进行救治。

4. 患者不服诊疗和管理的事件

医疗机构对于住院患者有着正常的管理制度，一般要求患者及其家属配合、遵守。但是，由于患者疾病原因或其他因素的作用，可能有时会出现患者不配合、不遵守医院对住院患者管理的情况，如患者未经请假而私自外出，患者私自闯入治疗室动用治疗器械，患者由于突发精神异常而自杀、自伤、伤人、毁物等。这是医疗机构处置的重点和难点。

5. 可疑医疗事故事件

由于医师或护士在诊疗中出现差错或不当，给患者造成了一定的损害，有时甚至是给一定数量的患者造成了损害，根据《医疗事故处理条例》的相关规定，这种事件就属于可疑医疗事故事件，《条例》第 15 条规定医疗机构必须要采取措施减少患者的损害后果发生。因此，医疗机构也要制订相应的应急处理预案。

6. 医疗纠纷滋事事件

医疗纠纷滋事有别于一般的医疗纠纷。一般的医疗纠纷是指患者与医疗机构之间对诊疗过程中的医疗行为、诊疗措施、治疗结局等产生分歧，从而产生纠纷并寻求合适的途径加以解决的事件。医疗纠纷滋事是指患方借医疗纠纷之名，采取不当手段向医疗机构主张权利、索要赔偿，扰乱医疗机构正常医疗秩序，威胁甚至侵害了医护人员的人身、破坏医疗机构财物、仪器设备的事件，实际上就是近年来出现的被媒体称为"医闹"的事件。由于这类事件对医疗机构产生的危害非常大，直接、间接影响明显，医疗机构非常重视。

7. 突发治安刑事案件

在医疗机构内部发生了一些非医疗因素的治安或刑事案件，如患者财物被盗，患者被人殴打、强奸、谋杀等。

8. 其他突发事件

有时医院发生一些因社会管理因素导致的影响患者诊疗、生活的事件，如停电。

（沈　博）

第二节　医院护理突发事件的处理

医院是一个开放的、特殊的社会公共场合，是各类患者就医的场所，也是突发事件的高发区域。在临床护理工作中，护士也可能面临许多突发事件，如患者突发猝死、突然摔倒、坠床、化疗液外渗、自杀、突然停电、火灾、医务人员针刺伤、重大意外伤害事故等。一旦出现这些突发事件，需要护理人员参与其中，进行正确、紧急的应急处理，否则会增加医疗纠纷的隐患，甚至危及患者生命。

一、护理缺陷处理流程

1. 评估

评估内容包括事件发生经过及对患者的影响程度。

2. 保护患者

（1）安抚患者、家属，并立刻采取补救措施。

（2）及时报告值班医生和护士长。

（3）密切观察患者的病情变化。

3. 物品处理

封存相关物品。

4. 报告

（1）口头报告：由护士长报科护士长，必要时同时报科室主任。

（2）护士长：对引起严重后果的缺陷 24 小时内报护理部。

（3）书面报告：当事人写事情经过及对患者造成的不良影响。

5. 处理

（1）病区护士长：组织讨论，分析原因，根据性质对负责人提出相关处理意见，提出整改措施。完善相关管理制度并在《护理差错登记本》登记。

（2）科护士长：督促病区做好《护理差错登记本》填写，1 周内上交护理部。

（3）护理部：组织科护士长及相关专家进行讨论定性，必要时交医院学术委员会讨论审定，并根据情节性质提出处理意见；提示各病区吸取教训，避免再次发生。

6. 备注

缺陷对患者的影响是否有因果关系。

（1）重度缺陷：对患者造成严重不良后果。

（2）中度缺陷：对患者造成一定不良影响。

（3）轻度缺陷：对患者尚未造成不良影响。

二、护理投诉处理流程

1. 发生投诉

（1）接到投诉向病区护士长、科主任汇报。

（2）护士长根据情节性质向科护士长、护理部汇报。

（3）涉及医疗及赔偿向医教处汇报。

（4）采取积极措施处理。

2. 情况调查

科内调查讨论对象：患者、家属、当事人、当班人员、其他知情人员。

3. 现场处理

（1）对象：患者、家属、当事人、当班人员、其他知情人员。

（2）物品处理：按需封存相关物品。

4. 科内解决途径
(1) 现场处理：沟通协商、取得投诉者理解。
(2) 如果投诉是由于护理人员的护理技术、服务或管理不当引起，立即向投诉者道歉，取得谅解，采取积极补救措施；如果原因在投诉者，则加强沟通、消除误会。

5. 报告
(1) 白班：报科护士长、护理部。
(2) 夜班：护理部夜值护士长、行政值班。
(3) 必要时：请患者提供书面投诉。

6. 进一步处理
(1) 当事人书写事情经过，科室将调查结果及讨论处理意见提供相关职能部门。
(2) 涉及护理相关问题报护理部，由护理部向相关部门反映。
(3) 涉及医疗及赔偿向医教处汇报，与医教处联合调查处理。

7. 总结
(1) 事后处理。科室组织护士讨论，制订相关制度。
(2) 分析投诉环节及原因，提出有效整改措施，避免类似事件再次发生。
(3) 整理好投诉记录、事件经过，保存相关资料。

8. 备注
(1) 当发生投诉时，当事人可暂时回避，避免双方正面冲突，由接待者稳定投诉者的情绪。
(2) 科室接到书面投诉后，在医院规定时间内按规程妥善处理。

三、封存病历流程

1. 封存病历
(1) 申请：患者、患者直系亲属、持有患者委托书的旁系亲属或代理人。
(2) 病房妥善保管病历资料。

2. 立即报告
由当班护士报告护士长、医生、科主任，同时报告医务科或行政总值班（夜间和节假日）。

3. 完善记录
抢救记录必须在抢救结束6小时内完成。

4. 封存要求
(1) 医方代表：医生、护士、护士长、科主任。
(2) 患方代表：患者、直系亲属、被委托人（出示委托书、被委托人有效证件）。
(3) 双方人员：现场封存病历，并在封存条上签名，注明封存时间、地点。

5. 病历保存
由医院保存。

6. 备注
(1) 封存病历：死亡病历讨论纪录、疑难病例讨论记录、上级医师查房记录、会诊意见、病程记录。

(2) 进入司法程序时，启封须三方（院方、患方、司法方）共同在场。

(3) 严禁涂改、伪造、隐匿、销毁或者抢夺病历资料。

(4) 病历封存有效期为 1 年。

四、患者有自杀倾向应急流程

1. 评估

患者异常言行、情绪反应等。

2. 报告

主管护士、护士长、科主任。

3. 沟通

关心患者，多与患者沟通，解决思想问题。

4. 预防

(1) 暂保管患者利器及物品。

(2) 通知家属，要求家属 24 小时监护。

(3) 加强巡视，观察患者情绪动态。

(4) 必要时请同室患者协助，发现异常情况及时通知值班护士。

5. 交接班

(1) 记录患者情绪、行为动态及已采取的防护措施。

(2) 床旁交接班，避免在患者面前交接病情。

五、患者自杀应急流程

1. 评估

如果发生患者自杀，立即实施现场抢救。

(1) 病区内：就地抢救。

(2) 病区外：通知急诊科到现场抢救。

(3) 通知保安部：维持秩序、保护现场。

2. 通知

电话联系家属，与家属做好沟通及解释工作。

3. 上报

(1) 当班护士上报护士长、科主任、科护士长。

(2) 白天报医教处、护理部。

(3) 夜间或节假日报行政总值、值班护士长。

4. 处置

(1) 根据病情做相应的处理。

(2) 患者死亡。征得保卫科同意报担架组移走尸体。

(3) 家属认领前，妥善保管患者物品，贵重物品经两人清点确认后签名、交保卫科。

5. 记录、交班

详细记录事件经过并交班。

6. 备注

(1) 患者家属情绪激动，通知保安部派保安员到现场维持秩序。
(2) 患者无家属陪护，可请同病室患者协助提供自杀过程证明书。

六、患者精神异常应急流程

1. 评估

评估其精神症状。

2. 应急处理

(1) 通知医生，遵医嘱处理。
(2) 躁动患者，加床栏、约束，告知家属。
(3) 必要时通知保安协助处理。
(4) 及时疏散同病室患者，避免误伤，做好解释工作。
(5) 注意医护人员安全。

3. 采取防护措施

(1) 做好"四防"（防自杀、自残、伤人、损物）。
(2) 注意收藏危险物品（水果刀、绳索、发卡等），避免误伤，必要时安排陪护。
(3) 心理护理：多与患者沟通，稳定患者情绪。
(4) 加强巡视患者，注意患者情绪变化，随时做好防护。

4. 交班

(1) 做好详细护理记录。
(2) 做好床边交接班，避免在患者面前讲述病情。

七、患者失踪应急流程

1. 评估

(1) 确认走失：患者请假后未按时回院，经各种方法寻找未找到。
(2) 走失原因：逃账、拒绝住院、病情变化、认知能力障碍、精神异常。

2. 继续查找

(1) 请保安协助：科室内、院内寻找。
(2) 经联系家属等方法，无法和患者取得联系。

3. 报告

(1) 报告护士长、科主任、科护士长。
(2) 必要时报护理部、医教科。

4. 清点患者物品

两人以上共同清点患者物品，交保卫科保管。

5. 整理

（1）详细记录经过。

（2）配合公安部门调查、继续寻找。

（3）与家属保持联系。

八、遇袭应急流程

1. 评估

（1）袭击来源、动机、携带工具。

（2）可能造成伤害程度。

（3）周围环境。

2. 寻求保护

（1）保安部：袭击者特征、发生时间、地点等。

（2）确保患者及护理人员自身的安全。

（3）力求将危害程度减至最低。

3. 报告

报告护士长、科主任、行政总值（夜间、节假日），必要时报科护士长、护理部、医教科；必要时报警。

4. 处理

（1）处理受伤害的患者、医务人员、群众。

（2）安抚受惊吓的患者、家属。

（3）注意袭击者逃跑的方向，为保卫科提供线索。

5. 记录

（1）书面记录事件经过。

（2）必要时报保卫科、医教科、护理部备案。

6. 整理

（1）维持病房、门诊诊疗秩序，保护现场。

（2）完善防御措施。

（3）协助警方破案。

九、患者失窃应急流程

（1）评估：失窃时间、地点、物品种类、数量，保护现场。

（2）报告：保安部或保卫科。

（3）协助调查。

（4）加强巡视。

(5) 交班。
(6) 备注：
① 新入院患者宣教：详细介绍安全保卫知识，病房内避免放大量现金及贵重物品。
② 手机等贵重物品随身携带。

十、火情应急处理流程

1. 评估

火源、火势大小、危险性。

2. 处理

(1) 报院消防中心。
(2) 火势大，启动消防警铃；切断氧源、电源，撤离就近易燃易爆物品，打开消防通道，医护人员协助/指引患者（湿毛巾捂口鼻）经安全通道紧急撤离；抢救离火源近的贵重急救仪器；保护好患者资料。

3. 报告

(1) 日间：报告护士长、科主任、科护士长、护理部。
(2) 夜间：报告护士长、科主任、报行政值班、护理部夜班护士长。

4. 善后处理

(1) 检查伤情、病情并及时处理，做好护理记录。
(2) 准备急救物品及人力。
(3) 安抚患者。

5. 清点、核对

包括人员（患者、家属、工作人员）、贵重仪器和物品等。

6. 整理

(1) 整理资料，记录、汇报经过。
(2) 必要时通知家属。
(3) 通知保洁部清洁、消毒环境。

7. 备注

(1) 撤离患者时使用安全通道，勿乘电梯。
(2) 在转移途中发现患者病情变化，及时抢救。
(3) 电器着火不能用水灭火。
(4) 报火情要准确报科室地点、楼层、火势。

十一、院内触电应急处理流程

1. 评估

(1) 环境：地面是否潮湿、有无高压电线、高空坠物等。
(2) 患者情况：体位受伤程度。

2. 切断电源

关闭电源开关或拔出插头，或用绝缘物体挑开电线。

3. 呼救

（1）将患者移至安全区。

（2）评估患者伤情、意识。

（3）呼叫医生或其他在场人员配合抢救。

4. 处理

（1）轻者：恶心、头晕、乏力等，就地平卧、测量生命体征、吸氧。

（2）重者：室颤、休克、心脏骤停等，立即抢救。

5. 观察

观察患者的生命体征，做好记录。

6. 备注

（1）确保自身安全，切断电源前，不要直接用手接触触电者；在浴池或潮湿的地方，救护者要穿绝缘胶鞋、戴绝缘胶皮手套或站在干燥处。

（2）呼吸心跳停止者，立即进行心肺复苏，不要轻易放弃抢救。

十二、突然停电应急流程

如果发生停电，应立即开启应急灯。

1. 紧急处理

（1）检查有储电功能的急救仪器运作情况。

（2）无储电仪器，马上使用替代方法。

（3）用呼吸机患者，用简易呼吸囊行人工呼吸。

2. 告知

（1）电话通知电工房。

（2）督促检修恢复供电。

（3）必要时请保卫科协助维持秩序。

3. 安抚患者

预防患者家属因情绪过激给医疗抢救工作带来不良影响。

4. 加强巡视

消除不安全因素。

5. 恢复电力后检查

（1）检查各种正在运行的仪器，确保正常运转。

（2）清点贵重物品（仪器）、严格管理物品。

6. 记录、交班

7. 备注

做好各种急救仪器的日常充电及检查工作，随时准备应急启动。

十三、停水应急流程

突然停水时,及时报告总务科,如果是夜班则报后勤维修值班。

1. 解决

解决患者用水、医疗用水问题。

2. 储水

(1) 联系总务科确认断水时间。
(2) 请运输中心到其他地方取水。
(3) 避免不必要用水,减少浪费。

十四、医疗废物流失、泄露、扩散应急处理流程

1. 评估

评估内容包括医疗废物的种类、数量、危害性。

2. 保护现场

(1) 做好自身防护措施。
(2) 保护流失、泄露、扩散现场,等候调查处理。

3. 上报

上报护士长、总务处、护理部、保安部。

4. 查找原因

查找、分析原因并作相应处理。

5. 整理、备案

(1) 书面整改报告交护理部。
(2) 护理部将整改报告交医疗废物管理小组。

十五、医疗废物处理流程

1. 分类收集

(1) 损伤性(锐器收集盒)。
(2) 感染性(医用黄色胶带)。
(3) 传染性(双层医用黄色胶带)。

2. 密封包装

废物盛装达到容器容积的 3/4 时封口。

3. 封口

标签内容:生产单位、封口日期、封口者姓名。

4. 暂存点

科室固定放置于污物间。

5. 登记、交班

(1) 专职人员佩带工作牌定时回收。

(2) 确保包装无破损、松口、渗漏，标志清晰完好。

(3) 值班护士填写《医疗废物收送日报表》，一式二联。

(4) 与收送者确认废物种类、数量，双方签名确认。

(5) 第一联科室存根（保留3年），第二联交回收者。

6. 备注

(1) 感染性废物：被患者血液、体液、排泄物污染的物品，如棉签、敷料、一次性医疗用品。

(2) 损伤性废物：玻璃安瓿、手术刀、针头、注射器、输液器等医用锐器。

(3) 废弃血袋：按感染性废物单独处理，由专职人员回收交血库。

（沈　博）

第五章 护理职业伤害风险

近年来,医疗机构工作人员的职业伤害问题日益受到重视。许多文献提出了诸如"医务人员职业损伤""医学职业暴露""医疗卫生工作的职业危害"等说法。目前更多见的是"医院职业暴露与防护"的提法。这类提法的涵义包括以下内容:地点为医疗机构;人员包括各类工作人员,主要是医护人员;关注的是职业安全或职业卫生问题,即工作人员暴露在医疗机构与工作相关的各种危害因素中,对其造成或可能造成损伤的情况;解决的途径是安全管理。就其本质来讲,属于目前国内外方兴未艾的职业安全与健康管理范畴。

护理人员作为医院工作人员的主体之一,在其工作期间可能遭受各种各样的职业伤害,存在着诸多风险。分析这类风险,并采取有效措施进行防范,对保护护理人员的身心健康,保障护理人员的职业安全,具有非常重要的作用。

第一节 护理职业损伤环境

一、相关概念

(一)职业危害与护士职业危害

1. 职业危害

职业危害是指在生产劳动过程及其环境中产生或存在的,对职业人群的健康、安全和作业能力可能造成不良影响的一切要素或条件的总称。

2. 护士职业危害

护士职业危害是指护理人员在从事护理工作的过程及其环境中产生或存在的,对护理人员的健康、安全和工作能力可能造成不良影响的一切要素或条件的总称。职业危害因素是工作场所中存在的各种有害的化学、物理、生物等环境因素及在作业过程中产生的其他职业有害因素。护士的职业危害因素根据马来西亚 Tan 的职业危害分类法分为四类:生物、化学、物理和心理危害。国际劳工组织职业安全与卫生信息中心(IL0-CIS)的国际职业危害数据库将护士职业危害因素分为:事故性危害、物理性危害、化学性危害、生物性危害、工作环境改造学、心理社会和组织因素危害五大类。

(二)职业防护与护士职业防护

1. 职业防护

狭义的职业防护是指保护劳动者在生产过程中的安全与健康;广义的职业防护是指依靠科学技术和管理,采取技术措施和管理措施,消除生产过程中危及人身安全和健康的不良环境、不安全设备和设施、不安全环境、不安全场所和不安全行为，防止伤亡事故和职业危害，保障劳动者在生产过程中的安全与健康。

2. 护士职业防护

护士职业防护是指采取科学的管理措施和技术措施，消除或改善护理工作中危及护士人身安全或健康的不安全环境、不安全设施和设备、不安全场所和不安全行为，防止伤亡事故和职业危害，或将其所受伤害降到最低程度，保障护理人员在护理工作过程中的安全与健康。

（三）职业暴露

职业暴露指由于职业关系而暴露在危险因素中，从而有可能损害健康或危及生命的一种情况。护理人员在工作中接触患者和进行侵入性操作较多，易发生由于职业暴露而造成的职业损伤，如针尖刺伤、手术配合中的锐利器械损伤、与患者接触中的意外伤害、操作时不慎被血液和体液污染等。

（四）医源性感染与医院感染

1. 医源性感染

医源性感染指在医学服务中，因病原体传播引起的感染。是医院内感染的一部分，指在医院手术、治疗、诊断、预防等技术措施（如静脉内插管、导尿、注射、输血、吸入疗法、烧伤治疗等过程中），滥用抗生素以及应用免疫制剂等引起的感染，引起此类感染常见的微生物有葡萄球菌、变形杆菌、铜绿假单胞菌（绿脓杆菌）等。

2. 医院感染

医院感染是指住院患者在医院内获得的感染，包括在住院期间发生的感染和在医院内获得出院后发生的感染，但不包括入院前已开始或者入院时已处于潜伏期的感染。医院工作人员在医院内获得的感染也属医院感染。

（五）职业性损伤与职业病

1. 概念

（1）职业性损伤

职业性损伤是指由于职业损害因素引起的各种损伤，轻则影响健康，重则严重损害健康，甚至导致严重的伤残或者死亡。

（2）职业病

职业病是指企业、事业单位和个体经济组织的劳动者在职业活动中，因接触粉尘、放射性物质和其他有毒、有害物质等因素而引起的疾病。

2. 职业性损伤致病模式

疾病的发生常由环境和相关遗传因素交互作用共同引起。职业性有害因素是引发职业性损伤病源性因素，但这些因素不一定使接触者必然产生职业性损伤。只有当职业性有害因素、作用条件和接触者个体特征结合在一起，符合一般疾病的致病模式，才能导致职业性损伤。

（1）职业性有害因素的性质：有害因素的理化性质和作用部位与职业性损伤的发生密切相关。例如，电磁辐射透入组织的深度和危害性主要取决于其波长；毒物的理化性质及其对组织的亲和性与毒性作用有直接关系，如汽油有明显的脂溶性，对神经组织有密切的亲和作用，因此首先损害神经系统；一般物理因素在接触时有作用，脱离该环境后体内不存在残留，而化学物质在脱离接触后，作用还会持续一段时间或继续存在。

(2) 作用条件：① 接触条件：如在工作过程中经常接触某些有毒有害因素；② 接触方式：经呼吸道、皮肤、血液或其他途径可进入人体；③ 接触时间：每天或一生中累计接触的总时间；④ 接触强度：指接触浓度或水平。改善作业条件，控制接触水平，降低进入机体的实际接受量是预防职业性损伤的根本措施。

(3) 个体因素：在相同的工作环境中，不同个体发生职业性损伤的机会和程度也有一定的差别，主要与之相关的因素有：① 遗传因素：如患有某些遗传性疾病或存在遗传缺陷的人，容易受某些有害因素的侵袭，导致相关疾病，如气道高反应性人群易受粉尘因素影响，导致哮喘；② 年龄和性别差异：如妇女从事影像、放射等工作会对胎儿和哺乳产生一定的影响，少年和老年个体对某些有害因素的抵抗力较低等；③ 营养不良：如不合理膳食结构，可致机体抵抗力降低；④ 文化水平和生活方式：如缺乏卫生及自我保健意识、吸烟、酗酒、缺乏体育锻炼、过度精神紧张等，均能增加职业性有害因素的致病机会和程度。这些因素统称为个体危险因素，存在这些因素者对职业性有害因素较易感，称为易感者或高危人群；⑤ 其他疾病：如患有皮肤病，可能降低皮肤的防护能力；肝病会影响机体的解毒能力等。

3. 职业性损伤与职业病的区别

职业性损伤与职业病不同，职业病是指与工作有关，并直接与职业性有害因素存在因果关系的疾病。而职业性损伤除了包括传统意义上的职业病外，还包括与工作有关的各种疾病，至少包括三层含义：① 职业因素是该病发生和发展的诸多因素之一，但不是唯一的直接病因；② 职业因素影响了健康，从而使潜在的疾病显露或者加重已有疾病的病情；③ 通过改善工作条件，可使所患疾病得到控制和缓解。

二、护理人员工作环境

护理学的任务决定了护士工作的场所通常是在医疗、预防、保健、采供血及计划生育技术服务等机构，如医院（综合性医院、专科医院）、社区卫生服务中心（站）、康复院、疗养院、各类养老机构、中心血站、计划生育服务站等。这些场所的环境包括物理（自然环境和人工环境）和社会环境。

（一）物理环境

护士工作的物理环境包括空间、温度、湿度、通风、噪声、光线、装饰等，也包括护士在特定的工作场所（如病房、治疗室、处置室、影像室等）接触到的细菌或病毒、化疗药物、消毒剂、射线等。

（二）社会环境

护士工作的社会环境包括人际关系、法律法规、制度规范等。

1. 人际关系

人际关系包括护患（患者、患者家属及其他相关人员）关系、护士与护士间的关系、护士与医师的关系、护士与医技人员及医院内其他部门工作人员（行政人员、后勤人员）的关系。

2. 法律

与护士执业相关的法律包括《中华人民共和国宪法》《劳动法》《传染病防治法》《职业病防治法》《药品管理法》《献血法》《母婴保健法》等。

3. 法规

与护士执业相关的、常用的法规包括国务院《护士条例》《医疗机构管理条例》《突发公共卫生事件应急条例》《医疗事故处理条例》，卫生部《医院感染管理规范》等。

4. 制度规范

制度规范主要包括各级卫生主管部门的相关文件，如《卫生部临床护理实践指南》（2011版），医院的规章制度、护理工作制度、护理常规、护理技术操作规范、护理工作流程等。

（何春渝）

第二节 职业风险危害与防护

一、职业风险危害类型

护理工作环境中，存在着多种损伤护理人员身心健康的因素，主要包括生物性因素、化学性因素、物理性因素和心理社会性因素等。

（一）生物性危害

生物性危害不仅危害护士的健康，也是引起医院感染的主要原因之一。护士在护理患者及进行生物标本检测时，大多处于致病微生物的威胁中，特别是以血液和呼吸道传播途径的疾病最为常见，职业性生物性危害主要有细菌、病毒、寄生虫和真菌等。

1. 细菌性危害

经呼吸道传染的炭疽杆菌引起肺炭疽；经破损皮肤、黏膜或直接接触的布鲁杆菌引起的布鲁氏菌病是我国因职业因素引起的感染性疾病，被列为的法定职业病。此外，还有经呼吸道感染的脑膜炎奈瑟菌引起的流行性脑脊髓膜炎，溶血性链球菌引起的猩红热；经消化道感染炭疽杆菌引起的肠炭疽；经由破损皮肤、黏膜或直接接触感染金黄色葡萄球菌引起急性感染或败血症；破伤风杆菌引起破伤风；鼠疫耶尔森菌引起的鼠疫；莫氏立克次体引起地方性斑疹伤寒等。

2. 病毒性危害

常见的职业性病毒性危害有经呼吸道感染的流感病毒、禽流感病毒、鼻病毒、麻疹病毒、腺病毒、冠状病毒（SARS病毒）、肠道病毒、水痘病毒等；经由消化道感染的甲肝病毒、戊肝病毒、其他肠道病毒和部分腺病毒等；经由破损皮肤、黏膜感染的人类免疫缺陷病毒（HIV）、脑炎病毒、出血热病毒和登革热病毒等；经由注射、针刺伤感染的人类免疫缺陷病毒（HIV）、乙肝病毒（HBV）、丙肝病毒（HCV）等。有文献报道，由针头、刀片、缝合针和HCV、HCV污染的针刺伤后的相应病源感染率为0.25%～30.0%，我国的乙肝总感染率高达61%，丙肝自20世纪90年代以来感染率也呈上升趋势，目前的感染率约为3.2%，而我国艾滋病的流行也已进入快速增长期。

3. 寄生虫性危害

血吸虫是与职业因素相关的最重要的人体寄生虫，此外，还有钩虫、丝虫、螨、蚊、虱、蝇、毒蛾等。

4. 真菌性危害

与职业危害关系最为密切的是浅部真菌感染，而深部真菌感染能侵袭组织及内脏的深部甚至全身，如新生隐球菌和念珠菌。

（二）化学性危害

医院是一个特殊的工作环境，各种对人体有潜在危害的化学因素随处可见。护士在日常工作中常接触到的各种化学消毒剂、固定剂，可通过呼吸道和皮肤的接触对人体造成危害。

1. 化学消毒剂

甲醛、戊二醛及含氯消毒剂，用于浸泡器械、熏蒸消毒等。这些化学消毒剂具有强烈的刺激性和腐蚀性，挥发在空气中被人体吸入后可导致支气管黏膜水肿，长期作用可引起支气管炎，最终导致呼吸系统的损害。另外，对眼也有刺激作用，可引起流泪、视物不清等，还可能引起接触性皮炎。有研究证实，戊二醛对健康有负面影响，对于皮肤、眼和呼吸系统，它是一种中高度刺激物质，它的使用是引起职业性哮喘的原因之一。

2. 化疗药物

医学的进步使得许多癌症患者得以治愈或寿命延长，其中化疗药物的应用发挥了很大的作用。美国医疗机构药师协会（ASHP）将包括化疗药物和一些杀灭细胞剂在内的细胞毒物重新定义为危险药品，并认为危险药品是指能生产职业暴露和危害的药品，即指具有遗传毒性、致癌性、致畸性生育损害作用，在低剂量下就可以产生严重的器官或其他方面毒性的药品。有文献报道，化疗药物可诱发肿瘤，尤其是烷化剂的诱发作用和致癌作用已被公认，因此护士进行化疗操作时，存在一定的职业危害。当接触这些可以通过皮肤、呼吸道等各种途径侵入护理人员身体的药物时所造成的损伤更无法估量。

3. 体液因素

患者的血液、体液、分泌物、排泄物是护理人员每天都能接触到的，如给患者进行输血、注射及各种操作。护士在操作中被误伤，如被针刺伤、锐器切割等，都会造成HIV、HBV及HCV等感染的危险。

（三）物理性危害

物理性危害中最常见的是机械性伤害，如针刺伤、刀片割伤等。国内研究表明，护士被注射器刺伤占总刺伤因素的86%，可见发生率之高。其他物理性损害还包括：

1. 放射线

随着医学影像学的不断发展，介入治疗已广泛用于临床，开展各种介入治疗需要护理人员的配合。护士长期在这样的环境中工作，射线随着少量多次的积累，会造成机体免疫功能障碍、致癌及血液系统的功能障碍。

2. 粉尘

供应室的护士在制作各种敷料、棉球和手工给橡胶手套上滑石粉时，纤维、粉尘四处飞扬。此类粉尘极易被吸入呼吸道，长期刺激呼吸道会损害呼吸系统功能。

3. 环境因素

供应室、手术室等部门长期使用热力灭菌方法，干热和压力蒸汽灭菌在使用过程中散发的热量使室内温度明显升高，供应室的护理人员长期处于高温高湿的环境中，对健康造成影响，洗涤工作是供应室工作程序中一个重要环节，即使在寒冷的冬季供应室的护士亦不可避免接触冷水。因此，寒冷、潮湿也是危害供应室护理人员身体健康的因素之一。

（四）心理社会性危害

中国的临床护士绝大多数都是女性，女性特殊的心理生理状况，如经期、妊娠期、哺乳期以及家庭的重担、工作的压力等都是临床护士职业危险因素中的社会心理因素。护理工作繁重而琐碎，分工细致，复杂化，突发事件，急救时常面对死亡，护理人员长期处于精神高度紧张状态，思想压力大，易产生焦虑、失眠、头痛、烦躁、慌乱、抑郁及神经衰弱等。长时间的站立，会引起下肢静脉血液循环障碍，静脉压力增高，导致下肢静脉曲张；生活不规律，护理人员易患胃病。护士长期处于应激状态中超负荷运转，容易导致心理上和生理上的疲劳。

（五）环境系统性危害

医院的工作环境复杂，由于医疗需要而产生的高温、噪声、寒冷或潮湿等不利于护理人员健康的环境，或者由于医护系统流程不够优化而引起系统管理性危害。

二、职业风险危害预防与控制的基本原则

（1）当职业危害预防与控制对策与经济效益发生矛盾时，应优先考虑预防与控制对策上的要求。

（2）职业危害预防与控制对策应遵循消除、预防、减弱、隔离、连锁、警告的顺序。

（3）职业危害预防与控制对策应具有针对性、可操作性和经济合理性。

（4）职业危害预防与控制对策应符合国家职业卫生方面法律、法规、标准、规范的要求。

三、职业风险防护的意义

随着社会的进步，公民的健康意识普遍提高。而护士由于其工作的特殊性，每天暴露于各种各样的职业危险因素之中，只有做好护士的职业防护工作，才能使护士在维持自身健康的前提下更好地为患者提供优质服务。护士职业防护的意义主要包括：

1. 提高护士职业生命质量

有效实施护士职业防护的措施，不仅可以避免由职业危害对护士造成的机体损害，还可以控制由环境和行为引起的不安全因素。通过职业防护可以维护护士的身体健康，减轻工作过程中的心理压力，增强社会适应能力，提高护士职业生命质量。

2. 科学规避护理职业风险

对护士进行职业防护知识和技能的培训，可以提高护士职业防护意识，自觉履行职业规范

要求，严格遵守护理常规和护理技术操作规程，有效控制职业危险因素，科学规避护理职业风险，增加护士对护理工作的安全感和成就感。

3. 营造和谐安全的职业环境

各级政府部门和用人单位对护士职业防护工作的重视，可以给护士营造和谐安全的职业环境。和谐安全的职业环境不仅可以对护士产生愉悦的身心效应，而且可以增加护士职业满意度，促进健康的人际交流，使之获得对职业选择的积极认同；同时，轻松愉快的工作氛围可以缓解护士的工作压力，改善护理人员的精神卫生状况，焕发工作的激情，提高护士的职业适应能力。

（何春渝）

第三节 国内外护理职业风险防护的历史与进展

一、国际护士职业风险防护历史与进展

护士是一项充满职业风险的工作。自 1981 年 Mclormick 等学者首次报道了医护人员因职业原因感染人类免疫缺陷病毒以来，医护人员的职业暴露及防护就开始受到关注。20 世纪 80 年代中期，应各卫生团体的要求，美国职业健康安全管理局先后制订了普及型防护、抗肿瘤药使用法规等。针对职业受伤的医护人员，国际上建立了诸如英国医疗联合会等健康组织团体。

随着人们对职业防护的认识逐渐加深，在科技迅猛发展的今天，护理人员职业防护的方法与用具不断改进。20 世纪 90 年代初期，继美国之后，日本、加拿大、西班牙等国采用了血液暴露防治通报网络系统（EPBNET）。美国弗吉尼亚大学 Tereskeizpm 建议修改立法，为职业受伤的医务工作者提供更多、更公平的补救措施。2001 年，美国国会通过了针刺安全及防护法案，把医护人员的职业安全问题提升到法律的高度。美国还设有职业安全卫生管理局（OSHA）、专业的护士职业防护联盟（AAOHN），拥有 9000 余名会员，致力于护理人员职业健康与安全。通过提供教育、研究、公共政策和实践来影响护理人员的职业健康。护理人员的职业防护实践内容涵盖了疾病控制、环境健康、紧急救护前的准备以及工作或社区环境中突发自然灾害、人为事故等突发事件中的护理人员自身防护。

有研究证实，护士防护意识不足是导致感染的主要职业因素。美国疾病控制中心（CDC）要求所有医护人员工作中必须采取普及性预防措施，而医护人员早已把此当做工作常规。普及性预防可大大减低医护人员在工作场所感染人免疫缺陷病毒（HIV）、乙型肝炎病毒（HBV）、丙型肝炎病毒（HCV）等血液传播疾病的机会，它是对院内感染传播控制措施的补充。之后，包括美国在内的几个发达国家已将职业安全防护教育和"普遍预防"的策略纳入医学教育的课程设置之中。Castillo 等人基于卫生领域风险无法避免，但却可以通过相应的手段进行调节和控制，从而达到职业安全管理的目的考虑，共同研究开发了一个体系框架，用来进行职业风险估计和制订危险情况下最有效的调整措施。这个框架就是著名的"管理体系"，通过该体系能系统地识别风险并产生调整策略的排序。

此外，美国在护士职业暴露的防护方面有三项规定：①CDC 的标准预防原则，护士应把所有患者的血液、体液都视为有传染性，当可能暴露于这些物质时，必须采取个人防护措施，并严格遵守针刺预防原则；②职业安全卫生管理局（OSHA）1992 年发布了一个执行标准预防的

管理规定，要求医院必须提供足够的手套、隔离衣、面罩、眼罩等个人保护设备，配备专门的感染控制人员（每250张床配置1人），提供标准预防知识的培训并进行效果评价，制订暴露后管理计划等；③使用安全性产品的法律。2000年4月通过了联邦针刺伤预防法令，目前美国加利福尼亚州、德克萨斯州等十多个州已通过了强制性使用安全针头装置的法律，按此法律，医护人员有权要求使用安全性能好的产品。并且定期在互联网上向卫生人员公布安全性能良好产品名单，以便卫生人员查询监督。

英国皇家护士学会（RCN）于2000年启动了一项检测工程，涉及14个保健署下的基金机构，收集1445例锐器伤害事故的分析资料及调查结果。2003年，英格兰国家稽查办公室等机构报道针头刺伤率占医护人员总意外事件的17%。其中，41.2%的护士有过锐器伤害经历。Ippolito等报道的94例确定通过职业传播而感染HIV的医护人员中，护士占49例（52.1%），其感染发生于注射、采血时或操作后处理注射器过程中。当发生锐器伤时，受伤者将面临经血液传播染上艾滋病、乙肝及丙肝等危险，随后，锐器伤害所带来的危害日益受到社会重视。

经血液传播疾病是一个世界性问题。据美国疾病控制中心统计，1985—1999年，有55名医护人员感染HIV，136名可能感染HIV。HCV是慢性血液传播疾病中最常见的疾病，美国每年大概有400万人被感染。1983年有1700名医护人员感染HBV，1995年为800名。美国是一个非常重视职业安全的国家，政府设有专门机构，如职业安全卫生管理局、疾病控制中心等。在医院，职业安全问题一般归感染控制科管理，从对医护人员的职业安全意识培训到职业暴露事件发生后的处理等都已形成常规，并成为每位员工工作的一部分。

在新加坡等发达国家，对针头、玻璃安瓿等与普通医院垃圾分别放置，有专用的锐器盒，并由专门的部门负责收集和毁形。对针头等医院锐器损伤有严格的管理和报告制度，护士一旦发生职业暴露后，应及时上报医院有关部门，及时对受伤护士进行风险评估和指导处理，使受伤护士得到必要的检测、治疗及流行病学跟踪观察，尽量降低护士身体的损害。如护士被锐器或针刺伤，立即报告医院，医院应立即评估暴露情况使受伤护士得到恰当的治疗。如果被HIV污染的针头刺伤，可用高效抗艾滋病毒疗法使受伤人员感染HIV危险性降低。

新加坡医护人员意外伤害管理办法规定，护理人员发生职业伤害时，应立即采取紧急措施，并完成事件上报程序。以手术中洗手护士被缝合针刺伤为例，处理程序如下：①护士立即下台，脱去手套，不断挤出血液，由近心端向远心端驱血挤出，同时在流水下连续冲洗伤口，然后用4.75~5.25 g/L的聚维酮碘（碘伏）消毒3分钟，待干后再贴上无菌敷贴；②报告手术室护士长和感染控制护士；③抽血检验：到指定的医护人员保健室填写accident report（意外受伤报告），说明发生原因、时间、涉及人员等，并要求手术室护士长和保健医师签名。同时，巡回护士抽取该患者的血连同有手术医师签名的病史报告表一起送往检验科；④治疗：如果洗手护士和患者的血液检验结果呈阴性，洗手护士须在3个月后再次复查；如果患者的血液检验报告是乙肝阳性，则要洗手护士立即注射高效免疫球蛋白，并接受其他相应的预防措施，3个月后再次复查；⑤将检验结果填入意外受伤报告内，并报医院感染部门登记备案。

二、国内护士职业风险防护历史与现状

现代医院存在许多威胁护理人员健康的危险因素，有关护士的职业防护情况已成为当今不容忽视的问题。面对未来10~15年我国可能出现的第三次职业病高发期，以及医学模式、护理模式的转变和护理人员健康意识的逐渐增强，对护理人员职业性伤害与防护的研究已引起人们

的日益关注和重视。

（一）我国护理人员职业风险防护历史

追溯历史，我国夏末商初就存在有关职业医学的论述。17～18世纪，宋天星在《天工开物》中介绍了煤矿井下作业的简易防护办法。职业病的发生往往随着社会生产和生活方式的变化而不断变化。然而，我国长期的封建统治和殖民主义压迫，使得国家工业极不发达，生产条件恶劣，职业病无人过问，直至20世纪中叶，我国的职业医学和职业防护基本处于空白状态。新中国成立之后，国人开始意识到职业防护的重要性，逐步建立了覆盖全国的职业病防治网络，修订了职业病范围，积极研制职业病诊断标准，并制订了职业病管理法规，我国职业医学和职业防护研究的专业队伍逐渐壮大。

（二）我国护理人员职业风险防护现状

尽管我国的许多医院对护理职业安全健康管理工作相当重视，目前国内部分大型医院已逐步将ISO1400环境管理体系系列标准和ISO/OSH2001职业安全健康管理体系及职业安全健康管理体系审核规范引入了医院的护理管理，并取得了一定的成效，但目前，我国护理人员职业防护研究尚处于起始阶段，与发达国家相比，还存在一定差距。2003年传染性非典型肺炎的暴发，更暴露了我国职业防护方面的缺陷。此后几年，护士自我防护的研究在国内广泛开展，但研究的范围有限，大多以单独的科室为研究范围，对全体护士的研究较少；研究方法以经验和体会为主。目前，国内职业防护主要存在以下优势和不足。

1. **国内护理人员职业风险防护取得的成效和研究进展**

（1）职业风险防护渐入人心：各级医院逐渐健全各项职业防护管理制度，对医护人员的职业安全实行规范化和制度化管理，用规章制度指导医疗护理工作。制度包括《医院感染管理制度》《消毒隔离技术与标准》《医疗废物管理制度》《无菌技术操作原则》等。同时，医院管理者还完善了口腔科、血液透析室、ICU、手术室、供应室、检验科等高危科室的各项制度，医院感染监控科定期检查督促制度执行情况，提高了医护人员职业防护整体素质。

（2）职业暴露后处理流程初步建立：国内某些医院已经制订明确的医护人员职业暴露紧急处理流程。如，紧急局部处理：①用肥皂水清洗被污染的皮肤，用生理盐水冲洗黏膜；②如有伤口轻轻挤压，尽可能挤出损伤处的血液，用肥皂水或清水清洗；③受伤部位的消毒，伤口应用消毒液（如体积分数为75%的乙醇、质量浓度为20～50 g/L的过氧乙酸、质量浓度为4.75～5.25 g/L的碘伏等）浸泡或涂抹消毒，并包扎伤口。被暴露的黏膜，应用生理盐水或清水冲洗干净。

（3）医院感染控制初见成效：国内许多医院已经建有医院感染控制办公室，负责院内感染情况的调查、细菌学监测、医护人员消毒隔离实施情况，对传染病和医源性感染按照程序逐级上报，保护患者安全的同时对医护人员的自身防护也逐渐重视。

（4）医院开始重视流程改造：为了做好护理人员的职业防护，对以往不科学的工作流程与分工进行改造显得十分迫切，目前，很多医院管理者已经意识到这一点。例如，建立静脉药物配制中心（PIVAS）、化疗中心，采用锐器盒和快速擦手消毒液等，护理人员工作中经常面对的职业危害用先进的理念和设备将其拒之门外，一定程度上降低了护理人员职业危害的发生率。某些医疗机构设有较为完善的《静脉药物配制中心质量管理规范》，在符合规定的环境中对静脉用药进行集中配制，对参与静脉药物配制工作的人员进行培训，并对医疗机构静脉药物配制全过程进行质量管理。

(5) 研究角度多样化：目前护理职业防护研究，呈现出多角度、多层次的特点。从致病因素入手，分别有生物因素、物理因素、化学因素和心理社会因素。从工作场所入手，有医院护理人员、诊所护理人员和社区护理人员的职业防护，医院还可以细分为手术室、病房、实验室、门诊、急诊等不同的部门，其职业防护具有各自的特点。从产生的影响入手，可以分为神经性损伤、眼部损伤、运动系统损伤等，总结出化学物、药物、机械、尿液四个可能伤及眼部的主要危险因素，并指出防护眼镜和持续教育是主要的防护措施。

(6) 护理职业风险防护研究方法不断改进：研究人员广泛采用调查、测量和访谈等方法收集资料。与传统的单一问卷调查法相比，结构式和半结构式访谈可获得第一手资料，而测量法可提高数据的精确度，使护理防护研究更加精确和深入。此外，关于护理人员职业防护的研究规模正逐渐扩大，跨地区甚至跨国界的合作型研究呈现增多趋势。

(7) 重视心理社会性因素和心理健康：一是重视心理社会性因素对护理人员的损伤作用，突破了以往生物、物理、化学因素的局限。护理人员的工作疲惫感、职业紧张、脑力与体力并重的劳动特点等，都已成为国内外研究的热点，心理社会性因素受到更多的关注；二是在研究生物、物理、化学因素导致躯体疾病的基础上，了解其长期暴露对护理人员心理健康的影响。例如，对于接触过艾滋病患者血液或体液的护理人员，研究发现其短期和长期心理变化都较明显，并将护理人员的反应分为四类，即暴露效应最小化、减轻易获得病菌感染、选择性的告诉别人、赋予含义。工作中的患病、意外伤害和死亡等会引发护理人员的忧伤情绪，从而影响其工作和生活态度。而目前的一项研究显示，改善护理人员及其他健康工作者的职业安全，有助于其以良好的状态主动向艾滋病感染者提供卫生服务。

(8) 防护立法增多并强调落实：目前，多数国家都是通过立法或制订相应文件的形式，建立综合性的职业防护网络，护理防护也是如此。尤其是经过 SARS 以后，护理工作的职业危害得到世界范围内的关注，立法不断增多。我国也相继出台和完善了相应的法律法规，并对锐器收集方法、医疗垃圾分类处理等做出了明确规定。近年来，防护规定和措施的落实逐步引起重视。一项研究表明，包括护理人员在内的医务人员过高评价了自身的职业防护知识和技能，护理人员的防护知识和意识是影响各项防护措施落实的重要因素，亟待加强。因此，包括美国在内的许多国家和地区都加大了职工教育力度，促使规定和措施的落实。

2. 国内护理人员职业风险防护的不足之处

(1) 自我防护意识薄弱：毛秀英等调查显示，我国护士针刺伤率高达 80.6%，被污染针头刺伤的占 60%，远高于 1983 年美国 Homry H B 的针刺伤年发生率 61.1%。针刺伤的原因中，医护人员对刺伤认识不足是导致其不断发生的重要原因。

职业防护知识的缺乏是影响护士防范意识的一个重要因素。主要原因有：职业防护教育未受到重视，中国护理教育体系中尚无有关课程，护士没有进行系统的防护知识教育；医院和社会对防护知识的宣传和重视力度不够，中国护理界长期以来强调不怕脏、不怕累的敬业精神而造成的职业防护落后现状。

国内由于技术和意识的原因对针刺伤的重视程度尚不够，未建立严格、正规的报告制度，部分地区即使有制度，执行情况也不尽如人意。刘钰等调查显示，89.7%的临床护士曾经发生过针刺伤，而仅 4.11%的护士针刺伤后报告，这与护士的职业防护意识薄弱有一定关系。

(2) 教育不到位：护理教学中缺乏有关护士职业暴露及防护教育课程，医院在护士岗前培训和在职教育中，未把护士职业暴露及职业防护列为必须培训的内容，造成护士缺乏职业防护意识及防护知识，防护能力较低，导致护士职业暴露的危险。

（3）管理不到位：医院管理者对护理人员的职业防护不够重视，往往只注重患者的安全而忽略了护士自身的职业安全。许多医院没有设立职业暴露及防护管理组织，没有制订职业防护和管理制度，没有制订职业暴露后的处理报告制度，护士发生职业暴露后不能及时有效的处理，导致护士身体受到不应有的损害。

（4）护士自身防护不到位：学校缺乏职业暴露及防护课程教育，再加上护士本身也缺乏职业暴露知识、防护意识淡薄，及在临床工作中没有遵守安全操作规程，导致护士职业防护能力较低，经常存在侥幸心理，忽视了自身的安全防护，导致护士职业暴露的危险。

（5）防护用具不到位：一些医院没有提供适当的防护用具，例如，大量普及使用的一次性注射器、输液器都没有安全保护装置；安全静脉留置针、无针连接管、正压输液针头、真空采血器等护理用品，在基层医院由于种种原因，很难被使用；医院没有为护士提供随手可得的符合国际标准的锐器收集器，连起码的防漏、耐刺、密封的锐器收集箱也很难被使用，这就更进一步增加了护士职业暴露的危险。

（6）职业暴露处理不到位：一些医院没有设立职业暴露防护组织，一旦发生职业暴露，受伤护士得不到风险评估和指导处理，得不到必要的流感疫苗、乙肝疫苗、乙肝免疫球蛋白等。职业暴露后的护理人员没有采取正确的紧急处理。

（何春渝）

第六章　职业风险防护的一般技术

随着现代医疗技术的进步，各种侵入性检查和治疗操作增多以及疾病谱的变化，医院感染的问题变得日趋复杂，医务人员职业暴露的危险性不断增大，更是处于传染病等感染性疾病的威胁中，职业安全防护成为近年来医务人员越来越关注的话题。因此，加强医务人员的防护，降低医务人员的感染率，减少职业暴露显得尤为重要。

第一节　个人防护用品及技术

个人防护用品（PPE）是指用于保护医务人员避免接触感染性因子的各种屏障用品，包括手套、口罩、帽子、防护面罩、隔离衣、鞋套等。依据 WS/T311—2009《医院隔离技术规范》，医务人员必须掌握各种防护用品的使用技术和方法。

一、手套的使用

大多数情况下，手皮肤表面上的暂住菌可通过洗手而去除，因此，只要手保持清洁，可不必戴手套。护士的手是接触感染的第一屏障，当预料到手要接触血液、体液或污染物时，应戴手套进行操作，加强防护。虽然戴手套不能防止针刺伤，但可以减少血液进入人体的量从而减少感染的机会。操作中，手套破损后应立即更换，脱手套后仍需立即彻底洗手。在护理操作中，抽血、静脉刺穿、伤口换药、清理血液污染的器械、持血标本等需戴手套进行，脱手套后需立即洗手，戴手套不能代替洗手。

1. **手套的类型**

手套是防止病原体通过医务人员的手传播疾病和污染环境的用品，可分为：
（1）天然橡胶、乳胶手套。
（2）人工合成的非乳胶产品，如乙烯、聚乙烯手套。

2. **佩戴指征**

（1）应根据不同操作的需要，选择合适种类和规格的手套：①接触患者血液、体液、分泌物、排泄物、呕吐物及污染物品时，应戴清洁手套；②进行手术等无菌操作，接触患者破损皮肤、黏膜时，应戴无菌手套。
（2）一次性手套应一次性使用。

3. **戴无菌手套方法**

（1）戴手套前洗手；选择合适型号的手套，并查看消毒日期。
（2）打开手套包布，一只手掀起手套袋的开口处（图 6-1）。
（3）另一只手捏住手套翻折部分，对准五指戴上（图 6-2）。

(4) 掀起另一只手套袋口，用已戴好手套的手指插入另一只手套的翻折内面，同法戴好（图6-3）。

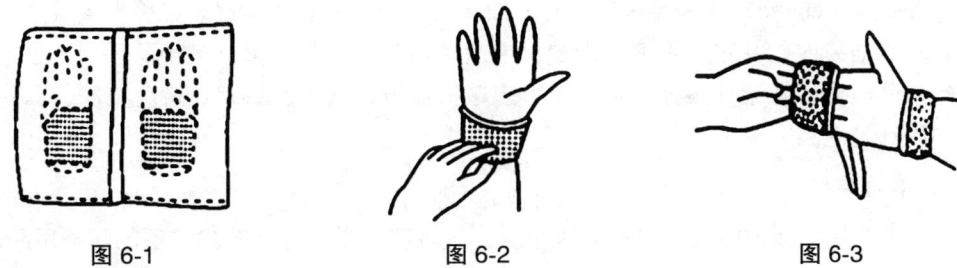

图 6-1　　　　　　　　图 6-2　　　　　　　　图 6-3

(5) 将手套的翻转处套在工作服衣袖外面（图6-4）。
(6) 操作过程中发现手套破损应立即更换。

4. 脱手套的方法

(1) 用戴着手套的手捏住另一只手套污染面的边缘，将手套脱下（图6-5）。
(2) 戴着手套的手握住脱下的手套，用脱下手套的手捏住另一只手套清洁面（内面）的边缘，将手套脱下（图6-6）。
(3) 用手捏住手套的里面，丢弃于医疗废物容器内，立即洗手。

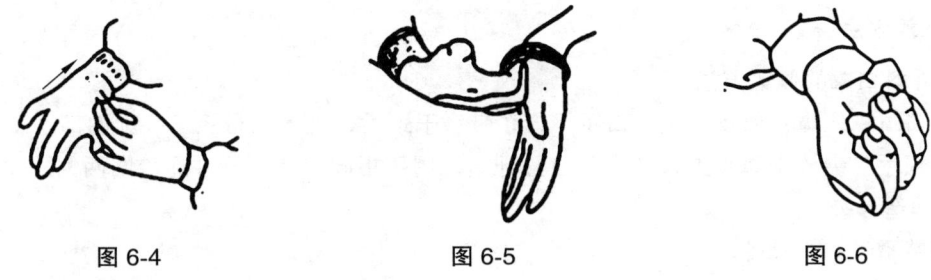

图 6-4　　　　　　　　图 6-5　　　　　　　　图 6-6

5. 注意事项

(1) 诊疗护理不同的患者应更换手套。
(2) 操作完成后脱去手套，应按规定程序与方法洗手。
(3) 戴手套不能代替洗手，必要时应进行手消毒。
(4) 操作时如发现手套破损，应及时更换。
(5) 戴无菌手套时，应防止手套污染。

二、口罩的使用

一般呼吸道传染病是通过空气飞沫经呼吸道传染的。戴口罩可以防止吸入悬浮在空气中的含有病原微生物的微粒（飞沫及飞沫核）。飞沫液滴较大，在空气中悬浮的时间不长，护理人员只有在密切接触（一般在 1 米之内）这类感染患者时才需戴口罩。飞沫核在空气中悬浮的时间较长，能长距离传播，所以护理人员在进入这类患者隔离室时应戴口罩。戴口罩及护目镜可以阻止感染性血液、体液、碎屑等物质溅入医务人员眼、口腔及鼻腔黏膜。每治疗 1 名患者应更换 1 次口罩；N-95 口罩或更高效过滤口罩（可持续应用 6～8 小时）、护目镜每班更换，12 层以上纱布口罩 4 小时更换；使用纱布口罩时，应经常清洗、消毒；口罩变湿后或被血液、体液污染后要立即更换。提倡使用一次性口罩，由过氯乙烯纤维制成的高效过滤口罩的隔离效果较好，但被水气浸湿之后失效，建议4小时更换1次，用毕手入医用垃圾桶内。护士戴口罩时，口罩边缘在距下眼睑1 cm处，下缘要罩住下巴，四周要遮掩严密。不戴时，应将口罩接触面部侧内叠，放置于清洁袋内，并定期更换。配置化学消毒剂时，要戴口罩、帽子及手套，避免直接接触；进行紫外线照射及紫外线强度检测时，应戴护目镜、帽子、口罩，避免皮肤、黏膜直接暴露在紫外线灯光下。

1. 口罩的类型

（1）纱布口罩：保护呼吸道免受有害粉尘、气溶胶、微生物及灰尘伤害的防护用品。

（2）外科口罩：能阻止血液、体液和飞溅物传播，医护人员在有创操作过程中佩戴的口罩。

（3）医用防护口罩：能阻止经空气传播的直径小于5 μm感染因子或近距离（≤1 m）接触经飞沫传播的疾病而发生感染的口罩。医用防护口罩的使用包括密合性测试、培训、型号的选择，医学处理和维护。

2. 佩戴指征

（1）根据不同的操作要求选择不同种类的口罩。一般诊疗活动，可佩戴纱布口罩或外科口罩。

（2）手术室工作或护理免疫功能低下患者、进行体腔穿刺等操作时应佩戴外科口罩。

（3）接触经空气传播或近距离接触经飞沫传播的呼吸道传染病患者时，应佩戴医用防护口罩。

3. 佩戴方法

（1）外科口罩的佩戴方法

① 将口罩罩住鼻、口及下巴，口罩下方系带系于颈后，上方系带系于头顶中部（图6-7）。

② 将双手指尖放于鼻夹上，从中间位置开始，用手指向内按压，并逐步向两侧移动，根据鼻梁形状塑造鼻夹。

③ 调整系带的松紧度。

（2）医用防护口罩的佩戴方法

① 一只手托住防护口罩，有鼻夹的一面向外（图6-8）。

② 将防护口罩罩住鼻、口及下巴，鼻夹部位向上紧贴面部（图6-9）。

③ 用另一只手将下方系带拉过头顶，放在颈后双耳下（图6-10）。

④ 将上方系带拉于头顶中部（图6-11）。

⑤ 将双手指尖放在金属鼻夹上，从中间位置开始，用手指向内按鼻夹，并分别向两侧移动和按压，根据鼻梁的形状塑造鼻夹。（图6-12）。

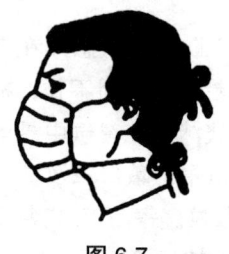

图6-7

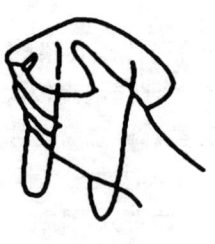

图6-8

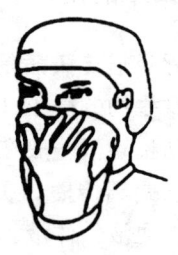

图6-9

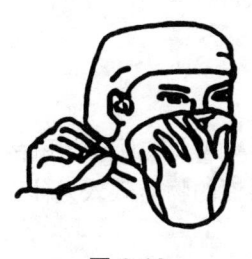 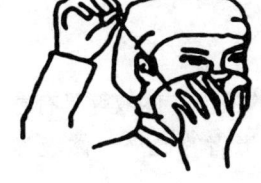 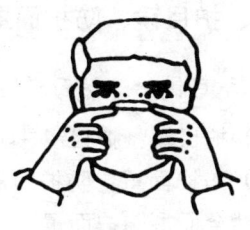

图 6-10　　　　　　　　图 6-11　　　　　　　　图 6-12

4. 注意事项

(1) 不应一只手提鼻夹。
(2) 医用外科口罩只能一次性使用。
(3) 口罩潮湿后，受到患者血液、体液污染后，应及时更换。
(4) 每次佩戴医用防护口罩进入工作区域之前，应进行密合性检查（图 6-13）。

5. 摘口罩方法

(1) 不要接触口罩前面（污染面）。
(2) 先解开下面的系带，再解开上面的系带。（图 6-14）。
(3) 用手仅捏住口罩的系带丢至医疗废物容器内（图 6-15）。

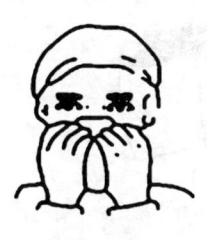 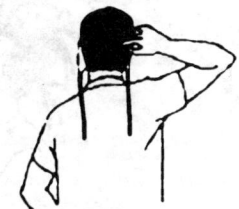 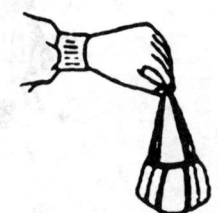

图 6-13　　　　　　　　图 6-14　　　　　　　　图 6-15

三、帽子的使用

1. 帽子的类型

(1) 布制帽子。
(2) 一次性帽子。

2. 佩戴方法

(1) 进入污染区和洁净环境前必须戴帽子。
(2) 进行无菌操作前应戴帽子。
(3) 一次性帽子应一次性使用。

3. 注意事项

(1) 被患者血液、体液污染时，应立即更换。
(2) 布制帽子应保持清洁，每次或每天更换与清洁。
(3) 一次性帽子不可复用。

四、护目镜、防护面罩的使用

1. 护目镜、防护面罩的类型

(1) 护目镜:护目镜是防止患者的血液、体液等具有感染性物质溅入人体面部的用品。

(2) 防护面罩:防护面罩是防止患者的血液、体液等具有感染性的物质溅入人体面部的用品。包括全面型防护面罩。

2. 佩戴指征

(1) 当进行诊疗、护理活动,可能发生患者体液、血液分泌物等喷溅时。

(2) 近距离接触经飞沫传播的传染病患者时。

(3) 为呼吸道传染病患者进行气管切开、气管插管等近距离操作,可能发生患者血液、体液、分泌物喷溅时,应使用全面型防护面罩。

3. 戴摘方法

(1) 戴护目镜或防护面罩的方法:戴上护目镜或防护面罩,调节舒适度(图6-16)。

(2) 摘护目镜或防护面罩的方法:捏住靠近头部或耳朵的一边摘掉,放入回收或医疗废物容器内(图6-17)。

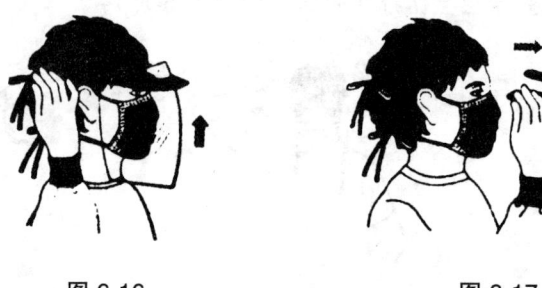

图 6-16　　　　图 6-17

4. 注意事项

(1) 佩戴前应检查有无破损,佩戴装置有无松懈。

(2) 每次使用后应清洁和消毒。

五、隔离衣和防护服的使用

当护理人员的衣服有可能被传染性的分泌物、渗出物污染时应使用隔离衣,但进入隔离室的所有人员必须穿隔离衣。一般情况下用洗净的隔离衣即可,隔离衣样式同手术衣,不可用前面对襟的工作衣代替。隔离衣为一次性用物,潮湿后失效,应立即更换。如果病原体可通过水或其他溶液作媒介透过衣服时,必须穿防水隔离衣。

脱下隔离衣后,应将其污染面朝内,放在污衣袋内,做隔离标记。运送至洗衣房清洁、消毒处理。

(一) 目的

保护工作人员和患者;避免相互间交叉感染;避免无菌物品或无菌区域被污染。

（二）使用原则

（1）根据诊疗工作的需要选用隔离衣或防护服。
（2）防护服应符合 GB 19082—2009《医用一次性防护服技术要求》的规定。
（3）隔离衣应后开口，能遮盖住全部衣服和外露的皮肤。
（4）一次性隔离衣或防护服应一次性使用。

（三）穿隔离衣指征

（1）接触经接触传播的感染性疾病患者，如传染病患者、多重耐药菌感染患者等时。
（2）对患者实行保护性隔离，如大面积烧伤患者，骨髓移植患者等的诊疗、护理时。
（3）可能受到患者血液、体液、分泌物、排泄物喷溅时。

（四）穿防护服指征

（1）临床医务人员在接触甲类或按甲类传染病管理的传染病患者时。
（2）接触经空气传播或飞沫传播的传染性患者，可能受到患者血液、体液、分泌物、排泄物喷溅时。

（五）隔离衣与防护服的穿脱方法

1. 隔离衣穿脱方法

（1）穿隔离衣方法：①右手提衣领，左手伸入袖内，右手将衣领向上拉，露出左手（图 6-18）；②换左手持衣领，右手伸入袖内，露出右手，勿触及内部（图 6-19）；③两手持衣领，由领子中央向着后面系好颈带（图 6-20）；④再扎好袖口（图 6-21）；⑤将隔离衣一边（约在腰下 5 cm 处）渐向前拉，见到边缘捏住（图 6-22）；⑥同法捏住另一侧边缘（图 6-23）；⑦双手在背后将衣边对齐（图 6-24）；⑧向一侧折叠，一只手按住折叠处，另一只手将腰带拉至背后折叠处（图 6-25）；⑨将腰带在背后交叉，回到前面将带子系好（图 6-26）。

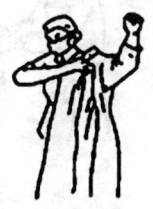
图 6-18

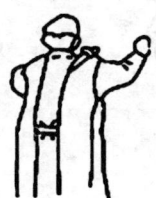
图 6-19

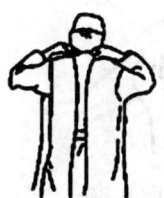
图 6-20

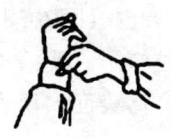
图 6-21

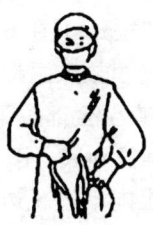
图 6-22

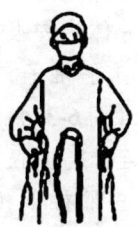
图 6-23

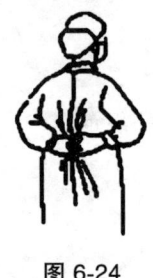 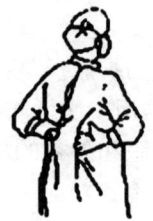 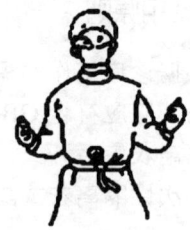

图 6-24　　　　　　　　图 6-25　　　　　　　　图 6-26

（2）脱隔离衣方法：①解开腰带，在前面打一活结（图 6-27）；②解开袖带，塞入袖襻内，充分暴露双手，进行手消毒（图 6-28）；③解开颈后带子（图 6-29）；④右手伸入左手腕部袖内，拉下袖子过肘（图 6-30）；⑤用遮盖着的左手握住右手隔离衣袖子的外面，拉下右侧袖子（图 6-31）；⑥双手转换逐渐从袖管中退出，脱下隔离衣（图 6-32）；⑦双手持领，将隔离衣两边对齐，挂在衣钩上；不再使用时，将脱下的隔离衣污染面向内，卷成包裹状，丢至医疗废物容器内或放入回收袋中（图 6-33）

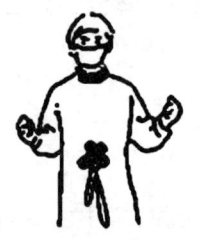 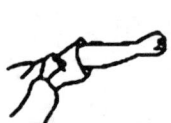 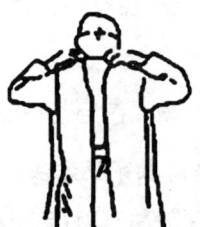

图 6-27　　　　　　　　图 6-28　　　　　　　　图 6-29

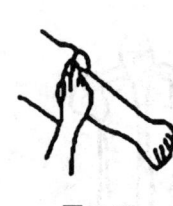 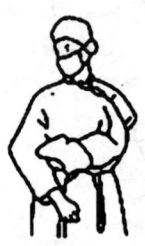 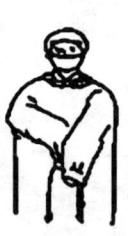 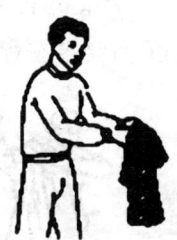

图 6-30　　　　　图 6-31　　　　　图 6-32　　　　　图 6-33

2. 防护服穿脱方法

（1）穿连体或分体防护服方法：①先穿下衣，再穿上衣；②带好帽子；③拉上拉锁。

（2）脱分体防护服方法：①先将拉链拉开（图 6-34）；②向上提拉帽子，使帽子脱离头部（图 6-35）；③脱袖子、上衣，将污染面向里放入医疗废物袋内（图 6-36）；④脱下衣，由上向下边脱边卷（图 6-37）；⑤污染面向里，直至全部脱下后放入医疗废物袋内（图 6-38）。

（3）脱连体防护服方法：①先将拉链拉到底（图 6-39）；②向上拉帽子，使帽子脱离头部（图 6-40）；③脱袖子（图 6-41）；④由上向下边脱边卷（图 6-42）；⑤污染面向里直至全部脱下后放入医疗废物袋内（图 6-43）。

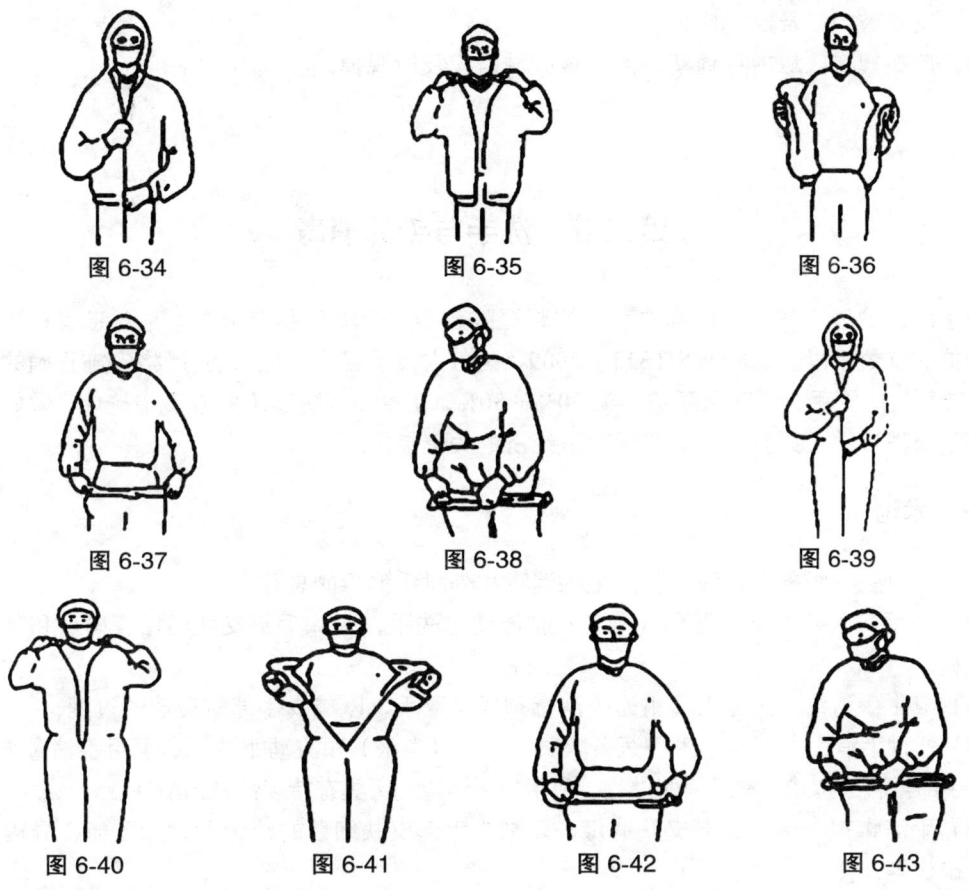

图 6-34　　　　图 6-35　　　　图 6-36

图 6-37　　　　图 6-38　　　　图 6-39

图 6-40　　　图 6-41　　　图 6-42　　　图 6-43

3. 注意事项

(1) 隔离衣和防护服只限在规定区域内穿脱。

(2) 穿前应检查隔离衣和防护服有无破损。

(3) 穿时应勿使衣袖触及面部及衣领，发现有渗漏或破损应及时更换。

(4) 脱时应注意避免污染。

(5) 隔离衣每天更换、清洗与消毒，遇污染随时更换。

(6) 使用一次后即更换隔离衣的穿脱方法：① 穿法，同穿隔离衣方法；② 脱法，按图 6-27 所示。如图 6-28 所示的操作后，消毒双手，解开颈后带子，双手持带将隔离衣从胸前向下拉。右手捏住左衣领内侧清洁面脱去左袖。左手握住右侧衣领内侧下拉脱下右袖，将隔离衣污染面向里，衣领及衣边卷至中央，放入污衣袋清洗消毒后备用。

六、鞋套的使用

1. 穿鞋套指征

(1) 从潜在污染区进入污染区时应穿鞋套。

(2) 从缓冲间进入负压病室时应穿鞋套。

2. 注意事项

(1) 鞋套应具有良好的防水性能，并一次性使用。

(2) 发现破损应及时更换。
(3) 应在规定区域内穿鞋套,离开该区域时应及时脱掉。

(黄　琼)

第二节　洗手与手的消毒

在医疗、护理工作中,认真洗手是控制医院感染的一项重要措施,也是对患者和医务人员双向保护的有效手段。依据 WS/T313—2009《医务人员手卫生规范》,应严格实施正确的洗手规则,经常和适时洗手,可减少医院感染 20%～30%,在控制医院感染的众多措施中,做好手部皮肤的清洁与消毒,是最有效、最方便、最经济的关键措施之一。

一、术语

(1) 手卫生　医务人员洗手、卫生手消毒和外科手消毒的总称。
(2) 洗手　医务人员用肥皂(皂液)和流动水洗手,去除手部皮肤污垢、碎屑和部分致病菌的过程。
(3) 卫生手消毒　医务人员用速干消毒剂揉搓双手,以减少手部暂居菌的过程。
(4) 外科手消毒　外科手术前医务人员用肥皂(皂液)和流动水洗手,再用手消毒剂清除或者杀灭手部暂居菌和减少常居菌的过程。使用的手消毒剂可具有持续性抗菌活性。
(5) 手消毒剂　用于手部皮肤消毒,以减少手部皮肤细菌的消毒剂,如乙醇、异丙醇、氯己定、碘伏等。
① 速干手消毒剂:含有醇类和护肤成分的手消毒剂,包括水剂、凝胶和泡沫型。
② 免冲洗手消毒剂:主要用于外科手消毒,消毒后不需用水冲洗的手消毒剂,包括水剂、凝胶和泡沫型。
(6) 手卫生设施　用于洗手与手消毒的设施,包括洗手池、水龙头、流动水、清洁剂、干手用品、手消毒剂等。

二、基本要求

(1) 卫生手消毒　监测的细菌菌落总数应≤10 cfu/cm²。
(2) 外科手消毒　监测的细菌菌落总数应≤5 cfu/cm²。

三、洗手与卫生手消毒

1. 原则
(1) 当手部有血液或其他体液等肉眼可见的污染时,应用肥皂(皂液)和流动水洗手。
(2) 手部没有肉眼可见污染时,宜使用速干手消毒剂消毒双手代替洗手。
2. 指征
(1) 选择洗手或使用速干手消毒剂
① 直接接触每位患者前后,从同一患者身体的污染部位移动到清洁部位时。

② 接触患者黏膜、破损皮肤或伤口前后，接触患者的血液、体液、分泌物、排泄物、伤口敷料等之后。

③ 穿脱隔离衣前后，摘手套后。

④ 进行无菌操作以及接触清洁、无菌物品之前。

⑤ 接触患者周围环境及物品后。

⑥ 处理药物或配餐前。

（2）洗手后进行卫生手消毒

① 接触患者的血液、体液和分泌物以及被传染性致病菌微生物污染的物品后。

② 直接为传染病患者进行检查、治疗、护理或处理传染病患者污物之后。

3．方法

（1）洗手方法

① 在流动水下，使双手充分淋湿（图 6-44）。

② 取适量肥皂（皂液）（图 6-45）。

③ 均匀涂抹至整个手掌、手背、手指和指缝（图 6-46）。

④ 认真揉搓双手至少 15 秒钟。应注意清洗双手所有皮肤，包括指背、指尖和指缝，具体揉搓步骤为：a. 掌心相对，手指并拢，相互揉搓（图 6-47）；b. 手心对手背沿指缝相互揉搓，交换进行（图 6-48）；c. 掌心相对，双手交叉指缝相互揉搓（图 6-49）；d. 弯曲手指使关节在另一手掌心旋转揉搓，交换进行（图 6-50）；e. 右手握住左手大拇指旋转揉搓，交换进行（图 6-51）；f. 将五个手指尖并拢放在另一手掌心旋转揉搓，交换进行（图 6-52）。

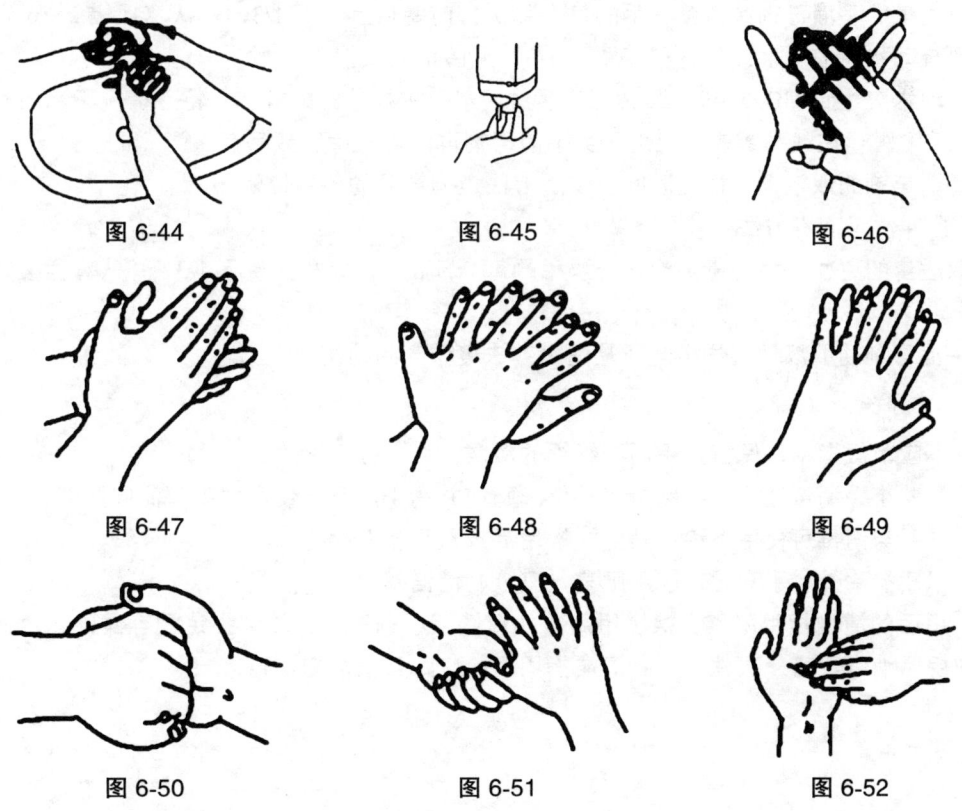

图 6-44　　　　　　　图 6-45　　　　　　　图 6-46

图 6-47　　　　　　　图 6-48　　　　　　　图 6-49

图 6-50　　　　　　　图 6-51　　　　　　　图 6-52

⑤在流动水下彻底冲净双手，擦干，取适量护手液护肤。

(2) 卫生手消毒方法

①取适量的速干手消毒剂于掌心。

②严格按照医务人员洗手方法揉搓的步骤进行揉搓。

③揉搓时保证手消毒剂完全覆盖手部皮肤，直至手部干燥。

四、外科手消毒

1. 原则

(1) 先洗手，后消毒。

(2) 不同患者手术之间、手套破损或手被污染时，应重新进行外科手消毒。

2. 基本要求

(1) 洗手之前应先清除手部饰物，并修剪指甲，长度应不超过指尖。

(2) 取适量的清洁剂清洗双手、前臂和上臂下1/3，并认真揉搓。清洁双手时，应注意清洁指甲下的污垢和手部皮肤的褶皱处。

(3) 流动水冲洗双手、前臂和上臂下1/3。

(4) 使用干手物品擦干双手、前臂和上臂下1/3。

3. 外科手消毒方法

(1) 冲洗手消毒方法

①取适量的手消毒剂涂抹至双手的每个部位、前臂和上臂下1/3，并认真揉搓2~6分钟。

②用流动水冲净双手、前臂和上臂下1/3，无菌巾彻底擦干。

③流动水应达到 GB 5749—2006《生活饮用水卫生标准》的规定。特殊情况下水质达不到要求时，手术医师在戴手套前，应用醇类手消毒剂再消毒双手后戴手套。

④手消毒剂的取液量、揉搓时间及使用方法遵循产品的使用说明。

(2) 免冲洗手消毒方法

①取适量的免冲洗手消毒剂涂抹至双手的每个部位、前臂和上臂下1/3，并认真揉搓直至消毒剂干燥。

②手消毒剂的取液量、揉搓时间及使用方法遵循产品的使用说明。

4. 注意事项

(1) 不应戴假指甲，保持指甲周围组织的清洁。

(2) 在整个手消毒过程中应保持双手位于胸前并高于肘部，使水由手部流向肘部。

(3) 洗手与消毒可使用海绵、其他揉搓用品或双手相互揉搓。

(4) 术后摘除外科手套后，应用肥皂（皂液）清洁双手。

(5) 用后的清洁指甲用具、揉搓用品，如海绵、手刷等，应放到指定的容器中，揉搓用品应每人使用后消毒或者一次性使用；清洁指甲用品应每日清洁与消毒。

（黄　琼）

第三节　医疗废物处理

医疗废物，是指医疗卫生机构在医疗、预防、保健以及其他相关活动中产生的具有直接或者间接感染性、毒性以及其他危害性的废物。这些废物主要来自患者的生活废弃物及医疗诊断、治疗过程中产生的各类固体废物，它含有大量的病原微生物、寄生虫，还含有其他有害物质。如果处置不当，将对人体健康和生命安全构成巨大威胁，对环境造成危害，尤其是废弃的一次性塑料医疗器具，被非法倒卖后制成生活用品，危害极大。因此，如何正确处置一次性医疗废物显得特别重要。因此，在日常工作中，医务人员要重点加强感染性、损伤和病理性废物的管理，特别是使用后的一次性医疗器械，均应当作感染性医疗废物，直接放入医疗废物专用包装或者容器中，针头、刀片等锐器放入锐器盒中，由专用密闭运货车送往规定地点进行焚烧处理。

一、医疗废物的分类

根据卫生部、国家环保局医发〔2003〕287号文件要求，把医疗废物分为感染性、病理性、损伤性、药物性和化学性五类。

1. **感染性废物**

感染性废物指携带病原微生物、具有引发感染性疾病传播危险的医疗废物。一般包括以下几类：

（1）被患者血液、体液、排泄物污染的物品。
（2）医疗机构收治的隔离传染患者或疑似传染病患者产生的生活垃圾。
（3）病原体的培养基、标本和菌种、毒种保存液。
（4）各种废弃的医学标本。
（5）废弃的血液、血清。
（6）使用后的一次性医疗用品及一次性医疗器械视为感染性废物。

2. **病理性废物**

病理性废物指诊疗过程中产生的人体废弃物和医学实验动物尸体等。一般包括以下几类：
（1）手术及其他诊疗过程中产生的废弃的人体组织、器官等。
（2）医学实验动物的组织、尸体。
（3）病理切片后废弃的人体组织、病理蜡块等。

3. **损伤性废物**

损伤性废物指能够刺伤或者割伤人体的废弃的医用锐器。一般包括以下几类：
（1）医用针头、缝合针。
（2）各类医用锐器，包括解剖刀、手术刀、备用刀、手术锯等。
（3）载玻片、玻璃试管、玻璃安瓿等。

4. **药物性废物**

药品性废物指过期、淘汰、变质或者被污染的废弃的药品。一般包括以下几类：
（1）废弃的一般性药品，如抗生素、非处方类药品等。

(2) 废弃的细胞毒性药物和遗传性药物，包括致癌性药物、可疑致癌性药物、免疫制剂。

(3) 废弃的疫苗、血液制品等。

5. 化学性废物

化学性废物指具有毒性、腐蚀性、易燃易爆性的废弃的化学物品。一般包括以下几类：

(1) 医学影像室、实验室废弃的化学试剂。

(2) 废弃的过氧乙酸、戊二醛等化学消毒剂。

(3) 废弃的汞血压计、汞温度计。

二、医疗废物专用包装物警示物标志规定

1. 包装袋

包装袋（聚乙烯 PE）正常使用时不得渗漏、破裂、穿孔。颜色为黄色，并有盛装医疗废物类型的文字说明，如盛装感染性废物，应在包装袋上加注"感染性废物"字样。包装袋上印制医疗废物专用警示标志，如图 6-53 所示。

2. 锐器盒

锐器盒整体为硬质材料制成，密封，能防刺穿，以保证在正常使用情况下盛装的锐利器具不撒漏。一旦被封口，则无法在不破坏的情况下被再次打开。颜色为黄色，在盒体侧面注明"损伤性废物"。锐器盒上印制医疗废物专用警示标志，如图 6-54 所示。

3. 周转箱（桶）

周转箱（桶）整体为硬质材料，防液体渗漏，可一次性或多次重复使用。多次重复使用的周转箱（桶）应能被快速消毒或清洗，整体为黄色，外表面应印（喷）制本医疗废物专用警示标志和文字说明。周转箱如图 6-55 所示，周转桶如图 6-56 所示。

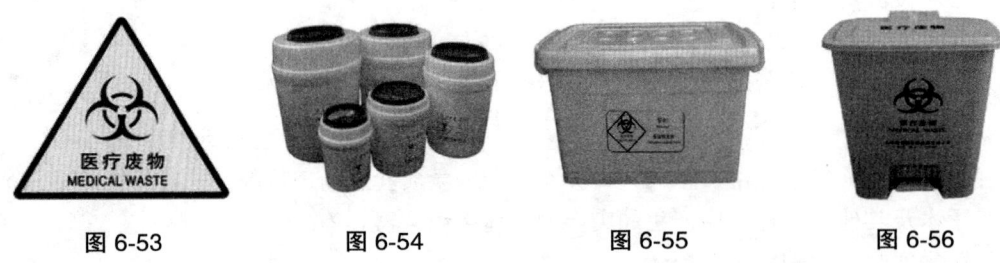

图 6-53　　　　图 6-54　　　　图 6-55　　　　图 6-56

三、医疗废物的处理原则

1. 分类收集

分类收集是指将不同类型的医疗废物采取不同的处理，收集、运送和处理方法，从而减少有害、有毒垃圾废物和带传染性废物的数量，有利于废物的回收和处理，同时减少不必要的浪费。

2. 减量化原则

通过重复利用、破损、压缩、焚烧等手段减少固体废物的体积和数量。

3. 无公害原则

废物处理必须遵守环保及卫生法规标准要求。

4. 分散与集中处理相结合的原则

分类收集的废物分别进行集中处理。

四、医疗废物处理操作规程

1. 产生

临床上尽量减少医疗废物的产生。

2. 分类收集

（1）各医疗废物产生地设有放置医疗废物区域，并以文字标明医疗废物名称。

（2）将医疗废物放入带有警示标志的专用包装物或容器内，损伤性废物放入专用锐器盒内，不得再取出。

（3）医疗废物达到容器容积 3/4 时，应有效封口。

（4）病原体培养基、标本、菌种和毒种保存液，应先消毒再按感染性废物处理。

（5）隔离传染病患者或疑似传染病患者产生的医疗及生活废物应用双层专用包装物，并及时密封。

3. 运送

（1）运送医疗废物人员在运送时，应穿戴防护用品（防护服、防护鞋、口罩、帽子、手套）。

（2）运送医疗废物人员每天按规定的时间、路线运送至暂存地。

（3）运送前应检查医疗废物标志、标签、封口，防止运送途中流失、泄露、扩散。

（4）运送车辆要有防渗漏、防遗撒设施，易于清洁、消毒。

（5）运送结束，及时清洁消毒运送工具。

4. 暂存登记

（1）各医疗机构应有医疗废物暂存地，暂存地远离医疗、食品加工、人员活动区；防鼠、防蚊蝇、防蟑螂、防盗、防渗漏；易于清洁、消毒。

（2）医疗废物暂存地应专人管理，应有警示标志和"禁止吸烟、禁止饮食"的标志，非专业人员不得接触。

（3）病理性废物应低温贮存或防腐保存。遇有手术切除的残肢时由殡仪馆火化或作病理性废物收集。

（4）医疗废物在暂存地存放不得超过 2 天。

（5）医疗废物转出后对暂存地及时清洁、消毒。

（6）产生和运送医疗废物的部门，对医疗废物来源、种类、重量、时间、去向进行登记，经办人需签名备案，登记资料保存 3 年。

5. 处置

（1）医疗废物应由县级以上环保部门许可的医疗废物处置单位进行处置。

（2）医疗废物不得自行处理，禁止转让、买卖。

五、个人防护措施

（1）提高全体医务人员尤其是护士对合理处置医疗废物的认识，加强自身防护意识。

（2）学习和掌握医疗废弃物处理过程的基本知识、基本技能。

（3）接触废弃物时一定要戴防护手套、口罩、帽子，避免直接接触，操作后要严格洗手。

（4）严格区分废弃物的种类，掌握操作规范，比如处理一些化学制剂时防止对眼、皮肤、呼吸道的损害。对使用后的一次性医用物品，要按类分装入袋。

（5）接触感染性废弃物时注意保护皮肤、黏膜，如在静脉穿刺时刺伤皮肤或被医疗废弃物损伤时，应立即挤出损伤处的血液，再用肥皂液和流动的水冲洗，然后用 0.5%碘伏消毒并包扎伤口。暴露的黏膜，应当反复用生理盐水冲洗干净。

（黄 琼）

第七章　生物性职业危害及防护

生物性职业危害是指在护理工作中病原微生物对护理人员机体的伤害。在医院这个特殊的环境中，不同病种的患者带来不同的微生物，护理人员是患者最密切接触的人员之一，因此职业暴露感染各种传染性疾病的危险因素较多。病原微生物通过各种途径侵入机体诱发各种传染性疾病，将直接威胁到护士的安全与健康。

第一节　概　述

一、生物性职业危害的发生条件

护理人员因职业暴露而导致的各种感染属于医院内感染，必须具备三个基本条件，即感染源、传播途径和易感者，当三者同时存在并相互联系构成感染链时将导致感染。

（一）感染源

感染源即感染的来源，指病原微生物自然生存、繁殖及排出的场所或宿主（人或动物）。主要包括：

1. 已感染的患者及病原携带者

已感染的患者是最重要的感染源，病原微生物从感染部位的脓液、分泌物中不断排出，它们往往具有耐药性，而且容易在另一易感宿主体内定植。此外，病原携带者由于病原微生物不断生长繁殖并经常排出体外，也是另一主要的感染源。

2. 护士自身

护士的肠道、上呼吸道、皮肤、泌尿生殖道及口腔黏膜上寄居有人体正常菌群，或来自环境并定植在这些部位的微生物，它们在一定条件下（疲乏、抵抗力下降）可引起自身感染或成为感染源。

3. 环境储源

医院潮湿的环境或液体可成为某些微生物存活并繁殖的场所，铜绿假单胞菌、沙门菌等兼有腐生特性的革兰阴性杆菌可在这些场所存活达数月以上。此外，被病原体污染的门把手、水池，被细菌污染的呼吸机、长期放置的食物、公用物品等，均有可能带有病原微生物，成为不可忽视的感染源。

（二）传播途径

传播途径是指病原体从感染源传到新宿主的途径和方式。

1. 接触传播

是指病原微生物通过感染源与易感宿主之间直接或间接的接触而进行的传播方式，是造成护士生物性职业危害的主要传播途径。

（1）直接接触传播。指感染源与易感者接触而未经任何外界因素所造成的传播。如皮肤或伤口化脓性感染、疱疹病毒、狂犬病毒、柯萨奇病毒等。

（2）间接接触传播。又称日常生活接触传播，是指易感者接触了被传染源的排泄物或分泌物污染的日常生活用品而造成的传播。被污染的手在间接接触传播中起着特别重要的作用。例如，接触被肠道传染病患者的手污染了的食品，经口传播痢疾、伤寒、霍乱、甲型肝炎；被污染的衣服、被褥、帽子可传播疥疮、癣等；儿童玩具、食具、文具可传播白喉、猩红热；被污染的毛巾可传播沙眼、急性出血性结膜炎；便器可传播痢疾、滴虫病等。

2. 空气传播

空气传播是以空气为媒介，空气中带有病原微生物的微粒子，随气流流动，而造成感染传播。也称为微生物气溶胶传播。常见于呼吸道感染的传染病，如急性非典型肺炎、麻疹、百日咳、流行性感冒、肺结核等。当感染呼吸道传染性疾病的患者大声说话、咳嗽、打喷嚏时，含有病原体的黏液或细胞碎片可能形成飞沫随气流经口、鼻喷出；一个喷嚏可以喷出 10 000～40 000 个飞沫。

（1）飞沫传播。含有大量病原体的飞沫在患者呼气、打喷嚏、咳嗽时经口鼻排入环境，大的飞沫迅速降落到地面，小的飞沫在空气中短暂停留，局限于传染源周围。因此经飞沫传播只能累及传染源周围的密切接触者。对环境抵抗力较弱的流感病毒、脑膜炎双球菌、百日咳杆菌等常经此方式传播。

（2）飞沫核传播。飞沫核是飞沫在空气中失去水分后由剩下的蛋白质和病原体所组成的。飞沫核可以气溶胶的形式飘散到远处，在空气中悬浮几小时或更长时间。一些耐干燥的病原体，如白喉杆菌、结核杆菌等可以此方式传播。

（3）菌尘传播。物体表面上的传染性物质干燥后形成带菌尘埃，通过吸入或菌尘降落于伤口，引起直接感染。或菌尘降落于室内物体表面，引起间接传播。与飞沫传播不同，易感者往往没有与患者的接触史，如结核、肺炭疽。

3. 经体液、血液传播

在护理操作中由于防护不当，接触到污染的血液、体液，常见于乙型和丙型肝炎病毒、艾滋病病毒的传播等。

（1）血液及血液制品：血液制品可传播乙型肝炎病毒、丙型肝炎病毒、巨细胞病毒、弓形虫、艾滋病毒等。手术中传递剪刀及刀片、缝合中、将血样标本注入试管中、抽血拔出针头时、收拾手术污物、分离输液器时均有可能导致护理人员被血液污染。

（2）各种诊疗仪器和设备：医院中有许多侵入性诊疗器械和设备，如纤维内镜、血液透析装置、呼吸治疗装置、麻醉机、雾化吸入器，以及各种导管、插管、导尿管。这些仪器和设备沾有患者的各种体液，护理人员在使用或清洗过程中操作不当或发生意外而导致感染。

4. 经水或食物传播

饮用水和食物中常带有各种致病菌，常引起消化道的传染性疾病，如霍乱、痢疾等。

（1）经水传播：医院供水系统的水源，有可能受粪便及污水的污染，未经严格消毒即供饮用或用来洗涤食具等，常可引起感染。医院内经水传播而致伤寒、细菌性痢疾、病毒性腹泻等暴发，在国内已有多次报告。

（2）经食物传播：是由食物的原料、加工、储运等任何环节受污染所致。此外，食物中常可检出多种条件致病菌，如铜绿假单胞菌和大肠埃希菌等。这些细菌随食物进入人体内，在肠道存活，当机体免疫功能低下时发生自身感染。

5. **经生物媒介传播**

经生物媒介传播在医院感染中虽非主要，但在一些虫媒传染病流行区内，医院若无灭虫、灭鼠等措施时，则在一些疾病中容易传播，如流行性乙型脑炎、疟疾、流行性出血热、流行性斑疹伤寒等。蝇及蟑螂在病房中可传播肠道传染病。

（三）易感者

医院工作的所有人员，包括医生、护士、技师、卫生保洁员等均是易感者。

控制感染发生的主要措施是控制感染源、切断传播途径、保护易感人群。因此，可以针对生物性职业危害发生的特点，对这三方面采取相应的职业防护措施。掌握职业防护的一般常识，是护士避免因职业暴露而发生感染性疾病的重要保障。

二、常见生物性职业危害因素

医院是一个特殊的公共场所，大量传染源和易感人群存在，极易引起感染性疾病的传播与流行。加强职业安全，控制医务人员感染是预防和控制传染病流行的重要手段之一，为此，医务人员必须做到防患于未然。

常见的职业性生物性危害因素主要有病原微生物和寄生虫。病原微生物包括细菌、真菌和病毒。寄生虫包括原虫、蠕虫和昆虫。接触者是否发病以及病情的轻重程度视接触致病微生物或其毒素的种类、暴露剂量、暴露方式、接触者的免疫力等不同而不同。常见的职业性病毒性危害有：人类免疫缺陷病毒（HIV）、乙型肝炎病毒（HBV）、丙型肝炎病毒（HCV）、梅毒、柯萨奇病毒以及流感和支原体病毒、变异冠状病毒等。常见的职业性细菌危害有：金黄色葡萄球菌、钩端螺旋体、斑疹伤寒立克次体等。常见的职业性真菌性危害有：皮肤癣真菌、着色真菌和孢子丝真菌等。常见的职业性寄生虫危害有：血吸虫以及蚊、蝇、蚤、虱等有害昆虫。医务人员可以通过与传染患者的直接接触或接触污染的物体，如患者的分泌物、组织、血液、体液而导致感染。

（一）病毒

病毒是目前已知最小、结构最简单的微生物，无细胞膜、细胞核等细胞结构，不能在无生命的培养基中繁殖，只能在宿主细胞内复制，称为非细胞生物。完整的成熟病毒颗粒称为病毒体（virion），是细胞外的结构形式，具有典型的形态结构，并有感染性。病毒体的大小以纳米为测量单位。由于体积小，必须借助电子显微镜将其放大几万至几十万倍后方可观察。多数病毒呈球形或近似球形，少数为子弹状、砖块状。

病毒在医学微生物中占有十分重要的地位。在微生物引起的疾病中，由病毒引起的约占总数的75%。常见的病毒性疾病有肝炎、流行性感冒、病毒性脑炎、艾滋病以及重症急性呼吸综合征和人感染高致病性禽流感等。这些病毒性疾病传染性强，在人口迅速广泛流动的今天，能迅速造成大范围流行，而且很少有特效药可以对其进行有效治疗。除可引起急性感染外，有些病毒还可引起持续性感染或者使感染者成为慢性病毒携带者，有些感染者可以没有症状，但可持续带毒而成为重要的传染源，在人群中不断地传播病毒危害人类的健康。因此，病毒在职业性相关的微生物中占有重要地位。

1. 职业危害相关的病毒种类

病毒的种类多种多样。理论上绝大多数的病毒均有可能通过各自特有的传播途径和感染方式在职业环境下感染暴露者。按照传播途径和感染方式的不同，可大体将与职业危害有关的病毒分为表 7-1 所示的几类。

表 7-1　常见的可能造成职业危害的病毒及其传播途径和感染方式

传播途径	感染方式	病毒种类
呼吸道	空气、飞沫、尘埃或皮屑	流感病毒、禽流感病毒、鼻病毒、麻疹病毒、腺病毒、冠状病毒、肠道病毒、水痘－带状疱疹病毒
消化道	污染水或食品	甲肝病毒、丙肝病毒、其他肠道病毒、部分腺病毒
破损皮肤、黏膜	昆虫等媒介节肢动物的叮咬，手术或护理意外、人为威胁	人类免疫缺陷病毒、脑炎病毒、出血热病毒
注射、针刺	手术或护理意外、人为威胁或伤害	人类免疫缺陷病毒、乙肝病毒、丙肝病毒

2. 病毒的致病作用

病毒感染人体后，可仅局限于入侵部位并在此处增殖而导致疾病，引起局部感染。例如，鼻病毒仅在上呼吸道黏膜细胞内增殖，引起普通感冒。多数病毒经一定途径感染机体后，可进入血液循环或淋巴系统，并借此入侵靶器官中的易感细胞，在该细胞中繁殖、损伤细胞并引起疾病。这种感染过程因涉及全身或数种组织或器官，从而引起全身感染。此外，病毒感染机体后，常可导致机体免疫功能下降或者缺陷，严重者可导致死亡。例如，HIV 可选择性地入侵机体的巨噬细胞和 $CD4^+T$ 淋巴细胞（也称为 T 辅助细胞），经过多种机制可使 T 辅助细胞数量大大减少，功能下降，导致机体免疫能力的显著降低，从而合并条件致病菌的感染而发展至艾滋病，机体最终因免疫系统的彻底崩溃而死亡。

（二）细菌

细菌是属原核生物界的一种单细胞微生物，有广义和狭义两种范畴，广义上泛指各类原核细胞型微生物，包括细菌、放线菌、支原体、衣原体、立克次体和螺旋体。狭义上则专指其中数量最大、种类最多、具有典型代表性的细菌。它们形体微小，结构简单，具有细胞壁和原始核质，无核仁和核膜，除核糖体外无其他细胞器。

细菌需通过显微镜才能进行直接观察，一般大小以微米为单位。不同种类的细菌大小不一，即使同一种细菌，也会因菌龄和环境因素的影响而有所差异。根据外形可将细菌分为三种主要类别，分别为球菌、杆菌和螺旋菌。细菌的形态受温度、pH 值、培养基成分和培养时间等因素的影响很大。一般来说，细菌在适宜的条件下生长 8~18 小时时形态相对较为典型，而在不利的生长或培养环境下或菌龄老时则常出现不规则的形态。有些细菌在培养基上生长较慢，比较典型的是结核杆菌,繁殖一代需 15~20 小时,2~4 周才能在培养基上形成可见菌落。因此,观察细菌的大小和形态,最好选择其适宜生长条件下的对数期为宜。

1. 职业危害相关的细菌种类

目前根据国际上最具权威性的伯杰(Bergey)细菌分类系统将细菌分为四大类、35 个群,包括所有的医学细菌。常见的与职业因素有关的细菌根据其传播途径和感染方式的不同大致分类见表 7-2。

表 7-2　常见的可能造成职业危害的细菌及其传播途径和感染方式

传播途径	感染方式	细菌种类
呼吸道	空气、飞沫、尘埃或皮屑	炭疽杆菌(肺炭疽)、脑膜炎奈瑟菌(流行性脑脊髓膜炎)、溶血性链球菌(猩红热)
消化道	污染水或食品	炭疽杆菌(肠炭疽)
破损皮肤、黏膜或直接接触	昆虫等媒介节肢动物的叮咬、手术或护理意外、人为威胁、直接接触野生动物排泄物、土壤	金黄色葡萄球菌(急性感染或败血症)、破伤风杆菌(破伤风)、钩端螺旋体(钩端螺旋体病)、莫氏立克次体(地方性斑疹伤寒)

2. 细菌的致病作用

细菌侵入宿主机体后,进行生长繁殖、释放毒性物质等而引起不同程度的病理过程,同时,宿主免疫系统产生一系列的免疫应答与之对抗。其结果根据致病菌和宿主两方面力量的强弱而定,或是未能形成感染,也可以是形成感染但逐渐消退,患者康复;或感染扩散,患者死亡。

细菌能引起感染的能力称为致病性或病原性。细菌的致病性是对待定宿主而言,有的只对人类有致病性,有的只对某些动物有致病性,有的则对人类和动物均有致病性。不同的致病菌对宿主可引起不同的病理过程。致病菌的致病性强弱程度称为毒力,即致病性强度,是量的概念。毒力的物质基础是侵袭力和毒素。毒素有内毒素和外毒素之分。外毒素是细菌生长繁殖过程中分泌到细菌外的代谢产物,如破伤风毒素、肉毒素、白喉毒素。内毒素是细菌细胞壁成分,只有细菌死亡破裂时才释放。各种致病菌的毒力常不一致,并可随不同宿主而异,即使同种细菌也常因菌型、菌株的不同而表现出不同的毒力。致病菌的致病机制,除与其毒力强弱有关外,还与其侵入宿主机体的菌量以及侵入的部位有密切的关系。

(三)真菌

真菌(fungus)是一种真核细胞型微生物,有典型的细胞核和完善的细胞器,但不含叶绿素,也无根、茎、叶的分化。真菌广泛分布于自然界,种类繁多,有多达 10 余万种。大多数真菌对人无害,有些真菌对人体健康非常有益。人类还利用某些真菌用来进行发酵以制造食品。有些真菌还被广泛应用于现代生物技术研究和高新生物技术产业中。能感染人体并引起人体疾病的真菌有 300 余种,包括致病真菌、条件致病真菌、产毒以及致癌的真菌。与职业环境和职业危害有关的真菌主要是产毒真菌,种类较少。近年来,由于滥用抗生素引起菌群失调,应用激素和某些药物导致免疫力低下以及艾滋病在全球各国的广泛流行,真菌引起感染的疾病明显上升。

真菌可分为单细胞真菌和多细胞真菌两类。单细胞真菌呈圆形或卵圆形,没有菌丝和孢子,分酵母菌和类酵母菌两种。其中对人致病的主要有新生隐球菌和白假丝酵母菌,这类真菌以出芽方式繁殖。多细胞真菌大多长出菌丝和孢子,交织成团,称丝状菌,又称霉菌。各种丝状菌或霉菌长出的菌丝和孢子形态不同，是鉴别真菌的重要标志。但真菌的孢子与细菌的芽孢有本质区别，真菌孢子是繁殖体，对外环境的抵抗力不强，加热至 60～70 ℃，短时间内即会死亡；细菌芽孢是休眠体，对不利于环境（干燥、高温）有很强的抵抗力，高压蒸汽才能将其杀灭。

1. 职业危害相关的真菌种类

主要致病性真菌按其侵犯机体的部位和导致个体产生的临床表现，可分为浅部感染真菌、深部感染真菌和条件致病菌。而与职业危害关系最密切的是浅部感染真菌。此外，深部感染真菌中的新生隐球菌在某些职业人群特别是鸽子饲养员中有时也可以见到。

（1）浅部感染真菌：表面感染真菌主要寄居于人体皮肤和毛发的最表层，因不接触组织细胞，很少引起机体的细胞反应。

（2）深部感染真菌：深部感染真菌是指能侵袭深部组织和内脏以及全身的真菌，以新生隐球菌病较为常见。

2. 真菌的致病作用

在某些职业人群中，人体因吸入或食入某些真菌菌丝或孢子时可引起各种类型的超敏反应性疾病，如荨麻疹、变应性皮炎与哮喘等。

真菌感染的发生与机体的天然免疫状态有关，最主要的是皮肤黏膜屏障。一旦破损或受创伤，真菌即可入侵。

（四）寄生虫

1. 职业危害相关的寄生虫种类

人体寄生虫包括寄生的原虫、蠕虫和昆虫。原虫为单细胞真核生物，广泛分布于地球表面的各类生态环境中，由于体积小，往往可随风飘扬，遇到适宜的条件就发育滋长，大量繁殖。蠕虫包括吸虫、绦虫和线虫。血吸虫是最重要的与职业因素相关的人体寄生虫，在我国广泛流行。昆虫中与疾病关系最密切的是节肢动物（如蚊、蝇、蚤、虱）和淡水甲壳动物（如钉螺、毛蚶），它们的危害主要不是直接致病而是传播疾病。据估计，传染病中有 2/3 是由昆虫为媒介传播的。

2. 寄生虫的致病作用

血吸虫最主要的致病因子是血吸虫的虫卵。血吸虫虫卵沉积在肝脏及肠壁，导致血吸虫卵肉芽肿，长期慢性病变导致肝纤维化和门静脉阻塞等，危及生命。昆虫可通过直接与间接两种方式对被寄生人造成危害。直接危害包括骚扰、吸血以及引起变态反应等。间接危害则主要指其传播其他致病微生物如致病性细菌和病毒等。在生物性传播时，昆虫作为致病微生物特定的传播媒介而发挥作用。只有经过在这些昆虫体内的发育或繁殖阶段，致病微生物才能成熟并具备感染人体的能力，如疟原虫必须经过蚊体内的发育才能成熟并能感染人体。

三、生物性职业危害发生后的危险性

（一）危险性

大多数的职业暴露是不至于引起感染的。引起感染的因素包括：病原体的种类、接触的方

式、接触的体液量、接触患者体液中病原体的含量。针刺伤后是否引起血源性传播疾病的感染还与针头种类及受伤时是否戴手套密切相关。直径相同的静脉穿刺针比缝合针可携带更多的血液,针头越粗、刺入越深或直接刺入动静脉则感染的机会增加。

(二)基本措施

由于感染源及易感人群较难控制,因此,切断感染链、终止各环节的联系是防止职业性危害最主要的手段。护士首先应根据各传播途径采取相应的防护措施。

1. 控制感染源

(1) 隔离已感染的患者及病原携带者

隔离是将传染病患者、高度易感人群安置在指定的地方,暂时避免和周围人群接触。对传染患者采取感染源隔离,其目的是控制感染源,切断传播途径。对易感人群实施保护性隔离。因此,控制感染源的主要措施是隔离。不同疾病的传播途径不同,所以其隔离措施也有所不同,根据传染病的种类可分为:严密隔离、接触隔离、呼吸道隔离、肠道隔离、血液-体液隔离、保护性隔离。不同种类的隔离均应严格遵守隔离原则:① 病房和病室门前悬挂隔离标志,门口放用消毒液浸湿的脚垫及手消毒的用物,另挂避污纸;② 进入隔离室应按规定戴口罩、帽子,穿隔离衣,只能在规定范围内活动,一切操作要严格遵守隔离规程,接触患者或污染物品后必须消毒双手;③ 穿隔离衣前,必须将所需的物品备齐,各种护理操作应有计划并集中执行;④ 病室每日进行空气消毒,可用紫外线照射或消毒液喷雾;⑤ 传染性分泌物 3 次培养结果均为阴性或已渡过隔离期,医生开出医嘱后,方可解除隔离。

(2) 按规定程序处理污染物及废弃物

所有医疗废物,包括一次性锐利器械、各种废弃标本、感染性敷料及手术切除的组织器官等,均应放在有标记的塑料袋或专用容器内,送往规定地点进行无害化处理,防止医务人员误伤或在运送途中流失。各科患者用过的被服可集中送到被服室,经环氧乙烷灭菌后,再送洗衣房清洗备用。医务人员的工作服应与患者的被服分开清洗和消毒。医疗器械也是导致感染的重要途径之一,必须根据医院用品的危险性分类及消毒,根据灭菌原则进行妥善的清洁、消毒、灭菌。

(3) 环境储源的防护措施

医院环境常被患者、隐性感染者排出的病原微生物所污染,成为感染的媒介。因此,医院环境的清洁和消毒是控制感染传播的基础。可用物理、化学及生物等方法,使室内空气中的含菌量尽量减少到无尘、无菌状态。在未发现感染性疾病的情况下,对可能被病原微生物污染的环境、物品、人体等进行消毒,对粪便及污染物进行无害化处理。在有明确感染源存在的情况下,应采取措施进行随时消毒和终末消毒。

2. 切断传播途径

切断传播途径的防护措施主要有洗手、戴口罩及护目镜、戴手套、穿脱隔离衣以及其他防护用具的应用。

3. 保护易感人群

易感者是指对感染性疾病缺乏免疫力而易感染的人,作为一个整体,即称为易感人群。护士与患者或病原携带者接触密切,极易受传染。影响易感人群易感性的因素有:① 年龄、性别、种族等；②正常的防御功能不健全；③营养状态；④生活形态；⑤精神状态及持续的压力等多方面因素。因此，可以通过改善营养，提高人群的非特异性免疫力；有计划地进行预防接种，提高人群主动和被动的特异性免疫力；加强个人防护和药物防护；减轻护士的工作压力，改善不良精神状态。

生物性职业危害中的病原微生物可以是细菌、病毒、真菌、立克次体、衣原体等。造成生物性职业危害的常见疾病既包括传统的传染性疾病，如结核、病毒性肝炎、伤寒；也包括新出现的危害性较大的传染病，如艾滋病、重症急性呼吸综合征。传播途径多样化，既包括经血液、体液传播的疾病，如艾滋病，乙型、丙型病毒性肝炎；也包括通过近距离空气飞沫和密切接触传播的疾病，如重症急性呼吸综合征、流感等；还包括通过污染的水、食物、日常生活接触传播的疾病，如甲型病毒性肝炎、霍乱、伤寒等。

随着传染性疾病的蔓延，医务人员因职业暴露感染的潜在危险性日趋严重。医务人员一旦发生职业感染，势必造成医疗资源的匮乏，并产生严重的家庭和社会危机，因此，职业防护迫在眉睫。掌握各种传染性疾病的发生、发展及防护措施有益于护士的职业健康与安全。

四、院内感染

医院是一个特殊的公共场所，有大量传染源和易感人群存在，极易引起感染性疾病的传播与流行。加强职业安全，控制医务人员感染是预防和控制传染病流行的重要手段之一，为此，医疗卫生机构和医务人员必须做到防患于未然。

（一）医院感染概述

医院内感染，又称医院获得性感染或医院感染，其定义根据医院感染的对象而有所不同。广义的医院感染包括在医院特定时间内的所有人员，涵盖门诊患者、住院患者、探视者、陪护者、患者家属、医院工作人员等；而狭义的定义主要指住院患者在入院期间获得的感染。

医务人员因职业性危险因素广泛存在，患各种感染性疾病甚至死亡的危险性大大增加。近年来，世界卫生组织（WHO）、美国疾病预防控制中心（CDC）等组织相继制订了一系列医务工作院内感染准则，WHO提出有效控制医院感染的关键措施为清洁、消毒、灭菌、无菌技术、合理使用抗生素、消毒与灭菌的效果监测。

1. 医院工作人员职业性感染流行病学

医院工作人员职业性感染的疾病谱主要是经血液传播的疾病，如乙型肝炎（HBV）、丙型肝炎（HCV）、艾滋病（AIDS/HIV）等；经呼吸道传播的疾病，如麻疹、流行性感冒、军团菌感染等；消化道疾病，如幽门螺杆菌感染、甲型肝炎（HAV）、伤寒等。预防和控制传染病是各级医务人员的神圣职责，医院工作人员在做好临床工作的同时也应注意自我保护，减少和杜绝职业性感染。

2. 医院内感染的分类

（1）外源性感染（交叉感染）：病原体来自患者体外，通过直接或间接感染途径，病原体由一个人传播给另一个人而形成的感染。

（2）内源性感染（自体感染）：由自身正常菌群转变成机会性致病菌所致。

（3）医源性感染

感染源：医院环境中的感染源相对比较复杂，可以是就诊的患者，也可能是健康带菌者，包括患者、患者家属、医院工作人员等，大致可以分为以下几类。① 有临床症状的患者：病原菌来自患者特定的部位，如呼吸道、口腔、胃肠道、皮肤，这部分患者是主要的传染源；② 无症状病原携带者：无症状病原携带者是指没有任何临床症状而能排除病原体的人，按其携带状态和临床分期分为三类，即潜伏期病原携带者、恢复期病原携带者、健康病原携带者；③ 患者家属及探视陪护者：这部分人员结构相对复杂，极易引起呼吸道疾病的传播与流行；④ 医院工作人员：工作人员在诊治、护理患者过程中可能将病原体传染给患者，工作人员因工作关系也可以互相传染；⑤ 动物感染源；⑥ 环境储源。

传播途径：① 空气传播：经空气传播的方式包括飞沫、飞沫核、菌尘、医源性气溶胶等；② 接触传播：通过接触传播的常见病原体有流行性角结膜炎病毒、单纯疱疹病毒、巨细胞病毒、风疹病毒、金黄色葡萄球菌、A 组链球菌等；③ 经血液传播：医务人员血源性感染的主要传播途径为经皮肤或黏膜，主要感染来源是受病原体污染的血液、体液、组织、器官、分泌物、排泄物以及其他感染性物质。医务人员血源性感染危险性大小取决于暴露频率与性质、有无可见血及其量、是否含有病毒以及损伤的深度；④ 经水或饮食传播：经水或饮食传播的疾病主要是甲型肝炎病毒（HAV）、戊型肝炎病毒（HEV）、幽门螺杆菌（HP）、沙门菌、志贺菌、轮状病毒及其他肠道病毒等。该传播途径是粪-口传播，被感染者在食入病毒或病菌后发病；⑤ 生物媒介传播：医院内的某些携带病原微生物的节肢动物，如蚊、蟑螂、老鼠等也能造成生物媒介传播疾病的发生。

人群易感性：易感性受工作人员的年龄、性别、免疫史、是否妊娠、健康状况等多种因素影响。职业性感染对妊娠期医务人员具有严重的危害，如感染水痘、风疹等可造成流产、胎儿畸形、精神发育迟缓等。一些疾病，如营养失调、糖尿病、肾功能不全、肝炎等均能影响个体易感状态。

（二）院内感染危害

医院感染是当前医学发展中的重要问题，越来越受到医学界的重视和关注。它不仅反映医院的医疗护理质量，影响医院的声誉，而且会给患者增加许多不必要的痛苦和负担。2003 年重症急性呼吸综合征（SARS）疫情，有大批的医务人员感染，在我国报告的 SARS 病例中，医务人员所占比例高达 22.3%。当医务人员的生命安全受到严重的威胁时，如果不是及时发现并果断采取有力的防控措施，其后果将不堪设想。

（三）医院感染预防

1. 建立三级监控体系

健全的医院感染防治系统是预防和控制职业性感染的基础。医院感染预防管理系统主要有医院感染监测、医院感染管理、医院感染控制三个子系统，它们相互联系、相互制约、缺一不可。2000 年卫生部制订的《医院感染管理规范（试行）》要求，各级各类型医院必须成立医院感染管理委员会，由医院感染管理科、医务处（科）、门诊部、护理部、临床相关科室、检验科、药剂科、消毒供应室、手术室、预防保健科、设备科、后勤等科室主要负责人和抗感染药物临床应用专家等组成，在院长或业务院长领导下开展工作。

2. 健全各项规章制度

2002 年，WHO 制订了《预防医院获得性感染实用指南》（第 2 版），美国 CDC 先后制订了一系列制度，如《卫生保健和公共安全人员预防 HIV、HBV 传播指南》《卫生机构预防 HIV 感染的建议》《医务工作者感染控制准则》《医务人员锐器伤害手册》等。这些规范和指南的制订，对预防医务人员职业性感染发挥了重要作用。

我国于 2004 年 12 月 1 日正式施行新的《中华人民共和国传染病防治法》，将近年来新出现的重症急性呼吸综合征和人感染高致病性禽流感等传染病列入乙类传染病。2004 年卫生部制订了《医务人员艾滋病病毒职业暴露防护工作指导原则》（试行），以有效地预防和控制医务人员职业暴露危害。预防医院职业性感染的制度包括消毒隔离制度、无菌操作制度等，消毒隔离制度旨在将污染控制在最小范围内，是预防医院感染最重要的措施之一。无菌操作规程是医护人员必须遵守的医疗法规，贯穿在诊疗护理过程中。

3. 加强医院感染教育

强化医务人员职业性感染防护意识是确保职业安全的必要基础。《医院感染管理规范（试行）》要求医务人员必须接受医院感染知识培训，医院继续教育主管部门必须对各级管理和医务、工勤人员进行预防、控制医院感染知识的常规培训。培训内容包括管理知识和专业知识。管理知识包括职业道德规范、医院感染管理相关的法律、法规、规章和制度等。专业知识应根据专业、职业的特点决定。医院必须对新上岗的人员、进修生、实习生进行医院感染知识的岗前培训，考核合格后方可上岗。

4. 健康监测

对新职工进行体检应包括结核菌素试验、乙型肝炎"两对半"检测。所有医院工作人员均应定期进行健康检查，并建立健康档案，若有员工身体不适或疑为传染性疾病，应立即报告，以便采取相应措施。

5. 潜在微生物感染危险监测

监测内容包括物体表面及空气微生物指标、消毒液浓度、灭菌合格率以及医务人员防护用品防护效果等方面，不合格物品不得使用。每月应对手术室、重症监护室、产房、母婴室、新生儿病房、骨髓移植病房、血液病房、血液透析室、供应室无菌区、治疗室、换药室等重点部门进行环境卫生学监测。

6. 个人安全防护措施

（1）配备必要的个人防护用品：包括防护服、口罩、鞋套、手套、防护眼镜或面罩，这些物品在正常情况下使用能阻挡血液与其他潜在感染物穿透而达到内衣、皮肤、眼、口腔或其他黏膜。

（2）标准预防措施：①既要防止血源性疾病的传播，也要防止非血源性疾病的传播；②强调双向防护，既防止疾病从患者传至医务人员，又防止疾病从医务人员传至患者；③根据疾病的主要传播途径，采取相应的隔离措施，包括接触隔离、口腔隔离和微粒隔离。

（3）防护用品的清洗与消毒：个人防护用品脱去后应放在合适的区域或容器内储存，可以重复使用的防护用品，按照实际情况，进行清洗与消毒。

7. 安全医疗用品

改进屏障设施，防渗水、渗血液、渗病毒。发展安全注射装置，可减少针刺伤事故，已问世的安全注射装置有自动毁形注射器、回缩或自钝注射器等。废物正确处理系统包括锐器安全处置盒、感染性废物压缩机等。

8. 预防接种

根据某种感染的危险程度和发生感染的频率进行预防接种，以防止感染传染性疾病。免疫接种包括甲肝、乙肝、流感、麻疹、风疹等，以提高医务人员特异性免疫力，当发生疾病暴发流行或发生意外感染事故时，及时实施被动免疫。使用疫苗应尽量在医务人员进入高危区工作之前进行。可能与风疹患者或孕妇直接接触者，应采用预防风疹感染措施，凡与血液有接触的人员都应注射乙肝疫苗，在可能发生流感流行前 1 年的秋季，应为全院职工接种流感疫苗，免疫学和血清检查证明为麻疹易感者，应接种麻疹疫苗。

9. 医疗废弃物管理

根据《医疗废物分类目录》，对医疗废物实施分类管理。根据医疗废物的类别，将医疗废物分置于符合《医疗废物专用包装物、容器的标准和警示标识的规定》的包装物或容器内。

（1）盛装的医疗废物达到包装物或容器容积的 3/4 时，应使用有效的封口方式，使包装物或容器的封口紧实、严密。包装物或容器的外表面被感染性废物污染时，应对被污染处进行消毒处理或增加一层包装。盛装医疗废物的每个包装物、容器外表面应有警示标识，在每个包装物、容器上应系挂中文标签，内容应包括医疗废物产生单位、产生日期、类别及需要的特别说明等。

（2）运送人员在运送医疗废物前，应检查包装物或容器的标识、标签及封口是否符合要求，不得将不符合要求的医疗废物运送至暂时储存地点。运送医疗废物时，应防止造成包装物或容器破损和医疗废物的流失、泄漏和扩散，防止医疗废物直接接触身体。

（3）医疗卫生机构应建立医疗废物暂时储存设施、设备，不得露天存放医疗废物。医疗废物暂时储存的时间不得超过 2 天，医疗废物转交出去后，应对暂时储存地点、设施及时进行清洁和消毒处理。医疗卫生机构应将医疗废物交由取得县级以上人民政府环境保护行政主管部门许可的医疗废物集中处置单位处置。

（四）医院感染发生后的应急措施

发生医院感染后，通过控制传染源、切断传播途径、保护易感人群等措施，可以大大降低医院感染的危险性。世界卫生组织于 1986 年向全球推荐的五类措施包括消毒、隔离、无菌操作、合理使用抗菌药物、监测并通过监测进行感染控制的效果评价。在消毒工作方面，护理人员应掌握消毒知识，并按规定执行消毒灭菌制度。在隔离工作方面，护理人员与患者的接触最密切、最直接，因此，必须要掌握标准预防原则，无菌操作贯穿于整个医疗护理活动，护理人员在工作中，要严格遵照无菌技术原则实施。在合理使用抗菌药物方面，由于护士承担给药的职责，因此也应掌握和执行《抗菌药物临床应用指导原则》，按照正确的给药途径、剂量、时间实施给药。医院感染虽然不可能消灭，但有效的应对措施可以将损失降低到最低点。医院感染的预防和控制是一项长期而艰巨的工作。预防职业暴露是医院感染管理的一项重要内容，大力推广和强化标准预防是当前首要任务。应尽量减少可能造成医务人员伤害的不必要操作。强化职业安全意识和加强防护措施，应用行之有效的预防控制体系来减少医务人员的职业感染，提高医疗护理质量，改善医疗护理服务是医院感染管理需努力完成的一项系统工程。

（林　琳）

第二节 艾滋病患者护理的职业防护

艾滋病又称获得性免疫缺陷综合征（acquired immune deficiency syndrome，AIDS）是人免疫缺陷病毒（HIV）感染人体后引起的慢性致命性传染病。临床上有明显的后天获得性免疫缺陷表现，以发生各种机会性感染及恶性肿瘤为特征，预后险恶，病死率极高，曾有"超级癌症"之称。HIV 感染是指 HIV 进入人体后的带毒状态，个体即称为 HIV 感染者。HIV 感染者出现较严重的临床症状，称 AIDS 患者。

艾滋病具有传播速度快、波及地区广及死亡率高等特点。自 1981 年美国首次报道 AIDS 以来，AIDS 已在全球广泛流行，目前全球共有 4000 万 HIV 感染者，每天有 16000 人感染 HIV。我国于 1985 年发现首例 AIDS 患者，目前，AIDS 的流行已进入快速增长期，全国 HIV 感染者估计已达 84 万人，各省、自治区、直辖市均已发现 HIV 感染者。性接触传播为本病的主要传播途径，还可经血液途径、母婴传播。近年来医务人员在工作中，不慎被染有 HIV 的注射针头、刀具等刺伤皮肤或通过眼、鼻、口腔黏膜直接接触患者血液而感染 AIDS 的案例也时有报道。

一、艾滋病的临床表现

潜伏期长，一般认为 2～10 年可发展为艾滋病。临床表现十分复杂，多与机会性感染或肿瘤有关。感染早期可有急性感染的表现；然后在相当长的时间内，可长达 10 年无任何症状，或仅有全身淋巴结肿大。艾滋病患者从感染艾滋病病毒到出现临床症状，一般可分为 4 期。

（一）艾滋病分期

1. 急性感染期（Ⅰ期）

感染 HIV 后，部分患者出现血清病样症状，包括轻微发热、全身不适、头痛、畏食、肌肉关节疼痛以及颈、枕部淋巴结肿大等。血清可检出 HIV、RNA 和 p24 抗原。血小板减少，$CD8^+T$ 淋巴细胞升高。在被感染 2～6 周后，血清 HIV 抗体可呈阳性。症状持续 3～14 天后自然消失。此期症状常较轻微，易被忽视。

2. 无症状感染期（Ⅱ期）

可由原发感染或急性感染症状消失后延伸而来，无任何症状。血清可检出 HIV RNA 和 HIV 抗体。此期可持续 2～10 年或更久。在 HIV 感染初期，血清中虽有病毒和 p24 抗原存在，但 HIV 抗体尚未产生，此时抗 HIV 呈阴性，称为窗口期。

3. 持续性全身淋巴结肿大（Ⅲ期）

表现为除腹股沟淋巴结外，全身其他部位（颈、枕、腋下等）两处或两处以上的淋巴结肿大，直径 2 cm 以上，质地柔软，无压痛，无粘连，可自由活动。活检可见淋巴结反应性增生。淋巴结一般持续肿大 3 个月以上，无自觉症状。部分肿大淋巴结 1 年后消散，也可反复肿大。

4. 艾滋病期（Ⅳ期）

这是艾滋病病毒感染的最终阶段，也称为艾滋病晚期。由于身体内免疫系统被严重破坏，易发生机会性感染和肿瘤，可累及全身各个系统及器官，且常有多种感染和肿瘤并存，出现各种严重的综合病症。主要有以下 5 种表现：① 艾滋病相关综合征：原因不明、持续 1 个月以上发热，乏力不适，厌食，盗汗，慢性腹泻，全身淋巴结和肝脾肿大，体重明显下降超过 10%等。② 神经系统症状：头痛、癫痫、下肢瘫痪、进行性痴呆。③ 严重机会性感染：常出现原虫、真菌、结核杆菌和病毒感染。④ 继发肿瘤：常见卡波西肉瘤、非霍奇金淋巴瘤。⑤ 继发其他疾病，如慢性淋巴性间质性肺炎等。

（二）艾滋病常见临床表现

1. 肺部

以肺孢子菌肺炎最为常见，且是本病机会性感染死亡的主要原因，表现为间质性肺炎。念珠菌、疱疹和巨细胞病毒、结核杆菌、卡波西肉瘤均可侵犯肺部。

2. 消化系统

念珠菌、疱疹和巨细胞病毒引起口腔和食管炎症或溃疡最为常见，表现为吞咽疼痛和胸骨后烧灼感。胃肠道黏膜常受到疱疹病毒、隐孢子虫、鸟分枝杆菌和卡波西肉瘤的侵犯，引起腹泻和体重减轻。鸟分枝杆菌、隐孢子虫、巨细胞病毒感染肝脏，可出现肝大及肝功能异常。

3. 中枢神经系统

① 机会性感染：如脑弓形虫病、隐球菌性脑膜炎、巨细胞病毒脑炎等。② 机会性肿瘤：如原发性脑淋巴瘤和转移性淋巴瘤。③ HIV 直接感染中枢神经系统：引起艾滋病痴呆综合征、无菌性脑炎。临床可表现为头晕、头痛、癫痫、进行性痴呆、脑神经炎等。

4. 皮肤黏膜

肿瘤性病变，如卡波西肉瘤可引起紫红色或深蓝色浸润或结节。机会性感染可由白色念珠菌或疱疹病毒所致口腔感染等。外阴疱疹病毒感染、尖锐湿疣均较常见。

5. 眼部

巨细胞病毒、弓形虫可引起视网膜炎，眼部卡波西肉瘤等。

二、艾滋病职业暴露

艾滋病职业暴露是指工作人员在从事艾滋病防治工作，以及相关工作的过程中被艾滋病病毒感染者或艾滋病患者的血液、体液污染了破损的皮肤、黏膜，或被污染有艾滋病病毒的针头和其他锐器刺破皮肤而具有被艾滋病病毒感染的可能性的情况。

（一）HIV 职业暴露的感染源

HIV 职业暴露的感染源主要来自艾滋病患者或 HIV 感染者的血液或体液；患者或感染者的精液、阴道分泌物、母乳、羊水、心包液、腹水、胸腔积液、关节滑膜液、脑脊液等深层体液；含 HIV 的实验室标本、生物制品、器官等。接触患者或感染有的粪便、尿液、涎液、鼻涕、痰液、眼泪、汁液、呕吐物等体液不会感染，除非这些体液含有血液。

由于艾滋病的潜伏期很长，HIV 感染者从外表无法辨别，但具有传染性；此外，艾滋病没有特异的临床表现，患者常到各科（内科、皮肤科、神经科、口腔科等）就医，就诊时不易及时做出正确诊断,所以,医务人员在临床工作中面对更多的是潜在的感染源。

(二) HIV职业暴露的原因

长期以来医务人员对职业暴露的危险性认识不足,不少人存在侥幸心理,认为艾滋病主要涉及传染科和疾病控制部门,自己不可能接触到艾滋病患者或 HIV 感染者,而且缺乏对艾滋病相关知识的了解,未接受职业安全教育,缺乏自我防护知识和技能,因怕麻烦而长期养成一些不规范的操作习惯,或因管理者担心成本增加而不注意医务人员必需的防护等。与护士职业暴露有关的常见操作如下。

1. 与针刺伤有关的操作

导致医务人员职业暴露的罪魁祸首是污染的针刺伤及其他锐器伤,如针头、缝针、刀片等,约占 86%。护士是医院中针刺伤发生率最高的职业群体,急诊科、手术室、产房及透析室是针刺伤的高发科室。针刺伤最容易发生的环节是在针头使用后到针头丢弃这一段过程。

(1) 护士将使用过的锐器进行分离、浸泡和清洗,如将一次性医疗用品(注射器、输液器、输血器等)进行初步分类和处理,抽血后取下针头将血液注入试管内等操作。

(2) 将使用过的注射器或输液器针帽套回针头的过程也容易导致针头刺伤操作者,其危险性不小于拿着一个暴露的针头,由此动作所发生的针刺伤占针刺伤总数的 10%~25%甚至高达 50%。

(3) 在工作中已使用过的输液器上的头皮针及无针帽的注射器面向别人或自己造成误伤。

(4) 操作后污染物的处理,也是护士被针刺的重要环节,如医师清创后,手术器械由未参加清创的护士来清理,而护士对于手术刀、手术探针等锐器的位置不了解,容易造成刺伤。

(5) 临床上部分医院仍然用塑料袋等不耐刺的容器装用过的一次性针头、手术刀片等,护士处理医疗垃圾时极易被刺伤。

2. 接触血液、体液的操作

(1) 处理工作台面及地面、墙壁的血液、体液时未先进行消毒,而是直接按常规处理,或将血液、体液从一容器倒入另一容器等有可能污染双手的操作时没有戴手套。

(2) 在急诊科可能随时要救治大批外伤患者,而护士的手可能存在自己知道或不知道的破损。在急救过程中,护士的手或衣服可能接触患者的血液或体液时,却没有及时使用有效的防护用品;或者可能发生意外,患者的血液、分泌物溅入护士的眼睛、鼻腔、口腔内。

(3) 在为患者实施心肺复苏时,应先清理患者口腔内的分泌物及血液,尽量使用人工呼吸器代替口对口人工呼吸,或用没有过滤器的面罩辅助呼吸。

(三) 职业暴露后的危险性

引起感染的相关因素包括:病原体的种类、接触的方式、接触的血量、接触患者血中的病原体的量。

1. 感染艾滋病病毒的概率

在医务人员群体中,遭遇职业暴露概率最大的是护理人员(事故率为63%);其次是临床医师(事故率为14%),包括外科医生、实习生、牙科医师;再次是医疗技师、实验员(事故率为10%)。职业暴露后存在着感染艾滋病病毒的危险性。研究资料表明:针刺的平均血量为 1.4 μL

一次针头刺伤感染艾滋病病毒的概率为0.33%,若暴露于较多血液量和(或)高病毒载量的血液时,其传播危险率将会更高,可能大于等于5%;黏膜表面暴露后感染艾滋病病毒的概率为0.09%;无破损的皮肤表面暴露者感染艾滋病病毒的概率为0。出于职业原因,医务人员持续的暴露累计起来感染HIV的危险概率较大。一位外科医生累计感染HIV的危险可高达1%~4%,护士是医生的2倍。

2. 增加感染危险性的暴露因素

可能增加职业暴露后的危险性情况有以下几项。
(1) 接触污染血液的量多。
(2) 受损的伤口较深。
(3) 空心针头刺伤比实心针头的危险性大。
(4) 造成伤口的器械上有可以见到的血液。
(5) 器械置于患者的动、静脉血管内。
(6) 体液离开机体的时间越短,危险性越大。
(7) 无保护接触患者血液时间较长。
(8) 晚期患者或患者病毒载量较高。

三、职业暴露后的处理

(一) 职业暴露后应遵循的处理原则

及时处理原则,及时报告原则,保密原则,知情同意原则。

(二) 职业暴露发生后的处理程序

1. 局部紧急处理

根据事故情况采取相应的处理方法(图7-1)。
(1) 如发生皮肤针刺伤、切割伤、咬伤等出血性伤口,应立即脱去手套,对伤口轻轻挤压,由近心端向远心端不断挤出损伤处的血液,再用清水或肥皂水冲洗。
(2) 受伤部位可用75%的乙醇、20~50 g/L过氧乙酸或4.75~5.25 g/L的碘伏等消毒液涂抹或浸泡,并包扎伤口。同时尽快寻求专业人士的帮助。
(3) 血液、体液等溅洒于皮肤表面,应立即用肥皂水和流动水清洗,如血液、体液溅入眼睛、口腔黏膜等处可用生理盐水反复冲洗。衣物污染:脱掉隔离衣,更换干净衣物。
(4) 涉及污染物的重大损伤及泼溅:污染处疏散人员,防止污染扩散;通知实验室主管领导、安全负责人,确定消毒程序;进行生物安全柜和(或)实验室的熏蒸消毒;穿防护服,被溅的地方用消毒剂浸泡的物品覆盖,消毒剂起作用10~15分钟后,再进行清理。

2. 建立安全安事故报告与登记制度

美国职业安全卫生署早在1991年就已经规定,医院必须上报医务人员血液暴露及针刺伤发生的情况,并通过专门的软件对所监测到的数据进行分析,了解高危人群、高危操作及高危产品等信息,并将这些信息及时地反馈给医务人员,从而达到对职业暴露、职业安全的控制与管理。在我国,随着对职业暴露认识的不断提高,报告体系也日趋完善。事故发生后事故单位或当事人应立即向当地疾病控制中心（CDC）详细报告事故原因和处理过程。重大事故在紧急处理的同时要立即向主管领导及有关专家报告，主管领导及有关专家要立即到现场根据情况进行评估，确定是否采用暴露后药物预防（post-exposureprophylaxis，PEP）；如果需要用药，向地区性抗 HIV 安全药品储备库报告，力争在暴露后最短时间（24 小时内）内开始预防性治疗。小型事故可在紧急处理后立即将事故情况和处理方法一并报告主管领导和专家，以及时发现处理中的疏漏之处，使处理尽量完善妥当。

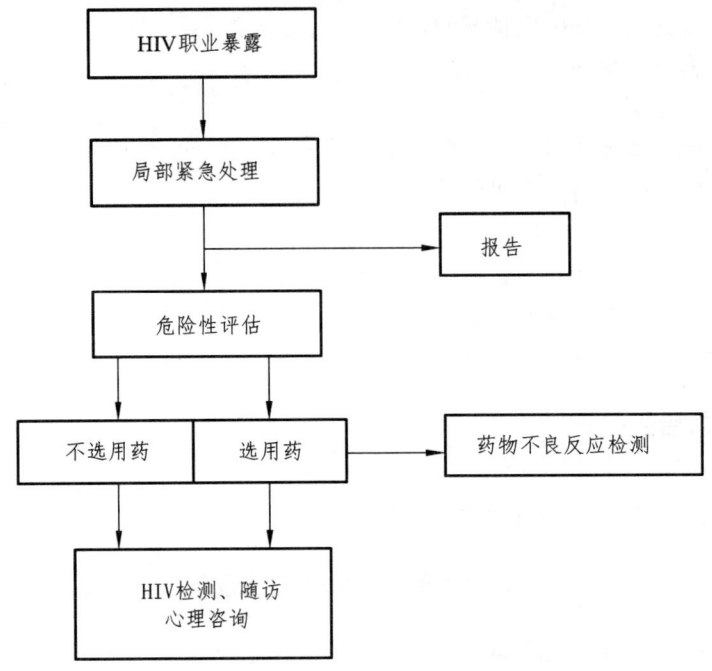

图 7-1 职业暴露后局部紧急处理程序

对安全事故的发生应建立意外事故登记簿，详细记录事故发生过程并保存。登记的内容包括：安全事故发生的时间、地点及经过，暴露方式，损伤的具体部位、程度，接触物种类（血液、血性体液、精液、阴道分泌物、脑脊液、脑膜液、腹水、胸腔积液、心包液、滑膜液、羊水和组织或病毒培养物等）和含 HIV 的情况；原患者状况（如病毒载量、药物使用史）；记录处理方法及处理经过（包括赴现场专家或领导活动）；是否采用药物预防疗法，若采用则详细记录治疗用药情况，首次用药时间（暴露后几小时和几天），药物不良反应情况（包括肝肾功能化验结果），用药的依从性状况；定期检测的日期、项目和结果。

3. 进行暴露的风险评估

暴露发生后应尽快由专业人员进行危险性评估，根据暴露级别和暴露源的病毒载量水平或危险程度，确定采用暴露后预防（PEP）的建议方案。

（1）暴露程度的级别

① 1 级暴露：黏膜或可能损伤的皮肤暴露于血液或含血体液，接触的时间短、量少。

② 2 级暴露：黏膜或可能损伤的皮肤暴露于血液或含血体液，接触的时间长、量大或是健康完整的皮肤被实心针头或尖锐物品刺伤或表皮擦伤。

③ 3 级暴露：被中空针具刺伤、割伤，伤口较深，器械上可见到血液等。

(2) 暴露源级别

① HIV 暴露源级别 1（轻度）：暴露源 HIV 效价低，患者无症状，CD4 计数高。

② HIV 暴露源级别 2（重度）：暴露源 HIV 效价高，患者有症状、艾滋病患者、艾滋病急性感染期，CD4 计数低。

③ HIV 暴露源级别不明：暴露源来源不明，患者情况不明。

4. 暴露后的预防

暴露后预防是指暴露于艾滋病病毒后，在对暴露程度和暴露源状态进行正确评估，决定是否进行抗逆转录病毒预防性用药和选样合适的用药方案。

(1) 暴露后预防用药的最佳时间：愈早愈好，最好在暴露后 24 小时内服药预防。动物研究实验证明，24 小时内服用齐多夫定（叠氮胸苷）（zidovudine，AZT）进行预防可 100% 保护，48 小时内用药 50% 保护，72 小时内用药 25% 保护。回顾性病例对照研究证明 PEP 用药是具有保护作用的，可减少约 81% 的 HIV 传播的危险性。对于危险性高的接触，如深层的创伤、患者刚受感染或已进入末期艾滋病等，即使时间延迟了（如 1~2 周），仍应服用 AZT。因为即使不能防止感染，早期治疗对 HIV 急性感染也有益。

(2) 暴露后预防用药的选择：有三类制剂，包括核苷类反转录酶抑制剂、非核苷类反转录酶抑制剂和蛋白酶抑制剂，可用于暴露后预防。目前，所有预防性治疗的处方均应考虑使用齐多夫定，因为齐多夫定是临床数据唯一能证明其效力的药物，它能使暴露后的血清阳转率下降 79%。暴露后预防用药有 2 个方案。

① 基本两联方案：一般是 2 种核苷类反转录酶抑制剂的联合用药。为了增加抗反转录病毒的效力和对许多耐齐多夫定的毒株的效力，拉米夫定（3TC）通常应同齐多夫定一起使用。

② 强化三联方案：当暴露源的 HIV 已知或疑有对一种或多种抗病毒药物耐药，或为高危的暴露时（如血量较多的暴露或暴露源为 HIV 效价高的晚期患者），则推荐在基本两联用药方案的基础上加用蛋白酶抑制剂，如茚地那韦。

(3) 暴露后预防用药的疗程：服药持续多长时间效力最佳，目前还不清楚。动物及职业暴露预防试验提示服药 4 周才有一定保护作用。因此如无严重的不良反应，且能承受，预防性治疗应持续 4 周。如出现严重的毒性或耐药时可停药，但轻微的不良反应应坚持用药。

(4) 暴露后预防用药的药物副作用检测：在暴露后预防用药开始后应当检测服药后产生的不良反应，使用开始和服药 2 周后要进行全血检测、肾功能和肝功能检测。如果一旦发生主观或客观的不良反应，应在专家指导下考虑减量或用其他药物替代。

(5) 预防用药的注意事项：在进行风险评估后，由事故当事人在知情同意的情况下对专家提出的建议做出选择。育龄妇女使用齐多夫定作为预防用药期间应避免或终止妊娠。动物实验表明，齐多夫定可使怀孕的小鼠增加癌症的危险。鉴于医务人员暴露后的感染率很低而用药的预防用药方案不良反应较大，所以应严格掌握用药的指征。

(6) 其他：如果暴露源的 HIV 感染状态或暴露级别不明，暴露后的预防应结合临床病历、流行病学资料、暴露的类型来分析暴露源为 HIV 抗体阳性的可能性。如果有 HIV 传播的可能性，就应开始实施基本用药方案，等暴露源的 HIV 检测结果明确后再采取措施。HIV 阴性，应终止预防服药；若 HIV 阳性，应重新评估，根据评估结果调整或修改预防用药方案。

5. 暴露后随访

HIV 职业暴露发生后，应立即抽取被暴露者的血样做 HIV 抗体本底检测，以排除是否有既往HIV感染。如本底检测结果阴性，不论经过危险性评估后是否选择暴露后预防服药，均应在事故发生后随访咨询、检测和评估。据研究，95%的HIV感染者将于暴露后6个月内出现血清抗体阳转，约5%感染者于暴露后6~12个月出现HIV抗体阳转，其中大多数感染者在暴露后2个月内出现抗体阳转，平均时间为65天。已采取PEP服药的HIV感染者不会延长其抗体阳转的时间。因此，应在事故发生后第6周、3个月、6个月和12个月时分别抽取血样检测HIV抗体，以明确是否发生感染。

除监测HIV外，还应对暴露者的身体情况进行观察和记录。要观察暴露者是否有HIV感染的急性期临床症状，一般在6周内出现，如发热、皮疹、肌痛、乏力、淋巴结肿大等，可以更正确地估计感染的可能性，及时调整处理措施或用药方案；还可了解暴露后是否存在除HIV感染以外的其他危险如外伤、感染引起的败血症等，给予相应的治疗。对于HIV暴露后预防用药的人员，可以了解药物的不良反应发生情况、身体耐受药物情况、药物治疗的依从性等。

6. 被暴露者在生活中的注意事项

从暴露发生起一年的时间内，应将被暴露者视为可能的HIV传染源加以预防。具体措施主要包括：被暴露者应在每次性交时使用安全套；育龄妇女暂缓怀孕；孕妇要根据危险性评估的结果权衡利弊，决定是否终止妊娠；哺乳期女性应中断母乳喂养改用人工喂养；在生活中避免与他人有血液或感染性体液的接触或交换等。

四、艾滋病职业暴露的防护

随着HIV感染者和AIDS患者越来越多，将有更多的临床护士面临护理AIDS患者的工作。AIDS患者需要护理，护士作为专业人员，应以同情、客观、迅速、有效的护理来帮助他们。但是，在治疗护理过程中，很有可能发生医务人员被AIDS患者传染的事件。虽然暴露后有些药物可以预防HIV感染，但并不是百分之百有效。目前，国外已经至少有21例预防失败的报道。一旦感染发生后，后果将会十分严重。因此，应该重视临床医务人员关于该病的职业暴露的问题，制订相关的防护措施，防止医务人员因职业暴露而感染HIV。

护士因职业暴露而感染艾滋病最主要的途径是被污染的针头或锐器刺破皮肤，也有因破损的皮肤或非消化道黏膜，如眼结膜、鼻黏膜接触患者的血液或体液造成的。所以，在临床护理工作中护士应严格遵守操作规程，遵循控制医院内感染的规则，防止意外伤害的发生。

（一）普及性防护措施

世界卫生组织（WHO）推荐的普遍性防护原则认为，在为患者提供医疗服务时，无论是患者还是医务人员的血液和深层体液，也不论其是阳性还是阴性，都应当作为具有潜在的传染性加以防护。在所有的患者都有可能是艾滋病患者的指导思想下，1985年美国疾病控制中心（CDC）提出了"普遍预防"的概念，1996年又提出标准预防，即假定所有人的血液等体内物质都有潜在的传染性，接触时均应采取防护措施，防止职业感染经血液传播疾病的策略。通过采取综合性防护措施，不但可以减少受感染的机会，还可以避免一些不必要的歧视和误会。这些措施包括：

1. 洗手

手与污染物接触机会最多，暴露时间长，但如无皮肤损伤一般不构成危险。洗手是预防HIV传播最经济、方便、有效的方法。护士在接触患者前后，特别是接触排泄物、伤口分泌物和污染物品前后，无论是否戴手套都要洗手。护理人员手上沾着的体液，可以很容易地用肥皂和水清除干净。因此，洗手是任何护理人员接触患者前要做的第一件事，也是他们离开患者或隔离病区要做的最后一件事。

2. 避免直接接触血液或体液

护理人员应按常规实施屏障，防止皮肤、黏膜与患者的血液和体液接触。常用的防护措施包括戴手套、口罩或护目罩，穿隔离衣。手套等防护物品要放在固定而又随手可得的地方，便于取用。

（1）戴手套：当护理人员接触患者的血液、体液或患者的皮肤、黏膜与创伤，或者进入患者体腔及有关血管的侵入性操作，或接触和处理被患者的体液污染的物件和锐器，特别是护理人员手上有创口时，均应戴手套操作。研究证实，经常戴手套的护理人员其皮肤黏膜被医疗器械损伤和直接接触患者血液的机会均明显小于不戴手套者，且并不会因为戴手套操作不便而导致皮肤的损伤。在接触每位患者和护理另一位患者前要更换手套。手套不能重复使用，使用一次后要丢弃处理。手套发生撕裂、被针刺破或其他原因导致破损时应立即更换手套。操作完毕，尽快脱去受血液或深层体液污染的手套，脱去手套后，即使手套表面上并无破损，也应马上彻底清洗双手。

（2）戴口罩或护目镜：处理血液、分泌物、体液等有可能溅出的操作时，特别是在行气管内插管、支气管镜及内窥镜等检查时，应戴口罩和护目镜。可以减少患者的体液、血液等传染性物质溅到医务人员的眼睛、口腔及鼻腔黏膜上。一般使用过氯乙烯纤维制成的高效过滤口罩。口罩只能使用一次，潮湿后要及时更换。口罩要盖住口鼻部，不能挂在颈上反复使用。防护眼罩每次用后均应进行消毒处理。一般常规性护理 HIV 感染者不需要戴口罩或护目镜，如有其他传染病存在或有指征时需要戴上口罩。

（3）穿隔离衣：在预测衣服有可能被血液、体液、分泌物、排泄物污染或执行特殊手术时应穿上隔离衣。

3. 安全处置锐利器具

虽然医务人员被锐器（针刺）伤害是不可避免的，但美国疾病控制和预防中心的评定表明，62%~88%的锐器伤害是可以预防的。因此，对针头、手术刀或其他尖锐物品应小心处理，避免被针头或其他锐器刺伤。针对导致针刺的高危操作建议护士严格执行下列操作规程：

（1）操作后要立即将使用过的一次性注射器和锐器丢弃在针器收集器中，不必套回针帽，当必须套回时，要采取单手操作。不要用手折断或折弯针头，不要从一次性注射器上取下针头。

（2）勿将锐利废弃物同其他废弃物混在一起。尽快将用过的注射器、锐器、手术刀片直接放入坚固、耐穿破的容器内，容器外表应有醒目标志，转送到处理部门。

（3）在进行侵袭性操作时，一定要保证足够的光线，尽可能减少创口出血。手持锐器时不要让锐利面对着自己和他人，避免刺伤。在处理创口时，要特别注意减少意外刺伤。

（4）无论在什么情况下，不要把用过的器具传递给别人。所有操作后应由操作者自己处理残局，避免意外刺伤的发生。

（5）采血时要用安全的蝶形真空针具，以降低直接接触血液的危险性。执行注射、抽血等操作时应戴手套。

4. 医疗操作环境的改善

针刺伤和锐器伤除了与所涉及的操作过程有关外，还与医疗护理器材的设计有关。一些运用技术技巧的医疗用品与针刺伤的高发生率密切相关。如果针头产品被设计为在使用后可以分离或还需操作，就容易发生针刺伤。因此，目前国外开发了不少安全产品，包括以下几类：一是无针头的产品，如可收缩针头的静脉通路装置，减少了针头的使用频率；二是具有安全保护性装置的产品，如可收缩针头的注射器，针头可自动变钝的注射器、针头可自动锁住的套管针等，这类产品可使针头在使用后或使用时与使用者处于隔离状态；三是个人防护产品，如用单手将针头套上针帽的装置等；四是锐器收集器，使用防刺破、防渗透的塑胶收集容器可降低50%的针刺伤，是理想的减少针刺、锐器伤害的方法。因此，使用安全产品可在一定程度上减少职业暴露。

5. **血液（体液）溅出的处理**

（1）小面积的溅出。首先应戴上手套，用一次性手巾或其他吸水性能好的物品清除剩余的血液或体液，用肥皂水和清水清洗，再用消毒液（如漂白粉）消毒被污染的表面。

（2）大面积的溅出。应先用一次性手巾盖住，然后用1%的漂白粉浸泡10分钟，再按上述步骤处理。

（3）如有血液溅到嘴内，应用水反复冲洗口腔，用消毒溶液反复漱口。对溅到身上的血液，用吸水纸擦拭，再用去污剂洗涤，最后用消毒剂擦拭。

6. **标本的存放**

标本容器应用双层包装并标记明显的警告标志，放入坚固防漏的拉锁罐内密封以防漏出。外层要保持干净，如有污染应用消毒剂洗净。

7. **废弃物及排泄物的处理**

对患者用过的一次性医疗用品及其他固体废弃物，应放入双层防水污物袋内，密封并贴上特殊标记，送到指定地点，由专人负责焚烧。若没有条件焚烧，应先经过消毒后再处理。排泄物、分泌物等污物倒入专用密闭容器，经过消毒后排入污水池或下水道。

8. **抢救患者时的防护**

在抢救患者的过程中，医务人员应避免皮肤、黏膜接触血液、涎液等体液。除了一般的防护措施，在急救过程中还应准备面罩、人工呼吸皮球或其他人工呼吸装置，避免做口对口人工呼吸。

（二）HIV的消毒

1. **HIV的抵抗力**

引起艾滋病的人类免疫缺陷病毒（HIV）是在1981年发现的，为逆转录病毒，属于慢性病毒。HIV对外界的抵抗力较弱，远比乙型肝炎病毒的抵抗力弱。HIV对热敏感，在56 ℃下加热30分钟部分灭活，60～122 ℃可被杀死，WHO推荐100 ℃ 30分钟进行反转录病毒灭活，但在室温液体的环境下可存活15天以上。因此，医疗用品经过高温消毒、煮沸或蒸气消毒完全可以达到消毒目的。HIV不耐酸，较耐碱，pH值降至6时病毒滴度大幅度下降，pH值高达9时，病毒滴度仍较稳定。HIV对消毒剂、去污剂也较敏感，体积分数为75%的乙醇、10 g/L的漂白粉、1.1 g/L的甲醛溶液、质量浓度为20 g/L的氯氨等均可灭活该病毒；对紫外线、γ射线、β射线的耐受力较强。

2. HIV 污染物品的消毒方法

患者与健康人的一般生活接触不会引起艾滋病病毒的传播,在公共场所没有血液、体液和分泌物时不必消毒。但在医院和患者家庭内应有针对性地对被艾滋病病毒污染的场所和物件进行消毒。如果环境中有血液或体液溅出,参照本节中血液、体液溅出的处理方法。

(1) 皮肤、黏膜和手的消毒:护理人员的手接触污染物的机会最多,暴露时间长,手被大量细菌污染。仅一般性的洗手不能消除手上的细菌。因此,必须在洗手后再进行手的消毒。手的消毒比洗手有更高、更严格的要求。

① 接触患者前后应用肥皂和流动水冲洗 10 秒以上。

② 若有污染或明显污染的可能,应先用消毒剂浸泡或擦拭,再用肥皂及流动水冲洗。一般日常接触轻度污染可用体积分数为 75% 的乙醇浸泡 2~5 分钟;血液、体液、分泌物,可先用 1 g/L 的次氯酸钠或 20 g/L 的过氧乙酸清洗消毒,除去血迹并浸泡 10 分钟;黏膜可用质量浓度为 4.75~5.25 g/L 的碘伏擦拭消毒。

③ 戴手套接触患者或污染物品后,应先在 5 g/L 的次氯酸钠溶液中浸泡 1~2 分钟,再脱去手套,然后用肥皂和流动水冲洗。

(2) 物品和环境的消毒:被艾滋病患者的血液、体液、分泌物和排泄物污染的环境和设施,如地面、墙壁、桌椅、台面、床柜及车辆等,均应消毒。空气一般不做特殊处理。最有效而又适用的办法是使用含氯消毒剂,使用浓度按污染轻重和性质而定,可选用 1~10 g/L 的次氯酸钠溶液,也可用质量浓度为 1 g/L 的过氧乙酸。次氯酸钠对金属有腐蚀性,怕腐蚀的设施可用质量浓度为 2 g/L 的戊二醛擦拭、浸泡。消毒的方法和时间可根据不同的化学物品而定。患者出院或死亡后对住室应进行一次终末消毒,可用上述消毒剂擦拭,也可用剂熏蒸。熏蒸时可用甲醛 235 mL/m³,作用 12~24 小时,也可用过氧乙酸 1~3 g/m³,作用 1~2 小时。

(3) 医疗器械的消毒:在各种污染物品中,污染的医疗器械是最危险的传播因素,特别是针具及剪刀等锐器。器械不论是一次性使用或可反复使用者,用后必须先经消毒才可做进一步的处理。污染的医疗器械应按消毒→清洗→灭菌的程序处理。医疗器械的消毒以热力消毒为主,效果可靠,损坏性小。可先用 80 ℃ 以上的热水清洗或先进行煮沸,然后进行彻底消洗,干燥包装,再进行热力灭菌。热力灭菌的要求是:压力蒸气 121 ℃ 作用 15 分钟,126 ℃ 作用 10 分钟,134 ℃ 作用 3.5 分钟;干热 121 ℃ 作用 16 小时,140 ℃ 作用 3 小时,160 ℃ 作用 2 小时,170 ℃ 作用 1 小时。不宜使用热力消毒的医疗器械可用适宜的化学消毒剂做浸泡处理。血液污染的器械可浸入 0.5% 的次氯酸钠溶液(含有效氯 5 g/L)中 10 分钟,污染轻微的器械可浸入 30 g/L 的过氧化氢溶液中 60 分钟,怕腐蚀的器械可用质量浓度为 2 g/L 的戊二醛浸泡 30~60 分钟。消毒注射器时,必须将注射器芯抽出,针头取下,全部浸泡水中煮沸或浸泡于消毒液中。处理时要小心,不要让针头刺伤手指。橡胶手套与橡胶管等器材,可以煮沸 30 分钟。血压计如被污染,用去污剂去污,再用 1:10 的漂白粉溶液擦拭。温度计放入盛有体积分数为 75% 乙醇的加盖容器内消毒。

(4) 污染物及排泄物的处理:运输废弃物的人必须戴厚乳胶手套。处理液体废弃物必须戴护目镜。没有被血液或体液污染的废弃物,可按一般性废弃物处理。

① 污染的固体废弃物品:如患者用过的一次性医疗用品及其他固体废弃物,应放入双层防水污物袋内,密封并贴上"危险""小心"等特殊标记,送到指定地点,由专人负责焚烧。没有条件焚烧的,应先经过消毒后再抛弃。消毒可用煮沸法,也可用次氯酸钠或质量浓度为 1 g/L 的

过氧乙酸溶液。

②排泄物、分泌物等液体废物：污物倒入专用密闭容器，然后用等量的含氯消毒剂混合搅拌均匀，作用60分钟以上，排入污水池，或用5~10 g/L的过氧乙酸溶液作用30分钟。

③痰盂、便器等用物：用5 g/L的有效氯溶液浸泡或刷洗。

④衣物消毒：对艾滋病患者用过的衣服、卧具要先消毒后清洗。把污染衣物装入防水污物袋内，做标记实施消毒处理。一般无明显污染痕迹的衣物，放入1 g/L的次氯酸钠溶液（含有效氯1 g/L）浸泡60分钟；对耐热、耐湿衣物用高压蒸气灭菌法，温度在121 ℃，作用时间为20~30分钟或在0.5%肥皂液中煮沸30分钟；对易褪色、怕热衣物，可用质量浓度为2 g/L戊二醛溶液浸泡30分钟。在消毒时一定要把衣物完全浸没。消毒后在80 ℃热水中加洗涤剂清洗。

⑤餐具、茶具消毒：一般情况下，餐具、茶具无须做特殊处理。艾滋病患者应使用单独的餐具、茶具，在使用后最好煮沸消毒20分钟或流通蒸气消毒20分钟；对有严重污染的餐具、茶具应煮沸消毒30分钟或在0.1%的次氯酸钠溶液（含有效氯1 g/L）中浸泡30分钟。

（5）手术室内的消毒：为艾滋病患者施行外科手术是一项危险的操作，应采取严格措施进行消毒。

①手术室的消毒：选择易于隔离的手术室，室内按常规方法进行消毒。

②患者的术前准备：避免患者各种外部损伤，术前不要剃毛，必要时可用化学脱毛剂，做好患者的术前皮肤清洁。

③手术人员的准备：参加手术者应按严格隔离要求，须穿防水隔离衣。减少使用锐器的机会，有条件时使用激光切开或止血。术中使用的锐器应放入专用容器内，其他器械后放入专用防水包内，便于处理。

④术后处理：原则上不允许将污染物暴露带出手术室。患者衣物如有污染应及时更换。

⑤开放性伤口严密覆盖，须引流者采用闭式引流。隔离用品统一放入专用袋内，并贴上标签。

⑥脱手套前先用0.1%的次氯酸钠溶液（含有效氯1 g/L）洗去手套上的血液，再脱下消毒。暴露部位按皮肤消毒要求消毒。手术室内要彻底消毒。

（6）病理检查物：病理检查的组织或器官要浸泡在盛有体积分数为10%甲醛液的容器中，再放入另一个不透水的容器内。

（7）交通工具：运送患者的交通工具先用质量浓度为2 g/L的漂白粉液或其他含氯消毒剂喷洒，待干燥后再擦干净。

（三）阻断医院内HIV的感染途径

除了医护工作者由于职业暴露而存在感染艾滋病的危险，其他的患者在接受治疗、护理的过程中也同样存在此类问题。由于受多种因素影响，HIV传播给患者的危险性难以估计，但比医务人员的职业暴露危险性要低。总之，卫生医疗机构中应当严格遵守标准，遵守医院内感染控制的原则，以防止艾滋病的交叉感染。

1. 隔离

一般艾滋病患者不需要单独住隔离房间，可同室隔离。但是当患者出现以下情况应住隔离房间，采用红色标记。患者的血液、分泌物以及排泄物污染环境时；患有传染性的机会性感染病（结核病等）；患者意识不清，不能自理时。

2. 实行安全注射

WHO 对安全注射的定义是：对接受注射者无害，不使卫生保健人员因接触产生任何危险，注射器产生的废弃物没有对社会构成危险。临床工作中应尽量做到安全注射，能用口服药物代替的，应避免使用注射用药物。在进行注射操作时，一定要用经过严格消毒的针头和注射器，最好使用一次性注射器，在进行预防接种时要坚持一人一针一管制度。

3. 严格消毒

凡接触患者血液、体液或有可能被患者血液污染的各种医疗器械，在使用前必须进行彻底消毒。

4. 保证安全供血

因为血液制品受污染而引起患者感染艾滋病的事件时有报道，因此，所有血液制品、生物制品必须进行严格的相关检验。尽量避免不必要的输血，鼓励并实施无偿献血制度。血液的采集、使用和管理必须符合《中华人民共和国献血法》的要求。

5. 规范捐献器官的管理

对器官捐献者（包括骨髓、角膜、皮肤、内脏、精子和卵子等）应进行相关检查，合格者方可捐献。

五、艾滋病职业暴露的组织与管理

1. 建立职业暴露安全药品储备点

建立职业暴露安全药品常备储备点，为增加职业暴露事故发生后提供预防性药品的可及性，可多建立几个职业暴露安全药品临时储备点。

2. 各部门（单位）职责明确

（1）省性病、艾滋病防治中心负责全省职业暴露安全药品的管理，提供职业暴露事故的技术咨询，负责全省职业暴露预防与控制的师资培训，负责全省职业暴露事故资料的汇总和上报。

（2）省职业暴露技术指导中心提供职业暴露事故的技术咨询，负责职业暴露事故的直接处理，参与全省职业暴露预防与控制的师资培训，为职业暴露事故单位（或事故当事人）提供预防性药品。

（3）各市、县、区级疾病预防控制中心负责职业暴露事故的直接处理，组织当地职业暴露预防与控制的二级培训，为职业暴露事故单位或事故当事人提供技术咨询和风险评估，负责职业暴露事故处理后的定期监测和随访，负责职业暴露事故的登记和报告。

（4）各医疗保健机构加强对医务人员职业暴露预防的宣传教育，建立预防职业暴露的各项规章制度，负责职业暴露事故的登记和报告，为相关工作人员提供必要的防护用品。

3. 建立职业暴露事故登记制度

事故登记的内容包括：事故发生的时间、地点及经过，暴露方式，暴露的具体部位及损伤程度，暴露源种类（培养液、血液或其他体液）和含有艾滋病病毒的情况，处理方法及处理经过（包括赴现场专家或领导活动），是否实施预防性用药、首次用药时间（暴露后几小时或几天），药物不良反应（包括肝、肾功能化验结果）及用药的依从性情况，定期检测及随访情况。

4. 建立职业暴露报告制度

在发生艾滋病病毒职业暴露事故后，事故当事人要立即向单位负责人报告，同时事故单位要立即向当地疾病控制中心（或省职业暴露安全药品储备点或省性病、艾滋病防治中心）报告，以便专家进行风险评估和确定是否采取预防性服药。各级疾病预防控制中心于每年 7 月 5 日前和 1 月 5 日前分别将上半年和下半年填写的"艾滋病职业暴露人员个案登记表"报至省性病、艾滋病防治中心。省性病、艾滋病防治中心于每年 7 月 10 日前和 1 月 10 日前，分别将"艾滋病职业暴露人员事故汇总表"报至省卫生厅，并抄报中国性病、艾滋病预防控制中心。

5. 职业暴露安全药品的管理

省性病、艾滋病防治中心负责向各储备点发放职业暴露安全药品，并在药品到效期之前，负责与国家疾控中心和有关药厂联系，及时更新储备药品。每个储备点需要常规储备 2~3 种药物，包括 2 种反转录酶抑制剂和 1 种蛋白酶抑制剂。常备储备点可应急处理 2~5 次事故的用药量储备，区域储备点可应急处理 1~2 次事故的用药量储备。各储备点要定期将职业暴露安全药品的库存情况向省性病、艾滋病防治中心反馈。各储备点必须建立严格的药品入库和使用登记制度，并实行专人管理。职业暴露药品只用于全省各级医疗卫生、公安、司法、科研等单位发处的职业暴露事件，并实行免费，不得擅自用于非职业性暴露事件。区域储备点按程序发放预防性药品。

6. 建立健全各项规章制度

各级各类医疗卫生机构要建立消毒管理制度、实验室安全操作规程、锐利器具和废弃物的安全处置、一次性医疗用品的毁形和回收制度、发生艾滋病病毒职业暴露后的应急处理程序等制度。建立健康监测制度，对有发生职业暴露可能的医务人员进行定期的艾滋病病毒抗体检测。

7. 职业暴露的教育与培训

现阶段，我国护理人员对经血液传播疾病的职业安全意识较淡薄。一方面是因为学校对职业安全防护相关知识的教育重视不够，另一方面是管理层出于经济成本的考虑，一次性手套、防护眼罩及不透水的隔离衣等防护用具提供较少。因此，应加强职业暴露预防知识的宣传和培训，可通过多种形式如培训班、宣传画册、录像带等对护理人员进行经血液传播疾病的职业安全教育，以提高医务人员和相关工作人员的防护意识，减少和避免职业暴露的发生。

（林　琳）

第三节　传染性非典型肺炎患者护理的职业防护

传染性非典型肺炎（infectious atypical pneumonia）又称严重急性呼吸综合征（severe acute respiratory syndrome，SARS），是一种因感染 SARS 相关冠状病毒而导致的急性传染病。以急起发热、头痛、肌肉酸痛、乏力、干咳、胸闷、腹泻和白细胞减少为特征，严重者出现快速进展的呼吸功能衰竭。具有传染性极强、病情快速发展、病死率高等特点。2003 年 1 月，此病首次在亚洲、北美、欧洲出现暴发流行，主要通过近距离空气飞沫和密切接触传播。

一、临床表现

潜伏期为 1~16 天，通常在 3~5 天。

（一）普通型

病情多于 10~14 天达到高峰。病程为 2~4 周。

1. 发热

通常以发热为首发症状，体温常超过 38 ℃，呈不规则热或弛张热、稽留热等，热程为 1~2 周，可伴有畏寒、头痛、食欲缺乏、身体不适、皮疹和腹泻等感染中毒症状。

2. 呼吸道症状

起病 3~7 天后出现频繁干咳、气短或呼吸急促、呼吸困难，可有胸痛。常无流涕、咽痛等上呼吸道其他症状，痰少，偶有痰中带血丝，肺部体征不明显。

（二）轻型

临床症状轻，病程短。多见于儿童或接触时间较短者。

（三）重型

病情重，进展快，易出现急性呼吸窘迫综合征（ARDS）。符合下列情况之一者即为重型：① 多个肺叶病变或 X 射线胸片 48 小时内病灶进展＞50%；② 呼吸困难，呼吸频率＞30 次/分；③ 低氧血症，吸氧 3~5 L/min 条件下，SaO_2＜93%，或氧合指数＜300；④ 出现休克、ARDS 或 MODS。

二、SARS 的职业暴露

（一）职业暴露的感染源

SARS 职业暴露的感染源来自 SARS 患者和（或）病原携带者。急性期 SARS 患者的咽拭子、痰标本中可检出 SARS 相关的冠状病毒，且病毒含量很高。因此，SARS 患者一般在出现发热或咳嗽等症状时最具传染性，但目前还不清楚症状出现后几天才具有传染性。恢复期患者大便中可检测出较低水平的 SARS 相关的冠状病毒，所以对于恢复期患者仍要注意传染性问题；该病的潜伏期为 2~16 天，不排除潜伏末期传播的可能性。重症患者往往因频繁咳嗽或需要气管插管、呼吸机辅助呼吸等，呼吸道分泌物多而成为主要的传染源。职业暴露者通过直接吸入含有病原体的空气飞沫和尘埃而感染；或通过手接触被呼吸道分泌物污染的物品、用具、玩具等，经口腔、鼻腔、眼睛而感染；还可通过直接接触患者的呼吸通分泌物或体液，或在治疗、护理过程中与患者密切接触而感染。

（二）职业暴露的原因

2003 年 SARS 流行期间，导致职业暴露最主要的原因是发病初期医务人员未充分认识到该病的传染性及流行病学特点，以致在进行一些近距离治疗护理操作过程中未采取严密的防护措施。与护理人员职业暴露有关的因素如下：

1. 高危操作

如吸痰、支气管镜检、气管内插管、气管切开等，SARS 新鲜标本的实验室加工处理以及

SARS 患者遗体的尸检。高危操作都有可能近距离接触到带有病毒的飞沫或痰液，引起操作者感染。因此，只有医学上确有必要时才进行此类检查，且应尽可能缩小手术范围，尽可能减少参加手术的人数。

2. 环境因素

SABS 患者的被单上附着皮屑、病毒微粒、尘埃微粒等，基础护理操作中的扫床可使这些物质分散在空气中，由于空气的振动，使得室内中的微粒包括病毒颗粒飞扬，加上病房环境通风不良则产生不安全环境，特别在实施气道开放的呼吸机辅助治疗的病房内更增加了护士职业暴露的机会。

3. 身心因素

隔离病区内患者的一切治疗和饮食起居全部由护士负责，护理人员每天面对太多的任务，成为超负荷工作的承受者，消耗护士大量的体力，这种高强度的工作压力使得护士产生工作疲惫感。SARS 患者病情变化快，而护理人员对 SARS 知识和危重患者的监护知识比较生疏，知识技能的压力较大；同时护理人员担心由于自己的工作而使家人被传染；患者焦虑、忧郁的情绪也给护理人员带来了巨大的心理压力。由于身心疲惫、心理压力大使得护理人员的机体免疫力下降，增加了职业暴露的危险性。

三、SARS 职业暴露后的处理

在工作中应注意防止发生锐器损伤，一旦被锐器损伤，应立即挤血、冲洗、消毒、包扎，并上报医院感染管理科和医院领导。护理人员在无防护或防护不到位的情况下，密切接触疑似患者或确诊患者后，应及时应用抗病毒药，并进行隔离治疗。其密切接触者需进行医学观察 10～14 天。

四、SARS 职业暴露的防护

（一）隔离防护原则

由于 SARS 具有较强的传染性，可通过近距离空气飞沫、接触患者分泌物传播。因此，医院收治 SARS 患者时必须做好护理人员的隔离防护工作。

1. 医疗机构做好医院内感染综合预防控制工作

（1）全体医务人员应提高警惕，特别是急诊和门诊工作人员要掌握 SARS 的临床特征、诊断标准和防护措施，及时发现患者，避免漏诊、误诊。

（2）医院成立相对独立的发热患者门诊，诊室应通风透气。其他病区也要注意环境卫生，通风应良好。

（3）坚持首诊负责制，一旦发现 SARS 疑似患者，应立即收治到专门的留观室，发热留观室须与其他留观室隔离。如无特殊原因，SARS 患者或疑似患者应转至指定医院进行治疗。

（4）医院重视消毒隔离工作，制订消毒隔离制度。各部门密切合作，确保消毒隔离措施落实到位，并定期进行消毒效果的监测。

（5）做好预防医院内感染发生的各项综合措施，护理人员要增强体质，注意劳逸结合，避免过度劳累，提高抵抗疾病的能力。隔离区连续工作时间不得超过 6 小时，为危重患者进行特护、抢救、吸痰、气管切开等工作时适当缩短工作时间。进入临床一线工作时，可对护理人员应用提高机体免疫力的药物。

2. SARS 病区的管理

（1）非典型肺炎患者或疑似患者必须收治在专门的病区。专门病区内应分清洁区、半污染区、污染区，各区间无交叉；医护办公室与病房分隔无交叉，并尽可能保持一定的距离；疑似患者与确诊患者收治不同的病房。

（2）住院患者必须戴口罩，严格隔离、严格管理，不得离开病区。

（3）严格探视制度，不设陪护，不得探视。

3. 普通病区的管理

注意环境卫生、通风换气，做好清洁、消毒工作。

4. 护理人员个人防护

遵守医务人员的防护标准。

（二）医务人员的防护标准

根据所在区域不同，进行医疗操作和接触污染物的危险程度不同以及为了严格预防交叉感染，制订分级防护标准。工作人员应根据分级防护的原则，正确穿戴防护物品和掌握防护物品的使用方法，保证防护效果。

1. 一级防护

适用于普通门（急）诊、普通病房、医技科室等非隔离区的医务人员进行日常医疗、护理、诊疗、检查及后勤保障服务。

（1）穿普通工作服、戴筒式工作帽和 12 层以上纱布口罩。

（2）接触分泌物、血液、体液及污染较重的物品要戴乳胶手套，需要时可戴护目镜。

（3）注意洗手，安装感应式洗手水龙头及洗手肥皂，配置卫生纸巾擦手，并配备质量浓度为 5 g/L 的洗必泰擦手剂。每次接触患者后立即进行手的清洗和消毒。手消毒用 5 g/L 的碘伏消毒液或快速手消毒剂（洗必泰、75%的乙醇等）揉搓 1~3 分钟。

（4）口罩 4 小时更换一次，如沾染血液、体液、分泌物后要及时更换。

2. 二级防护

适用于非典流行期间发热门诊、隔离留观室和非典病房医务人员及接触患者标本，处理其分泌物、排泄物、被污染的衣物等污染物品的工作人员、转运患者的医务人员及司机的防护。

（1）严格实行三区二线二带的布局、人流、物流，清洁和污染物品不交叉的流程、区域性防护的原则。

（2）清洁区可穿上下分身工作服（长款或短款）；半污染区穿连体防护服，戴 12 层以上棉纱口罩或 N-95 口罩、乳胶手套，穿隔离鞋袜；进入污染区外面要加穿隔离衣、戴工作帽（布或无纺布），戴鼻夹的高效过滤口罩或 N-95 口罩、护目镜，再戴一层乳胶手套、鞋套。同时注意头、颈、面部的防护。

（3）合理安排工作流程，减少在不同区域之间的往返次数。集中安排治疗操作，减少与患者近距离面对面接触的时间。对患者实施近距离操作时，戴护目镜或防毒面具，操作者尽量处于上风侧。

（4）治疗和护理每位患者后，接触分泌物、血液、体液和较重污染的物品应及时更换外层手套，并进行手消毒。防护服与防护用品严重污染后也应及时更换。

（5）发热门诊接诊 SARS 或疑似患者后必须更换隔离衣。离开发热门诊或 SARS 病区，工作人员应注意呼吸道及黏膜防护，用利巴韦林眼药水滴眼和鼻、漱口、更衣沐浴后通过。

3. 三级防护

适用于为 SARS 患者实施吸痰、气管切开、气管插管、手术和尸检等危险性大的操作的医务人员和处理死亡患者尸体的工作人员。

（1）除二级防护外，还应当加戴全面型呼吸防护器、正压过滤式防护面具或防生物面具。并加强局部通风，操作时尽量处于上风侧，必要时外穿防水防护服或防水围裙。

（2）操作中要注意更换污染和刺破的乳胶手套。诊疗操作后，应按流程立即脱去污染防护服。认真洗手、进行手消毒，消毒鼻腔和漱口，更衣洗澡后离开。

4. 后非典时期发热门诊的防护

适用于后非典流行期发热门诊工作人员进行日常医疗护理活动、检查及后勤服务工作。

（1）穿上下分身的工作服（长款或短款），外穿隔离衣、隔离裤、隔离鞋，戴 12 层以上棉纱口罩或戴鼻夹的高效过滤口罩或 N-95 口罩，戴乳胶手套。需要时可戴护目镜。

（2）每接诊一位患者后要进行手消毒（采用快速手消毒剂）。接触体液、血液、分泌物及污染较重的物品后要及时洗手并更换手套。

（3）口罩 4~6 小时更换 1 次。如污染血液、体液、分泌物后要及时更换。

（三）防护用品的使用

1. 口罩和护目镜

N-95 口罩或高效过滤口罩、护目镜每班更换（可持续使用 6~8 小时）。12 层以上棉纱口罩 4 小时更换。出污染区必须将它们丢入指定的带盖污物筒或垃圾袋内。口罩和护目镜被血液、体液污染后要立即更换。

2. 防护

连体或分身、布质或一次性防护服只能在半污染区穿着，应每班更换，被血液、体液污染或打湿后要立即更换。

3. 橡胶手套

必须一用一换，脱手套后要认真洗手或用快速手消毒剂消毒双手。

4. 隔离衣

只能在污染区内使用。接触疑似患者必须一人一换；给确诊患者进行无明显污染的诊疗常规操作，隔离衣可连续使用。被血液、体液污染或溅湿后要立即更换，实施有创通气操作和手术、尸检等危险性大的操作应及时更换，污物处理、运送尸体、尸体解剖人员的隔离衣一用一换。

（四）防护方法

1. 区域性防护着装和流程

SARS 主要是通过呼吸道飞沫、气溶胶和接触传播。传染性极强，传播速度快，危险性很大。

一般的呼吸道传染病的隔离着装（普通纱布口罩、隔离衣裤、隔离鞋、帽子）是不能防止 SARS 对医务人员的感染。其防护措施需要达到烈性呼吸道传染病的要求。同时实行明显的区域性防护原则。清洁区、半污染区、污染区分别有不同的防护要求和着装。要做到污染区的防护用品禁止带入半污染区；半污染区的防护用品不得带入清洁区。具体做法如下：

（1）在清洁区，统一着装，穿上下分身的薄布工作服。

（2）进入半污染区前，在清洁区指定地点穿好连体防护服。如无连体防护服，头部可戴有下摆的防护帽，也可用三角巾将头颈部包严实，戴一个厚棉纱口罩（12层以上）、第一层手套，穿隔离鞋。这种着装可在半污染区活动。

（3）进入污染区前，在半污染区指定地点加穿隔离衣（棉布或无纺布），戴第二层手套、工作帽（一次性或布质）、高效过滤口罩（CM）或 N-95 口罩、护目镜，穿高腰鞋套。医务人员如给患者进行气管插管、抢救和手术等危险性大的操作，要戴防护头罩、穿防水防护服。

继续诊疗护理临床诊断患者换外层手套，诊疗护理疑似患者换外层隔离衣、外层鞋套及外层手套。工作人员在污染区如发现防护服等被严重污染，要按流程要求返回及时更换。

（4）返回半污染区前，在缓冲区内右手位置放置有标志的污物筒。工作人员消毒双手后，从上到下脱去护目镜、帽子、高效过滤口罩或 N-95 口罩、隔离衣、鞋套、外层手套放入指定容器内，消毒双手后进入半污染区。

（5）返回清洁区前，在缓冲区右手位置消毒双手后，从上到下脱去连体防护服、棉纱口罩、内层手套、隔离鞋，换上拖鞋，进行手、鼻腔碘伏消毒，用强氧化离子水或低浓度过氧化氢等漱口，然后进入清洁区的更衣室，沐浴后换洁净的衣服到清洁区休息或返回驻地。

2. 一线医务人员宿舍区的隔离

由于 SARS 有明显的人群聚集性和一定的潜伏期，因此，为预防交叉感染，当一线医务人员从病区回到宿舍休养区，需采取隔离措施。

（1）除洗漱到卫生间之外，一律不准出房间。

（2）饮食送到房间，如需集体打饭，要戴口罩。

（3）每天测体温 2 次并记录。如有发热者，及早隔离观察。同寝室人员要进行医学追踪。

（4）室内空气流通。每日空气、地面、物品表面和卫生间要消毒 2 次。

（5）合理饮食，保证睡眠，适当锻炼，增强机体抵抗力。

（6）遵守隔离规定，不到隔离区以外的地方。

（五）感染源的隔离

1. 发热患者的防护要求

发热患者进入就诊区必须自觉戴口罩，配合诊治，如实反映是否来自疫区，是否与患者及疑似患者接触，并接受相关检查。发热患者等待检查结果时不得互串房间或离开发热病区，自觉在候诊区等待。检查结果出来后，排除 SARS 的患者进入正常门诊就诊。待诊患者进入发热留观室治疗，不得到其他地方就诊。进入留观室后，自觉遵守消毒隔离规定，谢绝探视，不得离开自己的房间。

2. 住院患者的防护要求

接待护士和主管医师应详细询问待住院患者的病情及疫区接触史，并记录。对疫区来的患者必须收治的要尽量隔离治疗，严密观察、严格防护。病房严格按照消毒隔离制度进行消毒。

并告知患者应遵循的规章制度，如勤洗手、戴口罩、不许私自回家等。值班医生和护士发现住院患者有发热、畏寒、头痛、干咳等病症时，及时上报医生及科主任，同时报告非典办公室，做到早排查、早隔离、早治疗。发现可疑患者时，首先对患者进行隔离，禁止与其他人接触，医务人员在做好有效的防护后方可接近患者。不能排除可疑患者时，及时转至隔离区。转科或转院患者用专门的救护车护送。患者接触过的用物，须经消毒后再按常规处理。

3. 接触者的隔离

自最后接触之日算起，隔离观察期限为 14 天。根据接触的具体情况，可以在家隔离观察或安排在统一地点进行观察。医疗卫生人员每日对患者的健康状况进行检测或电话联系，并给予健康教育和指导，接触者每日早、晚各测试体温 1 次。

4. 患者家庭的防护

出院的 SARS 患者均应当在家中采取感染控制措施。患者及其家庭成员应当勤洗手，不要用手触摸眼睛、鼻子和口腔。不要与家庭成员有密切接触，戴好外科用口罩。家中用具（包括家具及卫生间设施）用稀释的家用漂白粉（即 99 份水中加 1 份漂白粉）定期清洁和消毒。如果家中设施被呕吐物或液体分泌物污染，立即用稀释的家用漂白粉（49 份水中加 1 份漂白粉）洗净擦干。

（六）SARS 冠状病毒的消毒

1. SARS 冠状病毒的抵抗力

SARS 冠状病毒对外界的抵抗力和稳定性强于其他人类冠状病毒。在干燥塑料表面最长可活 4 天，尿液中至少存活 1 天，腹泻患者粪便中至少存活 4 天。SARS 发病的最佳湿度为 16~17 ℃，在 50 ℃ 高温下，病毒不到 30 分钟即死亡；温度越低，病毒存活越久；零度环境下，病毒能长期存活。在 4 ℃ 温度下培养存活 2 天，-80 ℃ 保存稳定性佳。病毒对脂溶剂敏感，一般常用的消毒剂和紫外线等对病毒均有灭活作用。最新研究表明，丙酮、多聚甲醛溶液、10%次氯酸钠溶液（含有效氯 10 g/L）、体积分数为 75%的乙醇等化学消毒剂均能在 5 分钟内灭活 SARS 病毒。

2. 手与皮肤的消毒

手和皮肤的消毒首选 75%的乙醇，或 4.75~5.25 g/L 的碘伏或 5 g/L 的氯已定醇涂擦皮肤，作用 1~3 分钟。

必要时可用质量浓度为 1 g/L 的过氧乙酸溶液浸泡。

3. 污染物品及环境的消毒

消毒的范围包括专门病区、发热门（急）诊、隔离留观室。

(1) 空气消毒

① 病房采用排风扇，使空气由室内向室外排放，保持室内空气流通。

② 在有人的情况下，可用空气净化器进行动态消毒。收治病情危重患者的病房可加用空气清菌片消毒，或用紫外线灯照射消毒，采用反向接装，2~3 次/天，每次不少于 1 小时，同时要注意保护好患者的皮肤和眼睛。

③ 在无人的情况下，可用紫外线灯或化学气溶胶喷雾消毒。3 g/L 的过氧化氢，20~40 mL/m^3，密封 60 分钟；有效氯为 1.5 g/L 含氯消毒剂，20~30 mL/m^3，密封 60 分钟；5 g/L 的过氧乙酸，20~30 mL/m^3，密封 60 分钟；也可用 1 g/m^3（质量浓度为 150 g/L 过氧乙酸取

6.67 mL）加热密闭熏蒸 2 小时。进行消毒时关闭门窗，严格按照消毒药物使用浓度、使用量及消毒作用时间操作，每天消毒 2 次。消毒完毕开窗通风。

（2）地面和物体表面的消毒：地面和物体表面的消毒用擦拭或浸泡法处理。病区 2 次/天用有效氯为 1~2 g/L 含氯消毒液拖地、擦拭桌、台面及病例夹、医用仪器设备等物体表面。房间门口、病区出入口可放置浸有 2 g/L 有效氯消毒剂的脚垫，不定时补充喷洒消毒液，保持脚垫湿润。如有污染要及时处理，有效率含量不低于 3 g/L，作用时间 30 分钟。

（3）医疗器械的消毒

每个诊室、病房备有单独的听诊器、血压计及体温计等物品，每次使用后即消毒。体温计用有效含氯为 1 g/L 含氯消毒液浸泡 30 分钟；听诊器及血压计每次使用后立即用 75%的乙醇或质量浓度为 2g/L 的过氧乙酸擦拭，血压计袖带、隔离垫片采用一次性用品，袖带每天用 1000 mg/L 有效氯消毒液浸泡 30 分钟后清洗、晾干。

呼吸治疗装置（加压吸氧面罩、呼吸机等）使用前应当进行灭菌或高水平消毒。重复使用的各种管道应当在使用后立即用 1.5~2 g/L 含氯消毒液浸泡 30 分钟后清洗，再用相同浓度的含氯消毒液浸泡 60 分钟后冲净，干燥后使用或再灭菌。灭菌的方法可采用压力蒸气法、环氧乙烷法或质量浓度为 20 g/L 戊二醛浸泡 6 小时。尽量使用一次性用品（如氧气湿化瓶、各种导管、插管等），用后放入装有有效氯为 2g/L 的含氯消毒液中浸泡 1 小时，然后进行焚烧处理。

床旁 X 射线机、心电图及监护仪各病区专用。用后及时用含有效氯为 1.5 g/L 的消毒液进行表面消毒。探头等可用体积分数为 75%的乙醇消毒。

运载患者的救护车要及时消毒，患者离开后要立即对车内空间及担架、推车等物品进行消毒。消毒人员戴手套在质量浓度为 5 g/L 的过氧乙酸溶液中浸泡双手 3 分钟换外层手套后开始消毒运输工具。用质量浓度为 5 g/L 的过氧乙酸溶液进行气溶胶喷雾或用含有效氯为 1.5 g/L 的消毒液密闭消毒，作用 60 分钟。隔离车的前后舱都应消毒，车内的消毒顺序应从外到里，再从里到外，从上到下，从左到右顺序消毒。凡患者可能污染的部位重点消毒（如内外门把手、窗户开关、把架扶手等）。

（4）污染物及排泄物的处理

① 污染的固体废弃物品：患者用过的一次性医疗用品及其他生活垃圾，应放入双层污物袋内，由专人每日收集，经污染通道运往指定地点，及时焚烧。没有条件焚烧的，应先经过消毒后再处理。锐器置入耐刺防漏密封容器中焚烧。

② 排泄物、分泌物的处理：病房设置加盖容器（内装有足量的有效氯为 3 g/L 含氯消毒液），用来对患者的分泌物、排泄物（如痰、尿、便、引流物、呕吐物等）及时进行消毒，作用时间 60 分钟，消毒后的排泄物、分泌物可倒入病房卫生间。浓稠的分泌物可用漂白粉 1 份+4 份污物或优氯净 1 份+12 份污物，搅拌均匀，消毒 2 小时后清洗倾倒。

③ 痰盂、便器等：用 1.5 g/L 有效氯消毒液浸泡 30 分钟。

④ 被服的消毒：凡医务人员用后的隔离衣裤、口罩、工作帽必须进行灭菌处理，可采用压力蒸气、环氧乙烷灭菌或有效氯 1~5 g/L 含氯消毒剂浸泡 1 小时，再送专用洗衣机内在 100 ℃下清洗 40~60 分钟。患者的衣物可用压力蒸气或环氧乙烷灭菌后送洗衣房处理进行高温清洗。不耐热的衣物可用过氧乙酸熏蒸消毒（1 g/m³ 加热熏蒸 1~2 小时）或用质量浓度为 1.5 g/L 的含氯消毒液浸泡 1 小时。

（5）手术室内的消毒

① 手术室必须严格执行"一日三清洁三消毒"制度。

②术前查对患者，注意查看患者的体温，若有异常立即报告医生。

③未安装紫外线灯的部位（更衣室、休息室、器械敷料准备室、洗涤室、浴室、厕所等）用含氯消毒液喷洒，2次/天。手术室无菌区走廊用紫外线照射，2次/天，每次照射时间大于1小时。

④手术结束后，接触患者的体位枕、压腿带、被套和棉絮等应置于手术间消毒，若有污染应先清洁后消毒。

（6）医疗标本处理：患者的各种标本要放入加盖密封容器内，再用防渗漏的塑料袋包扎，并由指定的通道进出。检验科对这些标本要明确标记，单独进行检测，检测人员要做好个人防护。检测后将标本高压灭菌再当作医疗废弃物处理，并对仪器进行消毒。

（7）尸体的消毒：尸体用1.5 g/L的含氯消毒液擦拭或喷洒作用40分钟；或2~5 g/L的过氧乙酸溶液擦拭或喷洒，作用20分钟。尸体的口、鼻、肛门、阴道等开放处，可用浸有上述消毒液的棉球或棉纱堵塞，并用浸有上述消毒液的布单包裹，用专用密封车运送，尽快火化。运输工具使用后要立即进行消毒。

（8）终末消毒：患者出院、转院、死亡后病区必须进行终末消毒。消毒前医务人员也要进行个人防护，以免消毒剂损伤眼睛和鼻黏膜等。

①空气用5~8 g/L过氧乙酸气溶胶20~30 mL/m³喷雾消毒2次，每次作用时间2小时，或用15 g/L过氧乙酸加热熏蒸，2次/天，每次2小时。地面及物体表面的消毒用有效氯为1~1.5 g/L含氯消毒液进行消毒。被服及废弃物按上述方法进行处理。

②床垫、枕芯、被套用环氧乙烷灭菌或用臭氧床单位消毒机消毒。

③仪器设备按有关要求进行消毒灭菌。灭菌可用压力蒸气或环氧乙烷；也可用甲醛加热熏蒸，甲醛40 mL/m³+等量水加热蒸发或+高锰酸钾30 g/m³化学催化，作用6~10小时。排风扇和空调要进行彻底消毒，用1.5~2 g/L的含氯消毒液进行表面擦拭，空调过滤网用上述消毒液进行刷洗。污染的X射线光片用紫外线双面照射或甲醛熏蒸消毒。出院病历、化验单、检查单、治疗单必须经过消毒（可采用环氧乙烷灭菌，数量较少可用微波消毒）才能送出隔离区或通过传真机传出。

（9）患者转运的消毒隔离：SARS主要经过呼吸道和密切接触传播，因此，在转运过程中必须采用标准预防的原则和一定的工作流程。

①转运工具专人专用、车载医疗设备（包括担架）均专车专用。驾驶室与车厢严格密闭隔离，车厢内设专门的污染物品放置区域，配备快速手消毒设备。转运时车辆必须开窗通风，有条件的可用负压救护车或负压隔离舱。

②医务人员、司乘等接触患者的人员，按二级防护进行着装（穿双层防护服、穿隔离鞋、套高腰链鞋套、戴N-95口罩和防护镜、工作帽、双层手套。若患者使用机械通气，则医务人员必须戴防护面具）。接触患者后及时更换全套防护物品。患者穿病号服、隔离衣，病情允许时，戴防护口罩。

③转运工具及用后的设备及重复使用的物品，严格消毒灭菌后使用。污染废弃物装入双层塑料袋内封扎并焚烧。锐器先放置在耐刺的容器中，加盖后装入塑料袋并焚烧。

④转运患者遵循一定的工作流程。穿戴全套防护用品，出车至医疗机构接患者→将患者安置在车厢→将患者转运至接受医疗机构→更换全套防护用品→返回→车辆及设备消毒（污染物品按有关规定处理）→人员防护措施。

⑤穿防护服的流程。医务人员及其他工作人员在运送的过程中应按一定的要求穿防护服。

全套防护服包括连身防护服、帽子、隔离鞋、高腰鞋套、护目镜、12 层以上纱布口罩或 N-95 口罩、橡胶手套、隔离衣。应备服装包括工作服、连身防护服和隔离衣共三层,穿戴程序为:工作服→连身防护服→隔离衣→隔离鞋→高腰鞋套→工作帽→口罩→护目镜→戴橡胶手套(手破损时要求戴两层)。

⑥ 脱防护服的流程。车辆消毒后,双手戴着手套在质量浓度为 5 g/L 的过氧乙酸消毒溶液中浸泡 3 分钟,脱掉外层手套。取下护目镜浸泡在 5 g/L 的过氧乙酸溶液中消毒 30 分钟后,清水冲洗、晾干、备用。取下口罩、帽子浸泡于 5 g/L 的过氧乙酸消毒液中浸泡 30 分钟后,清洗晾干,压力蒸气灭菌后备用,一次性口罩用后按污染垃圾处理。脱下隔离衣,将隔离衣浸入质量浓度为 5 g/L 的过氧乙酸消毒剂中,浸泡 30 分钟后用双层垃圾袋密封包扎送洗衣房消毒清洗后方可再次使用。脱全套防护服的程序:外层手套→防护镜→口罩→帽子→隔离衣→连身防护服→隔离鞋、鞋套→内层手套。防护服及手套按污染垃圾处理。防护的重点是呼吸道和暴露的皮肤黏膜。有效的防护口罩、手套、防护服、隔离鞋、鞋套、护目镜是实施防护的重要物质保证。

五、SARS 疫情报告

在我国,SARS 被确定为新的传染病,暂属乙类,执行职务的医疗保健人员、卫生防疫人员发现 SARS 患者或疑似患者应按甲类传染病向当地卫生防疫机构报告疫情,即城镇 6 小时之内、农村 12 小时之内上报。发现首例疑似案例、一个单位或家庭短期内发生 2 例或 1~2 例疑似病例时需在填报"SARS 病例或疑似病例报告登记一览表"时,以最快的通讯方式向当地疾病控制机构报告。

(林 琳)

第四节 病毒性肝炎患者护理的职业危害与防护

病毒性肝炎(viral hepatitis)简称肝炎,是由多种肝炎病毒引起的以肝脏病变为主的一组传染性疾病。目前确定的肝炎病毒有甲、乙、丙、丁及戊型,各型病原不同,但临床表现基本相似,以疲乏、食欲减退、肝大、肝功能异常为主要表现,部分病例出现黄疸。甲、戊型主要表现为急性肝炎,而乙、丙、丁型可转化为慢性肝炎并可发展为肝硬化,且与肝癌的发生有密切的关系。

一、病毒性肝炎的临床表现

(一)急性肝炎

1. 急性黄疸型肝炎

可分为黄疸前期、黄疸期和恢复期 3 个阶段,病程为 1~4 个月。

(1)黄疸前期:平均 5~7 天。表现为①病毒血症:畏寒、发热、全身乏力、不适等。甲型及戊型肝炎起病较急,发热多在 38 ℃ 以上。乙型肝炎起病较缓慢,多无发热或发热不明显。② 消化系统症状:食欲缺乏、厌油、恶心、呕吐、腹胀、腹痛、腹泻等。③ 其他症状:部分乙型肝炎患者可出现荨麻疹、斑丘疹、血管神经性水肿和关节痛等。本期末出现尿黄。本期持续 5~7 天。

(2) 黄疸期：持续 2～6 周。前期症状好转，而黄疸逐渐加深，尿色深如浓茶，巩膜、皮肤黄染，约 2 周达到高峰。部分患者可有短暂粪便颜色变浅、皮肤瘙痒、心动过缓等肝内阻塞性黄疸的表现。体检常见肝大、质软，有轻压痛及叩击痛。部分患者轻度脾大。血清胆红素和转氨酶升高，尿胆红素阳性。

2. 急性无黄疸型肝炎

占急性肝炎的 90%以上。主要表现为消化道症状，多较黄疸型肝炎轻。因不易被发现而成为重要的传染源，病程为 2～3 个月。

（二）慢性肝炎

病程超过半年，乙型肝炎多见，表现为乏力、厌食、恶心、腹胀、肝区痛等症状。肝大，质地呈中等硬度，有轻压痛。病情较重者可伴有慢性肝病面容、蜘蛛痣、肝掌和脾大。肝功能异常或持续异常。

（三）重型肝炎（肝衰竭）

是一种最严重的临床类型，占全部病例的 0.2%～0.5%。各型肝炎均可引起肝衰竭。

1. 急性重型肝炎

又称爆发型肝炎，既往无肝炎史。常有身体过劳、精神刺激、营养不良、合并感染、饮酒及损害肝药物的应用等诱因。起病较急，可有高热、极度疲乏、恶心、呕吐和频繁呃逆等症状。黄疸迅速加深，肝进行性缩小，有出血倾向，肝功能异常。起病 10 天内出现Ⅱ度以上肝性脑病表现。多数患者在后期因发生肝肾衰竭、大出血、脑水肿、脑疝等死亡。病程一般不超过 3 周。

2. 亚急性重型肝炎

亦称亚急性肝坏死，指急性黄疸型肝炎起病 10 天以上出现极度疲乏、食欲减退、恶心、呕吐等症状。黄疸迅速加深，重度腹胀及腹腔积液。多出现在疾病的后期，多数死于消化道、肝衰竭、严重的感染。此型病程可长达数周或数月，易发展成为坏死后性肝硬化。

3. 慢性重型肝炎

亦称慢性肝炎亚急性肝坏死，临床出现同亚急性重型肝炎，但有慢性肝炎或肝炎肝硬化病史、体征和肝功能损害，预后较差，病死率高。

4. 淤胆型肝炎

亦称毛细胆管肝炎，起病类似急性黄疸型肝炎，但消化道症状较轻，主要表现为较长期的（2～4 个月或更长时间）肝内梗阻性黄疸，常有肝大、皮肤瘙痒、粪色变浅及血清总胆红素增加。

5. 肝炎肝硬化

在肝炎基础上发展为肝硬化，表现为肝功能异常及门静脉高压，如腹腔积液、食管及腹壁静脉曲张，影像学检查发现肝缩小、脾大，门静脉及脾静脉明显增宽等。

二、乙型和丙型肝炎的职业暴露

1. 职业暴露的感染源

乙型、丙型病毒性肝炎职业暴露的感染源分别是急、慢性（包括肝炎肝硬化）乙型、丙型肝炎患者和病毒携带者，主要来自肝炎患者或肝炎病毒携带者的血液、含血体液和深层体液等。乙型肝炎患者和病毒携带者血液中 HBeAg HBV DNA 阳性和 DNAP 增高时传染性最强。丙型肝炎患者血清抗-HCV 阳性时仍具有传染性。

2. 职业暴露的原因

参见本章第二节 AIDS 职业防护中的高危操作。

3. 职业暴露的危险性

HBV 在乙型病毒性肝炎患者血液中大量存在，每毫升血液中有近 1 亿个病毒颗粒，如果注射过 HBV 疫苗并已经产生了免疫力，基本上不会被感染，而普通人群对 HBV 易感。只需极少量（4~10 ml）污染的血液进入人体即可导致乙型病毒性肝炎，7~10 ml 血液可致隐性感染。未经过 HBV 疫苗注射者，若被含有 HBV 病毒的针头刺伤或割伤 1 次，其感染的概率是 6%~30%，若该患者 HbeAg 阳性，则感染的机会增加至 27%~43%。

医务人员被 HCV 污染的锐器刺伤而感染丙型病毒性肝炎的概率是 1.2%~10%。

三、病毒性肝炎职业暴露后的处理

发生 HBV 或 HCV 职业暴露后局部要紧急处理，处理方法同艾滋病职业暴露，因为短时间内采取适当的补救措施可以减少职业感染的概率。发生意外伤害后，源患者和伤者都应及时验血。源患者检验乙型病毒性肝炎表面抗原（HBsAg），伤者则须同时检验乙型病毒性肝炎表面抗原和抗体（HBsAb），根据源患者和伤者的健康状况采取不同的处理方案。

（1）如果伤者以前曾接受过乙型病毒性肝炎疫苗注射，并确定有足够的抗体；或以前曾受感染而已经有免疫力；或伤者本身是乙型病毒性肝炎或病毒携带者则无需进一步处理。

（2）源患者不是乙型病毒性肝炎或病毒携带者，伤者以往接种疫苗后未能产生抗体，应于 24 小时内（最好不超过 7 天）接受注射一剂乙型病毒性肝炎免疫球蛋白（HBIG），并于 1 个月后注射第二剂；对于未曾注射疫苗的伤者，应注射一剂 HBIG，接着再进入预防接种，这种补救治疗措施有效率可达 75%。HBV 职业暴露后的补救治疗措施非常有效，补救治疗后不主张进行追踪观察，但如果有肝炎症状出现时，应及时寻求医师治疗。

伤者暴露于 HCV 感染的体液时，没有疫苗及免疫球蛋白等补救治疗措施可预防感染，只能通过加强局部伤口的处理，定期随访。接触后马上进行基线测定，查 HCV 抗体，4~6 周后复查，在接触后的 4~6 个月做 HCV RNA 来检测 HCV 感染的可能性，一旦出现肝炎症状，应马上治疗。

四、病毒性肝炎职业暴露的防护

（一）普及性防护措施

参见本章第二节 AIDS 的职业防护。

（二）HBV、HCV 的消毒

1. 抵抗力

HBV 属嗜肝 DNA 病毒科，对外界环境的抵抗力较强，能耐受一般浓度的消毒剂，对低温、干燥和紫外线均有耐受性。不被 70% 乙醇灭活，因此这一常规的消毒方法不能应用于 HBV 的消毒。高压蒸汽灭菌法、100 ℃ 加热 10 分钟和环氧乙烷等可灭活 HBV，0.5%过氧乙酸、2%戊二醛可用于消毒。

HCV 为黄病毒科丙型肝炎病毒属，对氯仿、乙醚等有机溶剂敏感。高压蒸汽灭菌法、2%戊二醛 60 ℃ 10 小时或 1∶1000 甲醛溶液 37 ℃ 6 小时可使血清传染性丧失，血制品中的 HCV 可用干热 80 ℃ 72 小时或加变性剂使之灭活。

2. HBV、HCV 污染物品的消毒方法

（1）皮肤、黏膜和手的消毒：参考本章第二节 AIDS 的职业安全防护。

（2）物品和环境的消毒：环境和居室物品有明显血液、体液污染时用新配置的 5%次氯酸钠溶液擦洗。其他桌椅、床柜等物品每日用 84 消毒液（1∶200）擦洗。

（3）医疗器械的消毒：无论是一次性使用或可反复使用的医疗器材在使用后必须先消毒后再进一步处理。最好的消毒方法是高压蒸汽灭菌法，不能进行高压蒸汽灭菌的器材，如内镜等，可应用适宜的消毒剂（如 2%戊二醛）浸泡。

（4）污染物和排泄物：① 污染物品、废弃物的消毒：患者使用过的一次性污染物品或可燃废物（如敷料、纱布等）装入塑料袋中焚烧处理。如没有焚烧条件的，应先行灭菌或消毒处理后再废弃；② 患者排泄物、分泌物的消毒：患者的排泄物、分泌物可以与 20%漂白粉混合后放置 1~2 小时再排入污水池。对被污染的水应先进行消毒后再排放；③ 餐具、茶具的消毒：患者应使用单独的餐具、茶具，在使用后最好用煮沸法或微波消毒法重点处理；④ 衣物的消毒：对患者用过的衣服、卧具要先消毒后清洗。把污染衣物装入防水污物袋内，做标记实施消毒处理。消毒时一定要把衣物完全浸没。

（5）病理检查物：病理检查的组织或器官要浸没在盛有 10%甲醛液的容器中，再放入另一个不透水的容器中。

（6）交通工具：运送患者的交通工具先用 20%漂白粉液或其他含氯消毒剂喷洒，待干燥后再擦干净。

（三）阻断医院内 HBV、HCV 的感染途径

乙型病毒性肝炎、丙型病毒性肝炎和艾滋病一样都属于经血液传播性疾病，因此，存在一些共性内容，如对血制品的管理、医疗器械的消毒等，但因病原体的特性不同，又存在一些差异。

1. 预防接种

预防乙型病毒性肝炎最有效的方法是注射乙型病毒性肝炎疫苗，通过主动免疫使身体产生抗体。新参加工作的医务人员，在进行常规体检的同时检测 HBsAg、抗-HBs 和抗-HBc，若以上三项指标均呈阴性，即为乙型病毒性肝炎易感者，应进行病毒性肝炎疫苗注射。一般经过 3 次疫苗注射后，大部分人（90%~95%）都可以产生长期足够的免疫能力。

2. 加强对 HBsAg 携带者的管理

携带者可以正常参加工作和学习，但应定期检查和随时预防，尤其是防止它们的血液、体液污染环境。若是 HBeAg 阳性的医务人员，对慢性携带 HBsAg 者施行损伤性操作时，应戴双层手套，以防感染患者。

（四）加强职业安全教育与培训

参见本章第二节 AIDS 职业防护。

第七章 生物性职业危害及防护

五、病毒性肝炎疫情报告

病毒性肝炎属于乙类传染病，执行职务的医疗保健人员、卫生防疫人员发现病毒性肝炎患者或疑似患者应按乙类传染病（城镇应于 12 小时内，农村应于 24 小时内）向当地卫生防疫机构报告疫情。

（杨　翔）

第五节　流行性感冒患者护理的职业危害与防护

流行性感冒（influenza）简称流感，是流感病毒引起的急性呼吸道传染病。临床主要表现为急起高热、乏力、全身酸痛等显著的全身中毒症状，伴相对较轻的呼吸道症状，年老、体弱者、婴幼儿易并发肺炎。该病潜伏期短，传染性强，传播迅速，发病率高达 14%～50%，在诸多传染病中高居首位。流感主要通过空气飞沫经呼吸道传播，也可通过被病毒污染的用物间接传播。流感病毒分为甲、乙、丙三种类型，其中甲型流感病毒易发生变异，广泛分布于自然界，可感染多种动物及人类，为人类的主要病源。甲型流感病毒易发生暴发、流行，甚至世界性大流行。小流行每 2～3 年 1 次，大流行每 10～15 年 1 次。流行常突然发生，发病率高，传播迅速，流行期短。20 世纪的 4 次流感世界大流行均由甲型流感病毒引起。乙型病毒引起类似甲型病毒的感染症状，可呈暴发或小流行。丙型病毒致病性相对较弱，未见变异，常呈散发流行。流感在一年四季均可发生，而以冬春季较多。医务人员特别是门诊、急诊、呼吸道疾病病房的护理人员在对患者进行护理的过程中，与患者或可疑患者密切接触，易受到传染，故须加强职业防护。

一、流行性感冒的临床表现

流感全年均可发病，以冬春多见。流感潜伏期一般为 1～3 天，短者数小时，最长 3～4 天。可分为不同临床类型：

（一）典型流感

又称单纯流感，最常见。表现为急起畏寒发热、头痛、腹痛、肌肉酸痛、显著乏力、咽干痛、胸骨下烧灼感（来自气管），时有鼻塞、流涕、喷嚏、干咳等上呼吸道感染症状，有时恶心、腹泻水样便，体征可见急性病容，颜面红，结膜充血，有时扁桃体红肿，但无溢出物，肺部可闻干性啰音。发热多于 1～2 天内达到高峰，3～4 天内退热，但乏力可持续 2 周以上。轻型患者呈中轻度发热，体温在 39 ℃ 以下，全身与呼吸道症状都较轻，病程 2～3 天。

（二）肺炎型流感（流感病毒性肺炎）

可由单纯型流感转变而来，也可直接表现为肺炎型。主要见于幼儿、老年体弱以及有慢性心肺疾病和免疫功能低下者。起病时与单纯流感相似，但于发病 1～2 天后病情迅速加重，出现高热、全身衰竭、烦躁不安、剧烈咳嗽、血性痰液、呼吸急促、发绀，双肺听诊呼吸音粗，满布湿啰音、哮鸣音，但无肺实变体征。X 射线检查见两肺散在絮状阴影，散在分布，近肺门处较多，周围较少。痰培养无致病菌生长，易分离出流感病毒。抗生素治疗无效，多数病程可达 3～

4周。病死率超过50%。

（三）中毒型和胃肠型流感

中毒型极少见，病毒侵入神经系统，引起病毒性脑炎，出现高热、昏迷、谵妄、抽搐等表现，可有脑膜刺激征，脑脊液细胞数可轻度增加。胃肠型儿童多见，以恶心、呕吐、腹泻、绞痛为主要症状，一般2~3天可恢复。

（四）非典型（轻型）

在流感流行时，有相当数量的患者主要表现为较轻的全身症状和呼吸道症状，轻至中度发热、咳嗽、咳少量黏液痰，无明显呼吸困难。病程2~4天，难以与单纯型感冒区别。

（五）并发症

1. 细菌性呼吸道感染

如急性鼻旁窦炎或急性化脓性扁桃体炎、细菌性气管炎和支气管炎、肺炎等。继发细菌性肺炎者，多在流感2~4天后病情加重，出现高热、剧烈咳嗽、痰呈脓性、呼吸困难、发绀、肺部啰音或有肺实变征。白细胞计数和中性粒细胞显著升高，痰培养可有致病菌生长常见的病原体为肺炎球菌、葡萄球菌或流感嗜血杆菌。

2. 肺外并发症

较少见，主要有雷耶（Reye）综合征、中毒性休克、心肌炎及心包炎等。

二、流行性感冒的职业暴露

（一）流感职业暴露的感染源

流感职业暴露的感染源主要是患者和隐性感染者，甲型流感可能还有动物传染源。病毒主要存在于患者的鼻涕、口涎和痰液中，病后1~5天内均具有传染性，以病初2~3天传染性最强。严重没有缺陷患者排毒时间可延长至数周。患者和感染者经咳嗽、喷嚏或说话方式将流感病毒散播到空气中，通过空气飞沫和间接途径（如污染的食具和玩具）传播。

（二）职业暴露的原因

1. 空气带毒飞沫的吸入

流感病毒的传染性很强，传播速度快，主要通过空气飞沫吸入传播。流感患者的鼻咽部有大量的流感病毒，当患者咳嗽、打喷嚏、甚至说话时，病毒均可随着飞沫飘入空气中。实验证明，在空气相对静止的室内，带有病毒的飞沫，大多数要在30~60分钟后才能从空气中消失，甚至在空气中飘浮长达30小时。流感发生的季节性较明显，往往可引起暴发、小流行或散发，患者比较集中在门（急）诊、呼吸科病房或传染科病房。因此，在医院环境中，有时因患者较多而致空气污浊，或因寒冷及使用空调而门窗紧闭，使室内外的空气很难交换，房间里空气中的病毒数量很多。而护士长时间在这种环境中工作，很容易通过呼吸道吸入这些病毒而致感染。

2. 病毒污染物的接触

流感病毒也可以通过被病毒污染的用物间接传播。流感患者的鼻涕、涎液以及痰液中含有大量的流感病毒，患者由于用手揩鼻涕而被病毒污染，而未洗的手接触各种物品（如门把手、电灯开关、床上物品等）使其受到污染；或因患者的不良卫生习惯，如随便乱吐痰而污染某些物品。有证据表明，病毒可在这些物体上存活3小时以上，护士可因接触这些物品而受到流感病毒的感染。此外，护士还因需要为流感病毒者进行护理，如洗脸、测体温、吸痰等操作而感染流感。

（三）职业暴露后的危险性

人类对流感病毒普遍易感。据报道，护士与流感患者的频繁接触，可致10%的护士感染流感。

三、流行性感冒职业暴露的防护

（一）疫情监测

建立针对流感疫情的监测网，对流感病毒、流感样患者以及人群的血清免疫状况进行监测。及早发现病原变异情况，早期发现患者并及时报告，预测流感流行的发生和发展趋势，尽早采取相应预防措施。

（二）感染源隔离

流感患者是主要的传染源，自潜伏期末即有传染性，病初2～3天传染性最强。因此，应对确诊和高度怀疑的流感患者采取有效的呼吸道管理措施，时间为1周或至退热后2天。密切接触者，进行医学观察3天，如出现症状者立即隔离。教育患者咳嗽、打喷嚏、大笑时掩捂口鼻，或尽量戴口罩，并早期实施对症处理和抗病毒治疗，从而减少疾病的传播。单位发生流感疫情应进行集体检疫，集体托幼机构患者数量多时可就地隔离休养，控制感染源，减少散播机会。

（三）个人防护

护士在进行护理工作时应积极采取个人防护措施。戴口罩用于阻挡带毒飞沫吸入；护理患者后应及时、有效洗手，必要时进行手消毒；尽量避免用未经清洁、消毒的手去触摸自己的脸部，避免通过间接接触被污染的物品而感染流感。

（四）流感病毒的消毒

1. 流感病毒的抵抗力

流感病毒在pH 6.5～7.9间最稳定，不耐热，100 ℃ 1分钟或56 ℃ 30分钟可以灭活，不耐酸，对日光、紫外线、干燥、酸、乙醚、甲醛、乙醇等常用消毒剂均很敏感，酸性条件下也可灭活，但对干燥及低温有相当的耐受力，在4 ℃可存活月余，在真空干燥下或-70 ℃以下可长期保存。

2. 流感病毒的消毒

（1）空气消毒：病房诊室内应阳光充足，通风良好。每日开窗换气数次，使空气流通，把病毒驱散，保持空气清洁、新鲜。有条件者，可对空气进行过滤，或在病房内安装排风扇促使室内空气排出，改善护士的工作环境，减少流行性感冒传播的机会。空气可用乳酸、过氧乙酸或环氧乙烷密闭熏蒸，或可使用紫外线照射，一般2次/天，2小时/次。

（2）分泌物及污染物的消毒：患者呼吸道分泌物用3%氯氨溶液或10%~20%漂白粉乳剂消毒，用具、餐具应煮沸消毒或在阳光下暴晒2小时或用0.5%过氧乙酸浸泡15~30分钟，衣物可放在阳光下暴晒消毒或用环氧乙烷熏蒸12~24小时消毒，患者离开病室后可用0.2%~5%漂白粉澄清液擦拭家具，喷洒地面，通风透气，紫外线照射等方法进行终末消毒。

（五）保护易感人群

1. 疫苗预防

接种流感疫苗是预防流感的更好办法和基本措施，对降低发病率及流感并发症有一定的作用。护士（特别是门诊、急诊以及呼吸科病房工作的护士）由于工作关系经常接触到流感患者，可应用流感疫苗进行预防。常用减毒活疫苗和灭活疫苗两种，在疫苗株与病毒株抗原一致的情况下，预防效果较好。但因病毒易发生变异而难以应对流行株，故预防效果受到一定影响，保护率可达80%。减毒活疫苗采用鼻腔接种，每侧0.25 ml，在流行季节前1~3个月喷施双侧，可引起上呼吸道感染症状，从而产生免疫力。适用于健康人、青少年、医务工作者等和流感患者有密切接触史者。流感灭活疫苗采用皮下注射，每次1 ml，基础免疫应接种2次，每次间隔6~8周，同时每年应加强免疫1次。不良反应小，适用于老年人、婴幼儿、孕妇等人群。但要注意对鸡蛋过敏、过敏体质、有严重疾病的人不宜接种流感疫苗。

2. 药物预防

在流感期间，易感人群及尚未发病者可服用利巴韦林或金刚烷胺，或以利巴韦林滴鼻，连续1~2周，均有较好的预防效果。金刚烷胺和金刚乙胺对甲型流感有预防和治疗作用，对乙型流感病毒无效。剂量为成人0.1 g/d，2次/天，连服7~14天，可缩短病程并减少病毒的释放。因金刚烷胺有中枢神经系统的不良反应，故老年人及血管硬化者慎用，孕妇及乳母忌用。

四、流行性感冒的疫情报告

流感为乙类法定报告的传染病，各医疗机构要切实做好疫情报告工作。医疗保健人员、卫生防疫人员发现流感患者或疑有本病流行应及时（城镇于12小时内，农村于24小时内）向当地卫生防疫机构报告疫情，采集急性期患者标本进行病毒分离机抗原检测。

（杨 翔）

第六节 破伤风患者护理的职业防护

破伤风（tetanus）是由破伤风杆菌经各种创伤侵入人体后引起的一种急性特异性外科感染，以牙关紧闭，局部或全身肌肉呈强直性和阵发性痉挛为临床特征。破伤风的发生常和创伤相关，除了可能发生在各种创伤后，还可能发生于不洁条件下分娩的产妇和新生儿。此外，手术器械或敷料消毒不严，以及用泥土、香灰等不洁物品包扎伤口等也可导致破伤风发生。创伤伤口的污染率很高，战场中污染率可达 25%～80%，但破伤风发病率只占污染者的 1%～2%。破伤风感染发病需要的特定条件之一就是缺氧环境。在缺氧环境中，破伤风杆菌的芽孢发育为增殖体并迅速繁殖产生大量外毒素，即痉挛毒素与溶血毒素。其中痉挛毒素作用于脊髓运动神经，致使随意肌紧张与痉挛，阻断脊髓对交感神经的抑制，致使交感神经过度兴奋。

一、破伤风的临床表现

潜伏期，一般为 4～14 天，但可短至 1～2 天或长达数月。潜伏期越短者，预后越差。新生儿破伤风的潜伏期一般为 4～7 天，俗称"四六风"或"七日风"。

前驱症状有全身不适，轻度发热，张口困难，继而发生典型的牙关紧闭，呈苦笑面容，乃咀嚼肌痉挛所致。随后患者颈、躯干及四肢肌肉很快发生强直性痉挛而至角弓反张，腹肌硬如木板，下肢呈马蹄内翻足。咽肌、膈肌和胸肌痉挛，可致吞咽困难、饮水呛咳、呼吸困难、发绀等。并可有便秘、尿潴留等现象。在痉挛间歇期间，全身肌肉仍紧张强直，是本病的特点。任何轻微刺激如声响、吹气、触动等足以引起反射性痉挛的发作，或原有痉挛加剧。在剧烈痉挛发作期间，患者的颜面发绀、肿胀、全身颤抖、呼吸困难，甚至可因喉痉挛窒息而死亡。发作时神志清楚，表情痛苦，每次发作时间有数秒至数分钟不等，发作频繁者，常提示病情严重。病程持续 2 周至 2 个月不等。一般死亡大都发生于起病 10 天内，如病程迁延至 10 天以上则有 90% 的病例可恢复。破伤风死亡的一个重要原因是其并发症，主要为肺炎、肺不张、肺水肿。

二、破伤风职业暴露的原因

破伤风主要是经伤口侵入人体，因此，凡是可能造成护理人员创伤的操作或接触患者血液、体液的操作都是导致感染破伤风的高危因素。如护理工作中的针刺伤的高发生率、气管切开术的术后护理以及为患者进行清创和伤口换药时，护理人员极易被污染。

三、破伤风职业暴露的防护

（一）切断传播途径

破伤风杆菌主要是通过伤口侵入机体，而且需要缺氧环境。因此防止破伤风感染首要措施是尽量减少创伤的发生，在创伤发生后要立即做适当的处理，伤口内如果有坏死组织和异物需彻底清创，伤口不宜缝合或包扎，而应暴露于空气中。对广大护理人员开展预防破伤风的卫生宣传教育，加强劳动保护，避免工作中的伤害；强调伤口不用柴灰、积尘等涂敷或不洁布条包扎；严格无菌操作，预防产妇和新生儿破伤风的发生。

（二）隔离措施

破伤风是经体表或伤口直接或间接接触而感染的疾病，对破伤风的患者必须采取严格的接触隔离的措施。患者应住单间病室，不许接触他人；凡患者接触过的一切物品，如被单、衣物、换药器械均应先灭菌，然后再进行清洁、消毒、灭菌，被患者污染的敷料应袋装标记后焚烧处理；病室要求遮光、安静，温度为 15～20 ℃。为防止患者痉挛发作，护理治疗应安排有序，尽量把各项操作安排在同一时间段内执行。

(三) 个人防护

护理人员接触患者时必须戴口罩、帽子、手套、穿隔离衣；手或皮肤有损时应避免接触患者，必要时戴橡胶手套。特别是为破伤风患者行气管切开术后护理时更应加强个人防护，必要时戴面罩、护目镜。

(四) 破伤风杆菌的消毒

破伤风杆菌对热有较强的抵抗力，能耐流动蒸汽 5~10 分钟，抗 80 ℃ 湿热 1 小时，耐干热时间则更长，在 20 g/L 的过氧化氢中 24 小时、在 50 g/L 的苯酚（石炭酸）中 10~15 小时、在 10 g/L 的汞中 2~3 小时可灭活。在日光和空气中可生存 18 天之久，如不遭受日光直接照射，则在土壤中可生存数年其毒力并不削弱。患者的用品和排泄物均应根据其特点选择其合适的消毒剂及方法，更换的伤口敷料应予以焚烧，防止交叉感染。

(五) 提高机体抵抗力

感染破伤风后无持久的免疫力，可再次感染，故需做自动和被动免疫以提高机体的抵抗力。

1. **自动免疫法**

自动免疫法是以破伤风类毒素为抗原注射到人体后，刺激机体产生抗体。一种是注射百日咳、白喉、破伤风类毒素三联疫苗，在生后 2~3 个月开始，首次剂量为 0.5 ml，每隔 4~6 周进行第 2、第 3 次接种，每次剂量各 1 ml，皮下或肌内注射。也可用破伤风类毒素皮下注射 3 次，时间、间隔、剂量与三联疫苗相同。为使免疫力保持持久，首次注射 1 年后，应强化注射破伤风类毒素 1 ml，以后每隔 5 年强化注射 1 次，剂量 1 ml。凡接受过破伤风类毒素全程预防接种者，一旦受伤只需注射 1 ml 类毒素，3~7 天即可产生强而有力的抗毒素，发挥免疫作用。

2. **被动免疫法**

轻伤、浅伤只需清水冲洗后消毒包扎即可，不必采用被动免疫。只有当伤口污染明显、伤口未及时清创或处理不当、严重的开发性损伤、组织破坏广泛、伤口深大、伤口内继续出血或残留异物，应在损伤后 24 小时内用破伤风抗毒素做被动免疫。一般剂量为 1500~3000 U，伤口深、有泥土污染时剂量可酌情加倍。儿童与成人同量。抗毒素易发生过敏反应，注射前必须进行皮肤过敏试验。若为阳性，应用脱敏注射法，即采用多次、小剂量、短时间内的注射方法。若皮肤过敏试验为阴性，则可将破伤风抗毒素 1500 U 一次性做肌内注射。

四、破伤风疫情报告

在我国传染病防治法中，破伤风属于丙类传染病。任何人发现传染患者或疑似传染患，应及时报告。

（杨 翔）

第七节 狂犬病患者护理的职业防护

狂犬病（rabies）又称恐水症（hydrophobia），是由狂犬病毒引起的、以侵犯中枢神经系统为主的急性人畜共患传染病。临床表现为特有的恐水、怕风、恐惧不安、流涎、咽肌痉挛、进行性瘫痪等。病死率几乎达100%。

人狂犬病主要来源于犬狂犬病，有80%~90%人狂犬病由疯犬咬伤所引起。蝙蝠、鼠类、犬等感染后可以成为无症状的病毒携带者而成为重要的传染源。尽管狂犬病患者不是传染源，不形成人-人传播，但人传人的例子国内外均有报道。狂犬病病毒主要通过咬伤传播，也可由带病毒涎液经各种伤口和抓伤、舔伤的黏膜和皮肤而侵入。尽管狂犬病是一种古老的传染病，但至今仍在世界大部分地区流行，世界上死于狂犬病的人数99%在热带地区。

近年来随着养宠物的风靡，为预防狂犬病的蔓延和流行，我国主要采取强迫"宠物狗"免疫的措施，使得人狂犬病发病率有所下降，但发病率仍很高，每年5000~8000人死于狂犬病，居世界第二位。狂犬病是迄今所知最凶险的传染病，一旦发病预后极差，虽有个别病例获得治愈，但病死率几乎100%。医护人员因职业关系密切接触狂犬病患者，因此应积极采集措施预防本病的感染。

一、狂犬病的临床表现

本病潜伏期长短不一，5天至19年或更长。一般为1~3个月。潜伏期长短主要与年龄（儿童较短）、伤口部位（头面部发病较早）、伤口深浅（深者潜伏期短）、入侵病毒的数量及毒株的毒力、受伤后是否进行了及时正规的扩创处理和接种狂犬病疫苗预防等有关。典型患者可有3期经过。

1. 前驱期

持续1~4天，症状多为非特异性如低热、倦怠、头痛、恶心、全身不适，类似感冒，继而可出现恐惧不安，烦躁失眠，对声、光、风等刺激敏感而有喉头紧缩感。约70%的患者在愈合的伤口处及其相应的神经支配区有痒、痛、麻及蚁走等异样感觉，此为最有意义的早期症状。

2. 兴奋期

此期为1~3天，临床特点为：①高度兴奋，极度恐怖表情，发作性咽肌痉挛，可受多种刺激而加重，故有恐水、怕风、怕光、怕声等表现，其中恐水为本病的特征，典型者虽渴而不敢饮，闻水声、见水或仅听见提及水时均可引起咽喉肌严重痉挛。严重发作时可出现全身肌肉阵发性抽搐，或因呼吸肌痉挛致呼吸困难和发绀。②体温可上升至38~40℃。③交感神经功能亢进，表现为大量流涎、大汗淋漓、心率加快、血压上升。因患者神志清楚，可出现幻视、幻听等精神异常。

3. 麻痹期

肌肉痉挛停止，全身弛缓性瘫痪，逐渐进入昏迷状态，最后因呼吸、循环衰竭而死亡。此期一般为6~18小时。

本病可分为两个临床类型，其中80%为典型，20%为麻痹型，后者无兴奋期表现，全程一般不超过6天。

二、狂犬病职业暴露的原因

狂犬病毒主要通过咬伤传播，也可通过带病毒犬的涎液经各种伤口侵入。护理人员在反复冲洗被狂犬咬伤的伤口时可能接触从伤口处流出的狗涎而感染，也可在挤出患者局部伤口污染血及伤口底部和周围浸润注射时，因自身皮肤破损而感染被狂犬病病毒污染的血液。

三、狂犬病职业暴露的防护

（一）管理传染源

以犬的管理为主。捕杀所有野犬、消灭流浪犬，对必须饲养的猎犬、警犬和实验用犬进行登记，做好预防接种。发现病犬或病猫立即击毙，以免伤人，对疑似狂犬或咬过人的家犬或家猫应设法捕获，并隔离观察 10 天，如出现症状或死亡，应取脑组织检查，做好终末消毒，将动物焚毁或深埋处理，不可剥皮或食用。

（二）隔离措施

单室严格隔离患者，最好专人护理。防止涎液污染，安静卧床休息，避免一切音、光、风等外界刺激，狂躁时用镇静剂，避免被患者抓伤。医护人员采取综合性预防措施（同经血液传播疾病预防措施），在与患者唾液等污染体液接触时必须穿隔离衣、戴口罩及手套。患者的分泌物、排泄物及其污染物品均须严格消毒。

（三）及时处理局部伤口

人被犬咬伤后，及时（2 小时内）严格地处理伤口，对降低发病率有重要意义。应尽快用 200 g/L 的肥皂水或 1 g/L 的新洁尔灭反复冲洗至少半小时，再用大量清水冲洗；若是贯通伤口或伤口较深，挤出污血，可插管入伤口，用注射器灌注冲洗；冲洗后，用 75% 乙醇擦洗及 50% 的浓碘酒反复涂拭消毒，伤口一般不予缝合或包扎，以便排血引流。伤口如能及时彻底清洗消毒，可明显降低发病率。如有抗狂犬病免疫血清，皮试阴性后在伤口内或周围做浸润注射。

（四）提高机体免疫力

人对狂犬病毒普遍易感。人被病犬咬伤后发病率为 15%～20%。国内报道全程疫苗接种者的发病率仅为 0.15% 左右，未全程接种者的发病率为 13.93% 左右。因此，预防接种对防止发病有肯定作用。故凡被犬咬伤者或其他可疑动物咬伤、抓伤者，或医护人员的皮肤破损处被狂犬病患者涎液沾污时，均须做暴露后的预防接种。

1. 暴露前预防

对接触动物机会较多者，可采用人二倍体细胞狂犬疫苗 0.1 ml 皮内或 1 ml 肌内注射，分别在第 1、7、28 天各接种 1 次。以后每两年再给予 0.1 ml 皮内注射，增强免疫。如果临时暴露狂犬病，需加强注射 2 次，如遇多处严重损伤按暴露后预防处理。

2. 暴露后预防

注射时间从注射第一针疫苗算起，约 3 周产生抗体，1 个月左右达高峰，故要求咬伤后 2 天内即开始注射。我国广泛使用的是国产地鼠肾细胞培养疫苗，轻度咬伤者与第 0、7、14 天各肌内注射 2 ml，重度咬伤者于第 0、3、7、14 和 30 天各肌内注射 2 ml。世界卫生组织推荐的人二倍体细胞疫苗的预防接种方案是于咬伤后当日及第 3、7、14、30 和 90 天各肌内注射本疫苗 1 ml，共接种 6 次。也可采用在咬伤后当日及第 7、14、21 天各肌内注射 1 ml，进行 4 次接种。当处理免疫反应低下的患者,或暴露时间超过 48 小时,WHO 建议首针免疫剂量加倍。狂犬病免疫球蛋白可直接中和狂犬病病毒,愈早应用效果愈好,一般在被病犬咬伤后 1 周内应用才有意义,最好是立刻使用。

四、狂犬病疫情报告

狂犬病属于乙类传染病。其防治管理工作,由各级政府畜牧兽医、卫生、公安部门按照国务院的规定分工负责。任何人发现传染病患者或疑似传染患者,都应及时报告。

（杨　翔）

第八节　高致病性禽流感患者护理的职业危害与防护

人禽流行性感冒（human avian influenza）简称人禽流感,是由甲型流感病毒某些感染禽类的亚型引起的人类急性呼吸道传染病。根据禽流感病毒致病性的不同,分为高致病性禽流感病毒、低致病性禽流感病毒和无致病性禽流感病毒。其中高致病性禽流感病毒感染最为严重,发病率和死亡率高,感染的鸡群死亡率可达 100%。近年来流行的主要是高致病性禽流感甲型 H_5N_1 病毒,该病毒可侵袭人类,引起人禽流感。人禽流感主要表现为高热、咳嗽、呼吸急促。

禽流感病毒属甲型流感病毒。至今由禽鸟传人的禽流感病毒有 3 种亚型：H_5N_1、H_7N_7 及 H_9N_2。其中感染 H_5N_1 的患者病情重,病死率高。目前,禽流感病毒并未出现对人类的大规模侵袭,但是,由于所有甲型流感病毒都容易发生变异,特别是禽流感病毒 H_5N_1 株变异迅速,一旦禽流感病毒与人流感病毒发生基因重组,含有人流感病毒的基因片段,可转变成一种具有极强传染性和更高致病性的全新的流感病毒。人体对这种新的流感病毒几乎没有任何免疫力,其一旦流行可迅速传播,造成极大危害。

一、禽流感的临床表现

不同亚型的禽流感病毒感染人类后可引起不同的临床症状。感染 H_9N_2 亚型的患者通常仅有轻微的上呼吸道感染症状,部分患者甚至没有任何症状；感染 H_7N_7 亚型的患者主要表现为结膜炎；重症患者一般均为 H_5N_1 亚型病毒感染。潜伏期一般为 1～3 天,通常在 7 天以内。临床表现为急性起病,早期类似普通型流感,主要为发热,体温大多持续在 39 ℃ 以上,热程 1～7 天,一般为 3～4 天,可伴有流涕、鼻塞、咳嗽、咽痛、头痛和全身不适。部分患者可有恶心、腹痛、腹泻、稀水样便等消化道症状。重症患者病情发展迅速,可出现肺炎、急性呼吸窘迫综合征、肺出血、胸腔积液、全血细胞减少、肾衰竭、败血症、休克及 Reye 综合征等多种并发症,可有肺实变体征。

二、人禽流感的职业暴露

1. 职业暴露的感染源

主要是病禽或带病毒的禽类,以鸡、鸭、鹅、鹌鹑及各种野生鸟类,特别是迁徙性的水禽多见。其他动物,尤其是哺乳动物以及患者能否作为传染源尚需进一步明确。2003 年 2 月荷兰暴发的禽流感中2例患者传染了2名家庭成员，显示了人传人的潜在能力。因此，对人禽流感可能在人类酿成新的流感大流行的危险性，不可低估。目前没有证据证明"加工的禽类产品或食品能传播禽流感"，尚未见因饮食而感染禽流感的病例。密切接触禽类（如饲养鸡、鸭）、带病毒的空气飞沫（禽类分泌物、排泄物经空气飞沫传播）、粪→饮水→口（禽类泄殖腔、粪便、湖水中曾分离出病毒）是主要传播途径。还包括其他的传播途径，如垂直传播、通过人的机械传播（禽流感可直接感染人，尚无或其他哺乳动物直接感染禽类的证据）以及蚊虫叮咬的可能。

2. 职业暴露的可能原因

荷兰2003年H_7N_7禽流感流行中曾有1名兽医被感染致死，除此之外，目前尚无医务人员被感染的报道。禽流感主要通过呼吸道、消化道及气溶胶传播，职业暴露的可能原因是吸入空气中带毒飞沫或直接、间接接触患者的分泌物、排泄物及其污染的物品。

3. 职业暴露的危险性

人对禽流感病毒普遍缺乏抗体、抵抗力。在医疗救治过程中，医务人员职业暴露后的危险性可能与不同亚型的禽流感病毒的致病力有关。有的感染后表现为带毒状态、不发病。有的感染后100%致死。

三、禽流感的防护

禽流感大批禽类死亡、影响禽类和禽类产品出口，造成巨大的经济损失，而且H_5N_1、H_9N_2、H_7N_7亚型可使人感染禽流感，已成为重要的突发公共卫生事件之一。国际兽医局已将禽流感列为甲类传染病，我国农业部将其列为甲类监测传染病，十分重视禽流感的预防控制。

目前没有证据证明人禽流感在人与人之间的传播，但也没有证据可以否定人传人，一旦发生人禽流感流行，应按禽流感的预警方案，设立发热门诊和定点医院，加强病例的诊治和鉴别，控制患者的转运。加强医院感染的控制，做好医务人员和疾病预防控制人员的培训。储备必需的物质，加强禽流感的防控工作的监督。禽流感的防护目前尚无特效方法，应采取综合性的措施。

（一）监测和控制传染源

农业部和卫生部共同合作，开展人类和禽类高致病性禽流感疫情监测，做到早发现、早报告、早控制、早隔离。两种监测相应协同，互通情报。一旦发现禽流感疫情，动物防疫部门按照《动物检疫法》中的有关规定进行处理。严格封锁疫区、实施检疫21天。对高致病性禽流感疫点及其周围半径3 km范围内所有家禽要进行捕杀，对疫区周围5 km范围内的所有易感禽类实施强制性免疫，在疫区周围建立免疫隔离带。病禽严格隔离、就地销毁、深埋、焚烧，喂饲病禽的饲料也进行焚烧。禽舍周围环境彻底消毒。严禁输出禽或蛋到其他地区，严禁活禽进入市场。

密切接触者，包括与病、死禽密切接触者，如饲养、贩卖、屠宰、捕杀等工作人员直接接触病、死禽及其排泄物、分泌物而未按规定采取防范措施，或与禽流感患者密切接触者，如与出现症状的患者或疑似患者共同生活、居住、或护理患者及直接接触过患者呼吸道分泌物、排泄物、体液的人员。当密切接触者出现流感样症状，应立即进行流行病学调查，进一步明确病原，并采取相应的防治措施。医学观察期暂定为7天，观察期间观察对象活动范围需在动物禽流感疫区范围内。对禽流感患者和疑似患者进行隔离治疗。

（二）个人防护

发生禽流感疫情后，养殖和处理的所有相关人员应做好个人防护工作。在医务人员救治人禽流感患者的过程中，应采取 SARS 相同的防护措施。

1. 洗手

接触患者前后，接触患者分泌物、排泄物后，进行隔离病房穿戴防护用品前、脱掉后，在不同患者身上操作或在同一患者身上由污染操作转为清洁操作，戴脱手套前后均应进行洗手，必要时进行手的消毒。手的消毒方法：0.3%～0.5%碘伏，或异丙醇类、氯己定醇、苯扎溴铵、75%酒精，揉搓 1～3 分钟。

2. 使用防护用具

密切接触禽类及患者的人员应使用防护用具，包括防护服、口罩、护目镜、手套、鞋套、长筒胶靴、工作服、工作帽。

（1）穿防护服的步骤：① 戴口罩，一只手托着口罩，扣于面部适当的部位，另一只手将口罩戴在合适的部位，压紧鼻夹，紧贴于鼻背处。在此过程中，双手不接触面部任何部位；② 戴帽，戴帽时注意双手不接触面部；③ 穿防护服；④ 戴上防护眼镜，注意双手不接触面部；⑤ 穿鞋套或胶鞋；⑥ 戴手套，将手套套在防护服袖口外面。

（2）脱掉防护用品顺序：① 摘下防护眼镜，放入消毒液中；② 脱防护服，将反面朝外，放入黄色塑料袋中；③ 摘手套，一次性手套应将反面朝外，放入黄色塑料袋中，橡胶手套放入消毒液中；④ 将手指反伸进帽内，将帽轻轻摘下，反面朝外，放入黄色塑料袋；⑤ 脱下鞋套或胶鞋，将鞋套反面朝外，放入黄色塑料袋，将胶鞋放入消毒液；⑥ 摘口罩，一手按住口罩，另一只手将口罩带摘下，放入黄色塑料袋，注意双手不接触面部。

3. 分级防护

（1）一级防护：适用于密切接触者、流行病学调查人员、在疫点 3 km 内捕杀病禽人员、消毒人员。使用的防护用具包括 16 层口罩、工作服、帽子、手套、防护眼镜、胶鞋、勤洗手，必要时进行手的消毒。

（2）二级防护：适用于医院污染区工作人员，处理疑似患者的人员，处理患者物品、尸体、转运病例的人员，流行病学调查人员，在疫点采集禽类标本人员，终末消毒人员。使用的防护用具包括工作服、帽，外罩一层防护服、防护镜、防护口罩、乳胶手套、鞋套。

（3）三级防护：出现禽流感人传人时，与患者近距离操作时，（如气管插管、器官切开等，除二级防护外，加上全面型呼吸防护口罩（N-95）、防护镜。

（三）禽流感病毒的消毒

1. 禽流感病毒的抵抗力

病毒存在于病禽的所有组织、体液、分泌物和排泄物中，病毒对热比较敏感，65 ℃加热 30 分钟或煮沸（100 ℃）2 分钟以上可灭活；紫外线、直射阳光下 40～48 小时也可灭活病毒。对乙醚、氯仿、丙酮等有机溶剂均敏感，常用消毒剂，如氧化剂、稀酸、漂白粉和碘剂容易将其灭活。病毒对低温抵抗力较强，在粪便中可存活 1 周，在水中可存活 1 个月，真空干燥或-20 ℃可长期保存。

2. 环境消毒

（1）出现动物禽流感：对禽舍及周围环境进行终末消毒。对划定的动物疫区内病、死禽可能污染的物品、饮水、物体表面进行消毒。禽舍用 0.15%过氧乙酸、500 mg/L 有效氯溶液，作用时间 60 分钟以上。动物的排泄物、分泌物、呕吐物用漂白粉处理。动物尸体及垃圾焚烧、深埋、10 000 mg/L 有效氯溶液处理。运输工具用 500 mg/L 有效氯溶液、0.1%过氧乙酸处理。

（2）出现人禽流感：加强对人禽流感疫点、疫区现场消毒。对患者排泄物、生活过的场所、接触的物品、可能污染的其他物品进行消毒。患者诊疗过程中可能出现的污染，应按 SARS 标准做好隔离消毒。空气消毒用 15%过氧乙酸 7 ml 熏蒸 1 小时、0.5%过氧乙酸气溶胶喷雾。皮肤用 0.5%碘伏、0.5%氯己定醇、75%乙醇消毒。人的排泄物、分泌物、呕吐物用漂白粉处理，排泄物容器用 1000 mg/L 有效氯溶液、0.2%过氧乙酸处理。食物用 0.1%过氧乙酸、煮沸消毒，餐具采用煮沸、0.1%过氧乙酸、20%漂白粉乳液消毒。家用物品用 500 mg/L 有效氯溶液、0.1%过氧乙酸消毒，纺织品可采用煮沸、250 mg/L 有效氯溶液浸泡、过氧乙酸熏蒸法。污水用 10 000 mg/L 有效氯溶液处理。尸体与运输工具的处理采用上述方法。

（四）保护易感人群

禽流感为甲类监测传染病，各医疗机构要切实做好疫情报告工作。医务人员、检疫人员、疾病控制人员发现禽流感病例或疑似病例时应及时（城镇在 2 小时内，农村在 6 小时内）以电话、传真或计算机网络向当地县级疾病预防控制机构和同级卫生厅行政部门报告。各省级疾病预防控制机构根据登记表要求进行调查登记，并将疫情进展情况每日上报中国疾病预防控制中心。

（杨　翔）

第九节　结核病患者护理的职业防护

结核病是结核杆菌所致的一组临床疾病的统称，可侵及许多脏器，如肺结核、肠结核、骨结核、结核性脑膜炎等，其中以肺部受累形成的肺结核最为常见，占结核病总数的 90%。

结核病是一种人畜共患的传染病，由于有效化学药物的出现，该病曾一度得到控制。从 20 世纪 80 年代末起，由于人类免疫缺陷病毒（HIV）感染、器官移植及免疫抑制剂的广泛使用，加之抗结核药不规范使用导致耐药菌株尤其是多重耐药菌株的出现，结核病卷土重来，再次成为严重的公共卫生问题之一。1993 年，世界卫生组织发布了《全球结核病紧急状态宣言》，并确定每年 3 月 24 日为"世界防治结核病日"。据世界卫生组织调查结果表明，现全球约 20 亿人感染结核菌，现有患者约 2000 万。每年有 800 万～1200 万新发病例，其中半数以上为传染性结核病，每年约有 300 万人死于结核病，占各种原因死亡人数的 7%，占各类传染病死亡数的 19%。2010 年我国第五次全国结核病流行病学调查结果提示结核病疫情虽有所下降，但结核病特别是耐药结核病负担仍很严重。

结核菌属于分枝杆菌，其中引起人类结核病的主要为人型结核菌。牛型结核菌引起者少见。痰中排菌者称为传染性肺结核病，是最重要的传染源。空气和飞沫传播是肺结核病最主要的传播途径，其次为经消化道。感染结核病后仅少部分人发病，主要与机体对结核菌的抵抗力有关。当抵抗力降低或由细胞介导的变态反应增高时，可能引起临床发病。除少数起病急骤外，大多数呈慢性过程。临床表现有低热、消瘦、乏力及盗汗等全身症状，以及咳嗽、咯血等呼吸道症状。若能及时诊断，并予以合理治疗，大多可获得临床痊愈。

护理人员由于与活动性肺结核患者密切接触，可能感染结核菌。据报道，1999年日本护理协会所属的248个医疗机构中有7.3%的护理人员患结核病，其中以结核病院、疗养院的护士最多，其次是专科医院。因此，做好护理人员的职业防护有着重要的意义。

一、结核病的临床表现

（一）结核病分类及临床分型

1. 原发型肺结核

是指初次感染结核菌所致的结核病，含原发综合征和胸内淋巴结结核。多见于儿童、青少年及从边远山区、农村初进城市的成人。症状多轻微而短暂，有结核病家庭接触史，结核菌素试验多为强阳性。X射线胸片表现为哑铃型阴影，即原发病灶、引流淋巴管炎和肿大的肺门淋巴结，形成典型的原发综合征。多数患者能自愈，残留钙化或部分钙化的原发灶及淋巴结；但有的可能发展成为原发型肺结核；淋巴结干酪坏死破入支气管引起支气管结核及沿支气管播散；增大的淋巴结压迫或大量坏死物破入支气管，从而导致肺不张；也可通过淋巴、血行播散，引起结核性脑膜炎、胸膜炎及肝、脾、肾结核等乃至全身结核病。

2. 血行播散型肺结核

以婴幼儿和青少年多见，近年老年人发病有所增加。原发型肺结核患者肺内原发灶及肺门纵隔淋巴结内的结核菌一次性或短时间内大量侵入血循环，血管通透性增加，结核分枝杆菌进入肺间质，并侵犯肺实质，形成典型的粟粒大小的结节。起病急，有全身毒血症状，常伴发结核性脑膜炎。X射线显示双肺满布粟粒状阴影，大小、密度和分布均匀，结节直径2 mm左右。若人体抵抗力较强，少量结核分枝杆菌分批经血液循环进入肺部，病灶常大小不均匀、新旧不等，在双上、中肺野呈对称性分布，为亚急性或慢性血行播散型肺结核。

3. 继发型肺结核

是指原发型结核感染时期遗留下来的潜在病灶中的结核分枝杆菌重新活动而发生的结核病，是成人中最常见的肺结核类型。继发型肺结核的发病方式有两种，一种发病慢，临床症状少而轻，多发生在肺尖或锁骨下，痰涂片呈阴性，预后良好。另一种发病快，几周时间即出现广泛的病变、空洞和播散，痰涂片呈阳性。这类患者多发生在青春期的女性、营养不良、抵抗力弱的群体以及免疫功能受损者。该病具有传染性，是防治工作的重点，必须积极治疗。痰涂片检查阳性的肺结核不经治疗，预后极差，5年内约一半死亡，另各有1/4发展为慢性排菌者和自然痊愈。

4. 结核性胸膜炎

常发生于原发感染后，机体对结核菌变态反应性增高，结核菌可由原发灶经淋巴、血行播散至肺及胸膜，也可作为全身播散性结核病的一个组成部分，较常见的是近胸膜下病灶直接蔓延。以儿童、青少年为主，但成年人甚至老年人也可发生。有干性胸膜炎、渗出性胸膜炎、结核性胸膜炎，以渗出性胸膜炎最多见。

5. 肺外结核

常因初染结核杆菌潜伏于肺外脏器，机体抵抗力低时发病，如结核性脑膜炎、骨结核、肾结核、结核性腹膜炎、肠结核等。

（二）常见症状

肺结核患者的临床症状轻重急缓不一，20%患者可无症状或症状轻微，多为缓慢起病，病程较长。

1. 全身症状

发热最常见，多为长期午后低热。部分患者有乏力、食欲减退、盗汗和体重减轻等全身毒性症状。若肺部病灶进展播散时，可有不规则高热、畏寒等。育龄女性可有月经失调或闭经。

2. 呼吸系统症状

（1）咳嗽、咳痰：是肺结核最常见症状。多为干咳或有少量白色黏液痰。有空洞形成时，痰量增多；合并细菌感染时，痰呈脓性且量增多；合并厌氧菌感染时有大量脓臭痰；合并支气管结核表现为刺激性咳嗽。

（2）咯血：1/3～1/2 患者有不同程度咯血，咯血量不等，多为小量咯血，少数严重者可大量咯血，甚至发生失血性休克。

（3）胸痛：病变累及壁层胸膜时有胸壁刺痛，并随呼吸和咳嗽而加重。

（4）呼吸困难：多见于干酪样肺炎和大量胸腔积液患者，也可见于纤维空洞性肺结核的患者。

（三）体征

取决于病变的性质、部位、范围及程度。病变范围小或位置深者多无异常体征。渗出性病变范围较大或干酪样坏死时可有肺实变体征。肺有广泛纤维化或胸膜粘连增厚者，对侧可有代偿性肺气肿体征。结核性胸膜炎时有胸腔积液体征。支气管结核可有局限性哮鸣音。

（四）特殊表现

1. 结核性风湿热

临床表现类似风湿热，多见于青少年女性。多发性关节痛或关节炎，四肢大关节较常受累。可有结节性红斑或环形红斑，常伴有长期低热。

2. 无反应性结核

亦称结核性败血症。临床表现持续高热，骨髓抑制或类白血病反应。

3. "非寻常"的实验室所见

某些严重肺结核患者有时出现血象改变，如贫血、粒细胞减少、类白血病反应，临床诊断困难。

4. HIV/AIDS 相关肺结核

HIV/AIDS 患者容易并发肺结核，严重时可出现全身播散性结核，十分严重。

二、肺结核的职业暴露

（一）职业暴露的感染源

主要的感染源是开放性肺结核患者，空气和飞沫传播是最主要的传播途径。开放性肺结核患者在咳嗽、喷嚏、大笑和讲话时排出的痰及飞沫，形成带有结核杆菌的飞沫核。飞沫扩散时，离感染源越远，飞沫数量越少，因此，与感染源的接触越频繁、越密切，受感染的机会越多。接触者吸入患者喷出的带菌飞沫而受感染。排菌患者随地吐痰，痰液干燥后结核菌随尘埃飞扬，也可造成播散。结核病偶尔可经破损的皮肤、结膜、黏膜和上呼吸直接接种传播。

（二）职业暴露的原因

在医院救治的结核病患者多处在活动期，由于职业关系，护理人员在治疗、护理过程中需要（如结核病医院）或可能（如综合性医院）长期与患者密切接触，极易被感染。护士在无任何防护措施的情况下与结核病患者接触的情况很多，如抢救患者、协助患者进行辅助检查、日常护理等操作中。调查发现，90%以上的痰菌涂片阳性肺结核患者，首次就诊是在综合性医疗机构，一旦误诊住院将对周围的患者及医院内医务人员造成极大的危害。此外，综合医院防护措施不力，未严格按照卫生部《肺结核患者归口管理》的规定将诊断为活动性肺结核患者及可疑肺结核患者报告并转诊到结核病防治专业机构和管理。医院设施不完善，如病室内的换气及气体消毒设备不完善，有些医疗机构甚至未按规定对医疗区域进行空气消毒等。加上护士的自我防护意识差，如护士经常不戴口罩、对结核病缺乏足够的重视等都是护士职业感染结核病的原因。

（三）职业暴露的危险性

未受结核杆菌自然感染或未接种过卡介苗（BCG）者，对结核病缺乏特异性免疫力的人群对结核杆菌普遍易感。婴幼儿、青少年、老年人及其他患免疫功能低下疾病的患者发病率较高。世界卫生组织第九次结核病专家委员会指出，与结核患者接触的医务人员为结核病高发人群。美国国立过敏性及传染性疾病研究中心（NIAID）指出，如与开放性肺结核患者每天接触8小时持续6个月，或每天接触24小时持续2个月，将有50%可能被结核杆菌感染。

三、结核病职业暴露后的处理

抗结核药物的预防性治疗主要用于与新发现肺结核患者有亲密接触、新近结核菌素阳转者，成人异烟肼300 mg/d顿服，为期6~12个月。

四、结核病职业暴露的防治

护士的职业安全防护越来越引起重视，严格的自我防护措施不仅可以避免自身遭受疾病的侵袭，也避免了医院感染带给患者的痛苦。因此，医院应从管理角度制订一些相关的防护措施。

（一）加强领导，开展宣传教育

认真贯彻执行有关结核病防治的法律法规，把结核病控制工作纳入议事日程；建立、健全和稳定各级结核病防治工作机构的队伍建设；对流动人口肺结核患者制订特别管理措施；推动社会力量参与结核病防治工作,保证结核病控制工作持续发展。利用各种形式进行宣传教育,让群众对结核病的发病原因和传播途径以及预防治疗等内容有正确的认识,并养成良好的卫生习惯。帮助患者正确认识结核病以及在医务人员直接监督下的短程化学治疗(DOTS)是控制结核病的关键,使患者积极主动配合治疗。综合医院相关科室医务人员转变观念,意识到肺结核病归口管理在现代结核病控制策略中的重要性,从而自觉执行,发挥综合医院在传染源控制中的重要作用。

(二)控制传染源

早期发现并积极治疗排菌患者,实施隔离以切断大量排菌的肺结核患者与未感染者接触。根据当地疫情,定期集体进行 X 射线胸片检查,工矿企业、服务性行业、学校等工作人员等应列为重点检查对象,每 1~2 年进行 1 次,以便早期发现患者。患者一旦被确诊,应服用异烟肼、利福平等抗结核药物。开始治疗 2 周后痰液中结核杆菌数量即明显减少,仅为原来的 5% 左右;治疗 4 周后则减少至原来 0.25%。结核杆菌不仅在数量上明显减少,而且活力也减弱,甚至可以丧失活力,咳嗽很快消失,传染性明显强弱或消失。因此,化疗不仅是治疗的有效武器,也是降低结核患病率、减少和控制感染源的主要预防性武器。待痰菌检查两次阴性,病灶吸收,方可解除隔离。在综合性医院里,对任何确诊的活动性肺结核患者以及可疑的肺结核患者实行登记管理制度,及时报告并转诊到结核病防治专业机构进行诊治和管理。

(三)个人防护

肺结核主要是通过飞沫、空气传播,因此,要切断这个主要的传播途径。护士应具备自我防护意识,每一个有呼吸道症状的患者都应被看成可能的感染源而采取相应的措施。在为患者进行护理操作的过程中,必须戴口罩。传染性微滴核可渗透一般的纱布口罩,因此其保护作用大,建议护士使用紧贴口鼻的滤菌口罩。在操作中与患者保持一定的距离,嘱咐患者不要对着自己咳嗽、打喷嚏。护士应定期进行体格检查,每年需做 1~2 次胸部 X 射线检查,如果是免疫力低下或抑制的疾病,则应避免接触传染性肺结核患者。同时进行肺结核菌素试验,每隔 4~5 年对 PPD 试验转阴者补种疫苗,提高护士的免疫力。

(四)结核杆菌的消毒

1. 结核杆菌的抵抗力

结核杆菌对外界的抵抗力较强,阴湿处可生存 5 个月以上,耐低温,在 6~8 ℃ 可存活 4~5 年。痰中结核杆菌干热 100 ℃ 45 小时,湿热仅 5~10 分钟可达到灭菌目的,高压蒸汽(1 kg/cm^2,121 ℃)30 分钟对痰或其他含菌标本可起到灭菌作用。阳光暴晒 2 小时,紫外线灯照射距离 30 cm、时间 30 分钟可杀菌。75% 乙醇 2 分钟、5% 石炭酸溶液经 24 小时才能灭菌;1% 升汞液 5~10 分钟可杀死培养物中的结核杆菌。最简单的灭菌方法是焚烧带菌的痰纸。

2. 空气消毒

紫外线照射具有高效杀灭空气飞沫核中的结核杆菌作用,可迅速消毒被污染的空气,防止医院内交叉感染,保护医务人员。3~4 次/天,每次 30~45 分钟。照射应在清洁打扫前进行,同时室内通风良好。在照射的同时做好医患的防护,以免损伤。

3. 环境控制

痰菌阳性的患者在咳嗽、喷嚏、大笑时会有大量的结核杆菌排到空气中，污染了室内环境。因此，应教育患者在咳嗽、打喷嚏时应用手帕掩捂口鼻，防止结核杆菌排出。在支气管镜检查室、雾化吸入室及痰室应安装高效粒子过滤器，并将空气排出室外，防止含菌微滴在室内散布，保护医务人员。良好的通风是减少结核病传染的最有效的环境控制措施之一。把结核病房的门关闭、打开窗户是理想的通风方法。据研究，室内每小时通风6次，可减少99%的飞沫核。

五、结核病的疫情报告

《中华人民共和国传染病防治法》已经把肺结核病例列为乙类传染病管理。要求各级医疗卫生单位发现诊断为活动性肺结核的患者，要认真填写传染病报告卡片，城镇于12小时内、农村于24小时内向当地卫生行政部门指定的卫生机构报告。除急、重症患者外，将患者转至结核病防治机构进行登记、治疗和归口管理。结核病疫情的及时准确报告、登记是每个医疗卫生单位和医务人员的法律义务。

（黄　燕）

第十节　甲型病毒性肝炎患者护理的职业防护

甲型病毒性肝炎（HAV）是病毒性肝炎的一种，它是甲型肝炎病毒引起的以肝细胞损伤为主要病变的急性消化性溃疡传染病。主要通过粪-口（水、食品、密切接触）途径传播。水源及食物被污染是造成甲肝暴发流行的常见原因，人与人之间的密切接触是主要的传播途径。水生贝类，如毛蚶等是甲型病毒性肝炎暴发流行的主要传播方式。目前甲型病毒性肝炎呈全世界范围分布，年发病数约140万，而实际病例数可能是报道数目的3～10倍。我国为高发区，其发病人数居各型肝炎首位，每年有24万人患甲型病毒性肝炎，发病率高达21.4/10万，平均感染率为80.9%，农村高于城市，长江以北地区高于长江以南地区，西部地区高于中、东部地区。甲肝的流行在温带地区具有季节性，发病高峰期主要在秋末冬初；热带地区主要在雨季多发。我国大、中城市甲肝的流行以冬、春季为主，全年散发。护理人员在医院中接触甲肝患者的机会很多，与患者密切接触时，若不进行有效的职业防护，极易受到甲型肝炎病毒的感染。

一、甲型病毒性肝炎的临床表现

甲型病毒性肝炎潜伏期一般为2～6周，平均4周，整个病程1～4个月。HAV感染后可表现为隐性感染（34.3%）、亚临床感染（45.7%）或临床感染（20%），后者可表现为急性黄疸型和无黄疸型，部分表现为淤胆型，极少数发现为重型。成人感染后多表现为显性感染，儿童和老人感染后易发展为隐性感染。

（一）急性黄疸肝炎

1. 黄疸前期

平均5～7天。急性起病，疲乏为最常见症状，可有畏寒、发热，体温在38～39℃。平均发热过程3天，少数达5天。常有食欲减退、厌油、恶心、呕吐、腹胀、腹痛、腹泻、肠鸣音亢进等消化道症状。期末出现尿色加深，继而巩膜及皮肤先后出现黄染。少数患者以发热、头痛、上呼吸道症状等为主要症状。

2. 黄疸期

可持续2～6周。自觉症状减轻，但尿色加深如浓茶样，巩膜和皮肤黄染，为此期最主要的表现，约2周达到高峰。部分患者可出现短暂粪便颜色变浅、皮肤瘙痒、心动过缓等肝内阻塞性黄疸的表现。体检常见肝大至肋下1～3 cm，质地软，有轻度压痛及叩击痛。部分患者有轻度脾大、肝功能检查有明显异常。

3. 恢复期

本期平均持续4周。上述症状消失，黄疸逐渐消退，肝脾回缩，肝功能逐渐恢复正常。

（二）急性无黄疸型肝炎

症状类似急性黄疸型肝炎的黄疸前期，但起病缓慢，症状轻。以乏力、食欲缺乏、腹胀、肝区疼痛等消化道症状为主。多数有肝大并有压痛、叩击痛，偶有脾大。胆红素一般正常，不出现黄疸，但丙氨酸转氨酶（ALT）常明显增高。一般在3个月内恢复正常。

（三）急性淤胆型肝炎

急性淤胆型肝炎主要是肝细胞破裂导致胆汁分泌障碍，使血液中胆红素水平上升和胆酸浓度升高。临床表现与急性黄疸型肝炎相似，临床特点是消化道症状较轻，发热时间较长，肝内梗阻性黄疸较长，持续2～4个月，可有腹胀、皮肤瘙痒、一过性粪便颜色变浅呈灰白色、尿色深呈浓茶色、肝大有压痛。

（四）急性重型黄疸型肝炎

较少见，成人感染HAV者年龄越大，重型肝炎发病的比例越高。临床表现初期类似急性黄疸型肝炎，短期（10天）内出现精神症状，凝血酶活动度在40%以下。同时肝浊音界迅速缩小，黄疸急剧加深，继之出现脑水肿甚至脑疝、明显的出血倾向、腹腔积液、肝肾综合征。

（五）亚临床型

亚临床型患者临床症状很轻，仅有乏力、食欲减退等轻微症状，但肝功能检查异常，体征可有肝大。

（六）隐性感染

隐性感染者无症状，氨基转移酶正常，但病原学检查阳性。

二、甲型病毒性肝炎的职业暴露

1. 职业暴露的感染源

甲型病毒性肝炎患者和隐性感染者是本病主要的感染源。甲型病毒性肝炎患者在潜伏期的后期，大约感染HAV 25天后和起病后1周，粪便中有大量的甲型病毒性肝炎病毒排出；隐性感染者排出持续的时间更长。病毒自体内排出后在外界环境中的生存能力很强,传染性很强,可以通过污染水源、食品及密切接触患者而感染甲型肝炎。其他传播途径包括血液传播、垂直传播及人与动物感染传播。

2. 职业暴露的原因

目前该病的总发病率仍居较高水平,尤其是疾病的密集区,如传染病原因,医院的门、急诊,传染病房等场所,护理人员因工作需要密切接触此类患者,其身心健康受到了极大的威胁。粪-口传播是甲型病毒性肝炎的主要传播途径,护理人员可因工作疏忽或个人的不良职业卫生习惯而感染甲型肝炎病毒。另外,患者的血液也有一定的传染性,护理人员因大量、多次接触患者的血液,加之护士锐器刺伤的高发生率使经血液传播甲型肝炎病毒的可能性增大。

3. 职业暴露的危险性

人群对甲型肝炎病毒普遍易感。甲型肝炎在幼儿、学龄前期儿童发病最多,随着年龄的增大,成人易感性随之下降。护理人员与患者密切接触,也增加了个人甲型病毒性肝炎的机会。在抵抗力下降、身心状态欠佳、未认真执行有效的职业防护措施等情况下易感染甲型肝炎病毒。

三、甲型病毒性肝炎职业暴露的防护

(一)控制感染源

早期发现患者,对患者早期实行消化道隔离。隔离期一般为起病后 3 周,密切接触者须接受 45 天的医学观察,每周检查 ALT1 次。对患者的血液、体液、排泄物、呕吐物等进行妥善处理,加强水源、饮食管理以防止病毒的播散。

(二)个人防护

护士工作繁忙,又经常上夜班,久而久之可能造成护士体质减弱。因此,增强体质、提高机体抵抗力是个人防护的根本。适当锻炼、合理营养、良好的休息是护士身体健康的保证。甲型肝炎主要是通过粪-口途径传播,因此,对此类患者主要采取消化道隔离。接触患者时采取有效的防护措施,处理污物时护理人员应穿隔离衣,护理患者时不用手触及自己的衣帽、皮肤。护理完患者后应及时洗手,必要时消毒手。传染病房、门诊或急诊科等医疗场所可选用脚踏式、感应式的自来水开关,可减少病毒的污染。在接触患者的各种体液或排泄物时要戴手套,进行静脉穿刺、采血、血浆置换等操作时也要戴手套。在操作过程中应采取措施避免锐器刺伤。日常生活中共用的餐具、饮水器具均应消毒,实行分餐制。注意个人卫生,餐前便后要洗手。

(三)甲型肝炎病毒的消毒

1. 甲型肝炎病毒的抵抗力

甲型肝炎病毒无脂蛋白包膜,对有机溶剂有抵抗力,一般的消毒剂不易灭活,在海水、水、污泥及毛蚶等中能存活数天至数月。HAV 对紫外线、甲醛敏感,1∶4000 甲醛在 37 ℃ 的温度下作业 72 小时可灭活 HAV。

2. 污染物品的消毒

(1)物体表面:如门窗、家具等可用紫外线照射 30 分钟。

(2) 呕吐物、排泄物：较稠的呕吐物每 1 份加 10%～20%漂白粉剂 2 份，较稀呕吐物加漂白粉干粉 1/5 搅拌，放置 2 小时后倒入厕所。

(3) 便器：可用 84 消毒液（1∶50）浸泡 0.5～1 小时，提倡使用一次性便具。

(4) 食具、剩余食物：可煮沸 10～20 分钟进行消毒，消毒后的剩余食物倒入便池。

(5) 手：用 0.2%过氧乙酸浸泡 2 分钟，或在 84 消毒液（1∶200）中浸泡 2 分钟后再用流水冲净。

(6) 医疗器械：耐热类可用高压蒸汽消毒，160℃ 1 小时，煮沸消毒 20 分钟；不耐热类则用 2%戊二醛浸泡 1～2 小时。

(7) 其他污染物品：布类、被褥、书籍、化验单、病历、人民币等被污染物品可用环氧乙烷 0.4 kg/m^3 熏蒸，密闭 12～24 小时。

（四）提高机体免疫力

1. 主动免疫

很多资料表明，接种甲型肝炎疫苗是预防甲型病毒性肝炎的有效措施。美国 CDC 的免疫预防咨询委员会（ACIP）认为要加强对肝炎高发区的工作人员等高危人群的免疫。疫苗接种程序包括初次免疫和加强免疫各 1 次，间隔 6～18 个月，每次 1 ml 皮下注射。接种甲型病毒性肝炎疫苗后保护率可达 20 年或终身。因此，门、急诊及传染病房的护士可用甲型病毒性肝炎疫苗进行预防。常用的疫苗有减毒活疫苗和灭活疫苗，可用喷射技术（Biojector 系统）或注射进行接种。

2. 被动免疫

甲型肝炎密切接触者应在接触后 2 周以内注射丙种球蛋白进行被动免疫。用量为 0.02～0.05 mL/kg，每 4～6 周注射 1 次，有效率为 85%，保护开始时间为 1 天，保护期限为 3～5 个月。

四、甲型病毒性肝炎的疫情报告

甲型病毒性肝炎为乙类法定报告的传染病，各级医疗机构切实做好疫情报告工作。患者血清学检查抗-HAVIgM 阳性可诊断为甲型病毒性肝炎，各医疗机构应及时向当地卫生防疫部门报告疫情，一般城镇在 6 天内、农村在 12 天内报告。

（黄　燕）

第十一节　霍乱患者护理的职业防护

霍乱（cholera）是霍乱弧菌引起的烈性肠道传染病，具有发病急、传播迅速、波及范围广、危害严重等特点，全世界均有发病，发展中国家尤其严重，属国际检疫传染病之一。在我国属于甲类传染病。典型患者由于剧烈腹泻和呕吐，可引起脱水、肌肉痉挛，严重者可导致周围循环衰竭和急性肾衰竭。一般以轻症多见，带菌者也较多，但重症及典型患者治疗不及时常易死亡。

霍乱弧菌被分为 139 个血清群，其中仅 O_1 群（分为古典和埃尔托两个生物型）与 O_{139} 群可引起霍乱流行。患者及带菌者是主要的传染源，可以通过水、食物、日常生活接触进行传播。霍乱在热带常年均可发病，在我国以夏秋为流行季节，高峰在 7—8 月间。常先从沿海港口、江河沿岸及水网地区开始流行,然后沿水路及其他交通线传播,发病率较高。一般沿海地区的发病率高于平原,平原高于半山区,盐碱地区高于非盐碱地区。

霍乱在人群中流行已达两个世纪。近年来霍乱时有暴发流行,有人预言 O_{139} 型霍乱弧菌可能会引起第八次世界霍乱大流行。面对严峻的国际形势和新的菌群的出现,各级卫生防疫部门和医疗机构应加大预防控制力度,采取强有力的措施,最大可能杜绝病原体的播散,以免造成霍乱流行。护理人员,尤其是肠道门诊和传染病房的护士,疫区的医疗防疫人员,承担着大量的基础工作,面临感染霍乱弧菌的巨大危险。因此,护理人员必须严格采取有效措施进行自我防护。

一、霍乱的临床表现

霍乱潜伏期一般为 1~3 天,短者数小时,长者可达 7 天。多数患者突然起病。表现轻重不一。古典生物型和 O_{139} 型霍乱弧菌引起的疾病,症状较严重;埃尔托生物型霍乱弧菌引起的症状轻者较多,无症状的病原携带者也较多。典型患者多突然发病,少数患者发病前 1~2 天可有头晕、乏力或轻度腹泻等症状。

(一)临床病程

典型病例的病程可分为三期:

1. 泻吐期

以剧烈腹泻开始,继而呕吐,无发热(O_{139} 型霍乱除外),无里急后重,多数不伴腹痛(O_{139} 型霍乱除外)。起初大便含粪质,后为泥浆样和黄色稀水样,迅速成为"米泔水"样粪便,无粪臭。偶有肠道出血,粪便呈洗肉水一样。大便量多,每日 10 余次或几十次甚至大便失禁。呕吐多发生在腹泻后,呕吐物初为胃内容物,后为水样,严重者呈米泔水样。

2. 脱水期

由于剧烈呕吐与腹泻,使体内大量水分和电解质丧失,出现脱水、电解质紊乱和代谢性酸中毒,严重者出现循环衰竭。本期病程的长短主要取决于治疗是否及时和治疗正确与否。一般持续数小时至 2~3 天。表现为:

(1)脱水:可分为轻、中、重三度。轻度脱水可见皮肤黏膜稍干燥,弹性略差,失水量约 1000 mL。中度脱水可见皮肤弹性差,眼窝凹陷,声音轻度嘶哑,血压下降和尿量减少,失水量约 3000~3500 mL。重度脱水者皮肤干瘪无弹性,眼窝凹陷眼睑不能紧闭,指纹干瘪,舟状腹,烦躁不安、神志淡漠或不清,患者极度无力,尿量减少。重度脱水者失水约 4000 mL。

(2)周围循环衰竭:严重失水导致低血容量性休克。出现四肢厥冷、脉搏细速甚至不能触及、血压下降甚至测不出。肾衰竭表现为少尿或无尿,脑功能障碍表现为意识障碍,开始为烦躁不安,继而呆滞、嗜睡,甚至昏迷。

(3)代谢性酸中毒:表现为呼吸增快,严重者可出现意识障碍,甚至昏迷。

(4)肌肉痉挛:严重低钠导致腓肠肌和腹直肌痉挛,呈痉挛性疼痛,且肌肉呈强直状态。

(5)低钾综合征:临床表现为肌张力减弱、肌腱反射消失、鼓肠、心律失常等。

3. 恢复期或反应期

腹泻停止,脱水纠正后,症状逐渐消失,体温、脉搏、血压恢复正常,尿量增多,体力逐步恢复。约 1/3 患者由于大量输液后使循环改善，残存肠毒素继续吸收，出现反应性发热，持续 1～3 天后自行消退，尤以儿童多见。

（二）临床类型

临床上通常根据脱水程度、尿量、脉搏及血压变化情况将霍乱分为轻、中、重三型。此外还有一种罕见的暴发型或称中毒型霍乱，又称"干性霍乱"。

1. 轻型

起病缓慢，仅有腹泻症状，每日排便少于 10 次，性状为软便、稀便或黄水样便，个别患者粪便带黏液或脓血；极少伴有呕吐；皮肤稍干，弹性正常或略差，口唇干燥；大多数患者能照常进食及起床活动，脉搏、血压正常。脱水轻（相当于体重的 2%～3%），尿量稍减少。

2. 中型

有典型的腹泻、呕吐症状，腹泻次数达 10～20 次/天，为水样或"米泔水"样便，量多；精神不佳，神志淡漠；口唇干燥，有轻度声嘶；皮肤干且缺乏弹性，眼窝下陷，有肌肉痉挛；脉搏细速；尿量减少，24 小时尿量少于 500 ml。脱水程度相当于体重的 4%～8%，儿童为 5%～10%。

3. 重型

腹泻次数 20 次/天以上，除有典型腹泻和呕吐症状外，存在严重失水，脱水程度相当于体重的 8%以上，儿童为 10%以上，甚至出现循环衰竭。患者极度烦躁甚至昏迷，皮肤弹性消失，口唇极度干裂，眼窝深陷，明显发绀，严重肌肉痉挛，脉搏细速甚至不能触及，24 小时尿量少于 50 mL 即无尿。

4. 暴发型（中毒型）

较罕见，以中毒性休克为首发症状，病情急骤发展，未见腹泻和呕吐症状，已死于循环衰竭。

二、霍乱的职业暴露

1. 职业暴露的感染源

霍乱是经口感染的肠道传染病。护理人员因工作需要密切接触患者和带菌者导致感染。霍乱患者在发病期间可连续排菌 5～14 天，尤其是中、重型患者吐泻物中带菌较多，极易污染周围环境，是重要的感染源。轻型患者和隐性感染者因缺乏特征性表现而不易被发现，得不到及时的隔离和治疗，易造成霍乱播散。患者及隐性感染者的粪便及排泄物污染水源和食物后可引起传播。其次，日常生活接触者和苍蝇也起传播作用。

2. 职业暴露的原因

霍乱弧菌在外界有一定的存活力，尤其是埃尔托生物型具有变异性，遇到不利生长的外界环境时，变异株可以存活。有研究发现，免疫功能低下者易发生非 O_1 群霍乱弧菌败血症，胃酸过少也是霍乱弧菌感染的重要危险因素。若护理人员体质下降，抵抗力降低，患胃部疾患时，加上个人不良的职业卫生习惯等情形下极易感染霍乱弧菌。此外，患者的排泄物中含有大量的霍乱弧菌，护理人员在密切接触剧烈呕泻的患者时，极可能因吐泻物的飞溅或消毒隔离不彻底而感染霍乱弧菌。

3. 职业暴露的危险性

人群对霍乱弧菌普遍易感，且多为隐性感染（约占75%），新感染区中成人发病率高。医院的门、急诊、传染病房等场所的护理人员因工作需要密切接触霍乱患者极易感染霍乱。

三、霍乱职业暴露的防护

（一）管理传染源

建立肠道门诊，发现患者立即按照甲类传染病实行强制管理。严格按肠道传染病隔离治疗，至症状消失6天后，并隔日粪便培养1次，连续3次致病菌阴性者才可解除隔离；对疑似患者实行隔离检疫，接触者应检疫5天；在流行期间，对带菌者、腹泻者及由疫区外出人员可应用诺氟沙星等进行药物治疗。为患者准备专用容器以供吐泻，并对吐泻物及容器、食具等集中彻底消毒处理，防止传染源的播散。

（二）隔离措施

霍乱患者应采取严密隔离措施。应住单间，门上有"严密隔离"标记。门口设有消毒液浇洒的脚垫，门把手包以消毒液浸湿的布套（消毒用84消毒液，浓度为1∶100）。病床内设备固定、专用，室内物品须经严格消毒处理方可拿出室外。患者的生活用具、便器、排泄物均按不同的方法严格消毒处理。病室每天必须消毒，患者出院、死亡，则须进行严格的终末消毒。禁止患者出病房，禁止探视和陪住。

（三）个人防护

护理人员进入霍乱患者严密隔离病房时，必须穿隔离衣裤、戴口罩、帽子，换隔离胶鞋。接触患者后应严格消毒双手。一般用0.2%～0.5%过氧乙酸、2%苯酚溶液、84消毒液（1∶100）浸泡2分钟后用流水冲净。接触患者的呕吐物或排泄物时要戴手套。病房内设置脚踏式或感应式自来水开关，以减少细菌污染。护理人员在患有胃病或抵抗力下降时应减少或避免接触霍乱患者。凡接触霍乱患者的工作人员均需连服诺氟沙星2天进行预防。在日常生活中强调个人卫生，不喝生水，做到饭前、便后洗手。

（四）霍乱弧菌的消毒

1. 霍乱弧菌的抵抗力

霍乱弧菌对干燥、热、酸和一般消毒剂均敏感。但对低温和碱耐受力强。一般煮沸1～2分钟或日光下暴晒1～2小时即可杀灭。霍乱弧菌在正常胃酸中仅存活4分钟，消毒剂使用常规用量和时间均可达到消毒目的。2%漂白粉、0.2%～0.5%的过氧乙酸溶液可立即杀死。用氯处理过的自来水中，霍乱弧菌一般不能生存。但在自然环境中存活时间较长，如在河水、井水、海水中埃尔托型弧菌生存1～3周，在鱼、虾、贝壳类食物中可存活1～2周。Islam认为，O139霍乱弧菌在水中存活时间较O_1群霍乱弧菌长。

2. 消毒措施

(1) 环境消毒：做到"三管一灭"，即管理饮食、水源及粪便，消灭苍蝇；具体应加强用水消毒及食品的管理，改善环境卫生，杀蛆灭蝇，进行粪便的无害化处理；对患者的吐泻物、粪便及用具衣被等均应严格消毒隔离。病室空气用过氧乙酸 1 g/m³ 熏蒸 1 小时，或 30 W 功率的紫外线灯轮流照射，每方位照射 30 分钟。地面、墙面、门窗及家具可用 3%～5%苯酚溶液、0.5%过氧乙酸、84 消毒液擦洗。

（2）玻璃、搪瓷类物品可用 0.2%过氧乙酸或 84 消毒液（1∶100）浸泡 30 分钟，再用清水冲净。

（3）生活用品也可用 84 消毒液浸泡 30 分钟后洗净备用。

（4）排泄物、呕吐物 1000 ml 加漂白粉 5～10 g 搅匀，加盖消毒 2 小时后再倒入便池。成形大便 1 份加 2 份 0.1%～0.2%过氧乙酸或 10%～20%漂白粉乳剂搅匀，加盖静置 2 小时后倒入便池。少量痰可装入纸盒里焚烧或加等量 0.5%过氧乙酸，加盖消毒 30～60 分钟。

（5）痰盂、便器用 84 消毒液（1∶50）浸泡 30 分钟消毒。

（6）棉絮、枕芯、毛毯、褥垫等可用甲醛溶液 80 ml 加高锰酸钾 40 g/m³ 熏蒸 6 小时。

（7）残余食物煮沸 30 分钟后倒入便池。

（8）被污染不再使用的纸类、布类物品可进行焚烧。衣服被单可用 84 消毒液（1∶100）浸泡 30 分钟再送出进行高压蒸汽灭菌。

（9）平车、担架、床及轮椅导等可用 0.2%～0.4%过氧乙酸、3%来苏溶液、84 消毒液（1∶100）擦拭，作用 30～60 分钟。

（10）血压计、手电筒、听诊器、热水袋等用 84 消毒液（1∶100）或 0.5%过氧乙酸溶液擦拭消毒；体温计可用 0.5%过氧乙酸浸泡 30 分钟。

（五）提高机体免疫力

霍乱全菌体疫苗的预防接种对提高人群免疫力有一定效果。由于霍乱弧菌不能在肠道定居或繁殖，因而其保护率仅为 50%～90%，保护期为 3～6 个月，对 O_{139} 无预防作用且需多次接种，仅对同血清型菌株有效，不能控制隐性感染和携带者，目前不提倡推广使用。目前国外应用基因工程技术制成并试用过多种菌苗。有研究表明，含重组 CtxB 成分的全菌体-B 亚单位疫苗（Bs-WC）预防 O_1 群霍乱的有效率达 80%～85%；霍乱减毒活疫苗中的 CVD103-HgR 有效率为 62%～100%，效果至少维持 6 个月。O_{139} 群霍乱目前尚无有效疫苗。

四、霍乱的疫情报告

霍乱为甲类强制管理传染病，各级医疗机构要切实严密做好疫情报告工作，发现霍乱患者在城镇要求 2 小时内上报当地卫生防疫部门，在农村不得超过 6 小时。疫情报告是控制和预防霍乱的重要信息，卫生防疫部门只有尽早掌握霍乱疫情信息，才能将霍乱控制和消灭在初始阶段而不致造成严重的后果。因此，及时、准确地报告霍乱疫情是一位医务人员应尽的责任和义务。

（黄　燕）

第十二节　伤寒患者护理的职业防护

伤寒（typhoid fever）是伤寒杆菌引起的急性细菌传染病。典型的临床表现包括持续发热、表情淡漠、腹部不适、肝脾大和白细胞总数减少，部分患者有玫瑰疹和缓脉，肠出血和肠穿孔是主要及严重的并发症。患者与带菌者均是传染源。慢性带菌者是本病不断传播或流行的主要传染源。伤寒可通过污染的水或食物、日常生活接触、苍蝇与蟑螂等传递病原菌而传播。世界各地均有发生，以热带和亚热带地区多见，可散发、地方性流行或暴发流行。在发展中国家水源污染常是暴发流行的主要原因，发达国家则以国际旅游感染为主。本病终年可见，但以夏秋季为多。近年来，我国各地伤寒发病率显著减少，流行高峰已较为平坦，但散发病例仍不断发生，部分地区仍有暴发流行。且流行的伤寒耐药菌株在不断增加，耐药谱也在逐渐扩大，增加了伤寒治疗和控制的难度。带菌者的大量存在是导致新的暴发流行的危险因素。由于集中式供水的普及，以水源污染为主的传播引起的伤寒暴发流行已明显减少，食物和日常生活接触成为伤寒传播的重要因素。深入疫区的卫生防疫人员，门、急诊，传染病房的医务人员承担着大量的防治基础工作，极易被伤寒患者及带菌者感染，而成为职业感染伤寒的高危人群。

一、伤寒的临床表现

伤寒的潜伏期一般为10~14天，其长短与感染细菌量以及机体免疫状态有关，食物型暴发流行可短至数小时，而水源性暴发流行可长达30天。临床分期及特点：

（一）临床分期

典型伤寒自然病程约4~5周，根据期临床表现可分四期：

1. 初期

病程第1周，也称侵袭期。多起病缓慢，发热是最早出现的症状，之前可有畏寒，少有寒战，出汗不多，随病情进展，体温呈阶梯性上升，5~7日达39 ℃以上，可伴全身不适、头痛、乏力、四肢酸痛、食欲减退、咳嗽、咽痛、腹部不适等症状。此期血培养阳性。

2. 极期

病程第2~3周，出现伤寒特征性表现。肠出血、肠穿孔等并发症多在本期出现。

（1）发热：呈持续高热，以稽留热为主，少数呈弛张热或不规则热，持续2周左右。

（2）消化道症状：表现为食欲缺乏、腹部不适、腹胀，多数患者便秘、少数重症患者有腹泻。右下腹可有轻压痛。

（3）神经系统中毒症状：出现特殊伤寒面容，精神恍惚、患者表情淡漠、呆滞、反应迟钝、听力减退，重者可有谵妄、昏迷等精神神经症状，随病情改善和体温下降而逐渐恢复。

（4）循环系统症状：常有相对脉缓或重脉。相对缓脉是指脉搏次数与发热不成比例上升，即体温每升高1 ℃，每分钟脉搏次数增加不到15~20次。并发中毒性心肌炎时，相对缓脉不显著。重脉是指桡动脉触诊时，每一次脉搏感觉有两次搏动的现象。重症患者出现脉搏细速、血压下降、循环衰竭。

（5）肝脾肿大：60~80%的患者在病程第1周末可有脾大，质软有压痛。部分患者有肝大质软，可有压痛。如患者出现黄疸或肝功能明显异常时，提示并发中毒性肝炎。

（6）皮疹：病程第7~14天，部分患者在胸腹部及背部、四肢皮肤分批出现直径2~4 mm淡红色斑丘疹（玫瑰疹），压之褪色，多在10个以下，2~4天内消退。

（7）其他：高热期可有蛋白尿，后期可有水晶型汗疹、消瘦及脱发。

3. 缓解期

病程第 3～4 周，体温逐渐下降，各种症状逐渐减轻，食欲好转，腹胀渐消失，肿大的肝脾开始回缩。由于小肠病理改变仍处于溃疡期，因此仍可能出现肠出血、肠穿孔等并发症。

4. 恢复期

病程第 5 周，体温恢复正常，临床症状消失，但体质仍然虚弱。约 1 个月才完全恢复。

（二）临床分型

按病情轻重，伤寒可分为五种类型。

1. 轻型

全身毒血症状轻，病程短，1～2 周内痊愈。多见于发病前曾接受伤寒菌苗注射，或发病初期已应用过有效抗菌药物治疗者，在儿童病例中也较常见。由于病情轻，症状不典型，易漏诊或误诊。

2. 普通型

具有伤寒四期临床表现者。

3. 暴发型

起病急，毒血症状严重，有畏寒、高热、腹痛、腹泻、中毒性脑炎、心肌炎、肝炎、肠麻痹、休克等表现。常有显著皮疹，也可并发弥散性血管内凝血。

4. 迁延型

起病与典型伤寒相似，由于让他免疫功能低下，发热持续不退，可达 45～60 天之久。伴有慢性血吸虫病的伤寒患者常属此型。

5. 逍遥型

起病时毒血症状较轻，患者可照常工作。部分患者因突发性肠出血或肠穿孔就诊时才被发现。

（三）复发和再燃

复发是指伤寒患者症状消失 1～3 周，临床表现重新又出现，血培养再度阳性。见于抗菌治疗不彻底、机体抵抗力低下的患者。再燃是指部分患者在病后进入恢复期，体温还未降到正常时，又再次上升，血培养阳性，持续 5～7 天后退热，可能与菌血症仍未被完全控制有关。

二、伤寒的职业暴露

1. 职业暴露的感染源

感染源为患者和带菌者。患者从潜伏期开始即可从粪便排菌，从病程第 1 周末开始经尿排菌，故整个病程中均有传染性，尤以病程的 2～4 周内传染性最大。慢性带菌者是本病不断传播或流行的主要感染源。原有慢性肝胆管疾病（如胆囊炎、胆石症等）的伤寒患者易成为慢性带菌者。伤寒杆菌患者的排泄物排出后，通过污染的水、食物、日常生活接触及苍蝇等传播。水源和食物污染一般引起流行，而散发病例一般以日常生活接触传播为主。医务人员在护理过程中与患者密切接触，极易通过多种途径被传染。

第七章　生物性职业危害及防护

2. 职业暴露的原因

护理人员在采集、送检伤寒患者的粪便标本时容易造成手的感染。患者的不良卫生习惯可导致伤寒杆菌污染周围医疗环境，医务人员通过间接接触而造成感染。护理人员在为患者进行灌肠、十二指肠引流、生活护理时都容易感染伤寒杆菌。此外，医务人员自我防护意识不强，如接触患者后不洗手、接触感染材料不戴手套、不良卫生习惯等易导致伤寒感染。

3. 职业暴露的危险性

人群对伤寒普遍易感。加上护理工作的特殊性以及接触感染源机会多，因此，护理人员感染伤寒的危险性高于一般人群。

三、伤寒职业暴露的防护

（一）管理传染源

及时发现患者和带菌者，及早隔离、治疗患者，直至正规治疗临床症状完全消失后 2 周，或临床症状消失及停药后 1 周，尿、粪培养连续 2 次阴性（两次间隔为 2～3 天）方可解除隔离。伤寒恢复期患者，在病后 1 个月和 3 个月，各粪检 3 次，每次间隔 1～2 天，以便及时发现带菌者。历年的伤寒患者，可定期进行带菌检查，每年粪检 3 次，以便发现慢性带菌者，并对慢性带菌者进行治疗、监督和管理。密切接触者应医学观察，从停止接触起算，至少 3 周。粪便培养阴性可恢复工作。对伤寒疑似患者应采集血或粪便标本进行培养和血清学检查，早期发现患者并尽早隔离治疗。

（二）隔离措施

伤寒患者最好要与其他病种患者分房收治，若条件不允许，同居一室，须做好床边隔离，每一病床应加以隔离标记。做好健康教育，让患者尤其是带菌者养成良好的卫生习惯，如饭前、便后洗手，不准互相交换用物、书报或互赠食物等。病区应有防蝇设备，做好防蚊、灭蝇、灭蟑螂工作。患者的食具、便器各自专用，严格消毒，呕吐物及排泄物也应进行消毒。病房内有避污纸，自来水开关宜采用脚踏式或感应式。工作人员使用的厕所应与患者使用的分开。密切接触患者时应穿隔离衣，接触或护理完患者后应严格消毒双手。接触感染材料或进行高危操作时应戴手套。

（三）伤寒杆菌的消毒

1. 伤寒杆菌的抵抗力

伤寒杆菌在水中能存活 2～3 周，在粪便中可存在 1～2 个月，在牛奶中能生存繁殖，耐低温，在冰冻环境中可持续数月。但对光、热、干燥及消毒剂的抵抗能力较弱。60℃ 15 分钟或煮沸后即可杀死，在 5% 石炭酸溶液中 5 分钟内死亡，消毒饮水中余氯达 0.2～0.4 mg/L 时迅速死亡。

2. 污染物品的消毒

根据伤寒杆菌抵抗力的特性，对患者的用物可选用阳光下暴晒、焚烧、煮沸、流通蒸汽消毒、高压蒸汽消毒、化学消毒剂浸泡于擦拭、熏蒸与喷雾等消毒方法。患者出院后应对病房进行彻底的终末消毒。

（四）提高患者的抵抗力

人群感染伤寒杆菌后，可获得持久免疫力，很少再次患病。因此，对重点人群进行伤寒菌苗的预防接种，在降低伤害发病率方面可起到重要作用。国内常用的菌苗有伤寒、副伤寒甲、乙的三联混合死菌苗。成人每周进行1次皮下注射，连续3次。70%~85%的易感者可获得保护。儿童每次间隔7~10天，接种后2~3周可产生免疫力。以后每年加强1次，连续3年。虽然该菌苗有效，但不良反应发生率较高，现推广应用较少。口服伤寒杆菌Ty21a活菌苗，可产生细胞免疫，对伤寒的保护率达96%，菌苗的耐受性强，安全、稳定，且免疫效果持久，有效免疫期在3年以上。注射伤寒Vi多糖菌苗则有注射安全、全身和局部反应轻微的特点，其血清学保护率达85.3%，细菌学保护率达71.4%。伤寒杆菌Ty21a活菌苗以及伤寒Vi多糖菌苗将在今后的伤寒预防接种中起到重要作用。

四、伤寒的疫情报告

伤寒为乙类严格管理传染病，各级医疗机构要切实做好疫情报告工作，发现伤寒患者要求在城镇于6小时内、农村于12小时内上报当地卫生防疫部门。我国曾一度出现伤寒疫情漏报率居高不下，针对这一情况，20世纪80年代初在全国许多省市区设立疫情监测点，普遍开展疫情漏报调查。疫情漏报很大程度上增加了我国预防和控制伤寒的难度，尽管国家在行政管理上予以高度重视，但仍然需要一线临床工作者密切配合，认真地贯彻落实这一工作。这是每位医务工作者应尽的责任和义务。

（黄　燕）

第八章 化学性职业危害与防护

化学性职业危害是指工作中接触到有毒化学物质所致的危害，包括在化学消毒药物和细胞毒性药物的配制、医用气体使用过程中引起的损伤。临床常用的各种化学消毒剂有甲醛、环氧乙烷、过氧乙酸、戊二醛、碘酒及含氯制剂、乳酸等多种化学物质。对医务人员职业安全危害最大的化学因素是细胞毒性药物、消毒剂以及医用气体，长期接触可损伤护士的健康。

第一节 化学治疗的职业危害与防护

化疗是近年来在肿瘤治疗中较常见的治疗方法。据统计，全世界四十余年来筛选过的化疗药物多达 50 万种。国内外已有研究表明，多数抗癌药为细胞毒制剂，具有毒性、致畸性、致突变性和致癌性。常与化疗药物接触的医护人员也会受到伤害。因此，应提高医务人员使用化疗药物的防范意识，加强对使用化疗药物科学规范化管理，制订医务人员使用化疗药物操作规程及安全防护措施。

一、化学治疗的概念

广义的化学治疗由德国 Ehrich 于 1909 年首先提出，是指病原微生物、寄生虫所引起的感染性疾病以及肿瘤采用化学治疗的方法，简称化疗。理想的化疗物应对病原体、寄生虫和肿瘤有高度选择性，而对机体的毒性很小。从狭义上讲，化疗多指对于恶性肿瘤的化学药物治疗。

二、化学治疗临床应用的四种方式

1. **晚期或播散性癌症的全身化疗**

对于此类患者，除了化疗外，通常缺乏其他有效治疗方式，常常一开始就采用化学治疗，近期的目标是取得缓解，这种化疗，被命名为"诱导化疗"。开始即采用口服或静脉给予化疗药物，其中，平阳霉素、甲氨蝶呤可以肌内注射。

2. **辅助化疗**

辅助化疗是指在采取有效的局部治疗（手术或放疗）后，针对可能存在的微转移癌灶，为防止复发转移而进行的化疗。如即使成功地切除了原发乳腺癌、结肠癌或其他原发肿瘤及区域性淋巴结，患者仍有高危复发的可能，而肿瘤一旦复发，化疗常难以治愈，因此，强调复发前进行有效的辅助化疗具有重要的临床意义。辅助化疗的原则：①应选择有效的化疗药物；②肿瘤已被手术或放疗清除；③术后应尽早化疗；④应给予患者可耐受的最大化剂量；⑤化疗应持续一定时间；⑥化疗应间断进行，尽可能减少免疫抑制的发生。

3. **新辅助化疗**

新辅助化疗又称为起始化疗，指临床表现为局限性肿瘤，可用局部治疗手段者，在手术或放疗前先使用化疗；是肿瘤治疗的第二个对策。常采用新辅助化疗的肿瘤有：软组织毒瘤、骨肉瘤、膀胱癌、喉癌、食管癌以及晚期局限性乳腺癌。新辅助化疗目的：

（1）希望化疗后局部肿瘤缩小，从而减少切除范围，缩小手术造成的伤残，甚至可考虑保守外科治疗或放疗代替外科手术。

（2）新辅助化疗可以避免体内潜伏的转移灶，在原发灶切除后 1～7 天内体内肿瘤总量减少的情况下而加速生长。

（3）使手术中肿瘤细胞活力减低，不宜播散入血。

（4）可以避免体内残留的肿瘤，在手术后因凝血机制加强及免疫抑制而易转移。

（5）化疗可清除或抑制可能存在的微小转移灶，从而改善预后。

（6）术前化疗可以帮助筛选对肿瘤有效的化疗方案。

但是新辅助化疗能否提高肿瘤患者的长期生存率，至今尚不清楚。而且新辅助化疗往往只用 2～3 个周期，而不同肿瘤患者的化疗敏感性不同，因此，手术后仍需给予辅助化疗。另外，需要说明新辅助化疗也存在一些潜在的缺点：① 如果术前化疗无效，部分肿瘤可能会进展而导致手术不能切除；② 术前化疗可通过改变肿瘤界限或使组织学上阳性结节变为阴性而使肿瘤的病理分期模糊不清，从而对化疗结果的判断产生混乱；③ 新辅助化疗的临床效果可能会导致医师进行不适当的保守治疗等。因此，新辅助化疗更应严格掌握其适应证。

4. 特殊途径的化疗

（1）胸腔内、腹腔内及心包腔内化疗用于治疗癌性渗液，5-FU、阿霉素及顺铂尤适用于腹腔内使用。

（2）通过腰椎穿刺鞘膜内腔给药，或在头皮下埋植 **Omaya** 药囊，可将抗癌药持续注入脑脊液。常用于治疗脑膜瘤、白血病或淋巴瘤，以及其他实体瘤的中枢神经系统侵犯。

（3）动脉插管化疗，如颈外动脉分支插管用于头颈癌及颅内肿瘤的治疗、肝动脉插管用于原发性肝癌或肝转移的治疗、支气管动脉灌注化疗药物治疗肺癌等。

（4）膀胱腔内治疗。

（5）将抗癌药物制成脂质微球，使药物更集中到达肿瘤靶点。

三、国内护理人员化学治疗的防护现状

目前，我国化学药物治疗在临床上得到了广泛应用，特别是妇科，有的肿瘤（如绒毛膜癌）对化疗十分敏感，单纯化疗便可达到治愈的目的，因此，在病房中化疗的使用日益增多。然而，我国却没有完善的防护制度出台，护理人员对自身的防护也没有引起足够的重视。据调查显示，50.9%的护理人员前臂被毒性药物污染，而手则高达 58.8%。据另一项调查显示，107 间肿瘤病房仅有 6.54%的病房对化疗药进行集中式管理，即在医院设置静脉液体配制中心，有专职护士在专业防护的情况下配制药物。依照国际权威机构制订的规定来看，我国无防护设备的病房占总体病房的 77.57%，有垂直层流生物全柜的病房占防护设备病房的 17.7%。另外，在操作过程中戴口罩的占 100%，而在操作过程中戴手套的只有 71.03%，其中戴乳胶手套占 50.46%，戴聚乙烯手套的有 12.14%，而按标准内层戴聚乙烯外层戴乳胶手套的只有 8.41%。另外，戴护目镜的只有 0.93%，穿防护衣的虽有 12.15%，但所穿的隔离衣多由棉布制成，渗透性强，不符合防护要求。对化疗废弃物进行处理的则有 77.57%使用了不符合规定的敞口容器。这些都显示了目前我国对接触化疗药物的护理人员缺乏应有的保护。

四、化学治疗的危害

护理人员在配制化疗药物过程中或者在打开粉剂安瓿及抽取瓶装药液时，均可出现肉眼看不见的含有毒性微粒的气体溶胶或气雾逸出。这些气雾通过皮肤接触、呼吸道吸入和经口吞食进入护理人员体内，也可以通过胎盘运转，造成胚胎或胎儿宫内接触。甚至从患者排泄物中排出的药物也可能因为处理不当而损害护理人员健康。多数抗癌药为细胞毒制剂，抗癌作用属非选择性，在破坏患者异常细胞的同时，也破坏人体的正常细胞。所以化疗药物具有毒性、致畸性、致突变性和致癌性。护理人员在不断接触过程中，可导致白细胞异常、免疫力下降，同时流产、早产、畸胎的发生率比普通人群增高。

五、化疗药物的危险因素及途径

（一）危险因素

专业人员在接触化疗药物过程中，如果操作不慎或因为长期接触均可造成对人体的潜在危险。因此，必须了解可能导致化疗药物污染的危险因素。

1. **药物准备和使用过程中可能发生药物接触的情况**

（1）从药瓶中拔出针头时导致药物飞溅。

（2）使用针头、针筒或过滤膜转移药物导致药物溢出。

（3）打开安瓿时，药物粉末、药液、玻璃碎片向外飞溅。

（4）从针筒或排气管中排气。

（5）连接管、输液器、输液袋、输液瓶、药瓶的渗漏和破裂导致药物泄露。

（6）更换输液管道时发生药物泄露。

（7）针筒中药物过多（绝不能超过容积的3/4）。

（8）溶解瓶中的药物时未减压，拔针时造成部分药物喷出。

2. **操作注射过程中可能发生药物接触的情况**

（1）针头脱落，药液溢出。

（2）玻璃瓶、安瓿等在运输过程中或使用中容器破裂后药物溢出。

（3）护士在注射过程中意外损伤自己。

3. **废弃物丢弃过程中可能发生药物接触的情况**

（1）丢弃被细胞毒物污染的材料，如药瓶、安瓿、静脉输液管、输液瓶、输液袋等。

（2）处理体液或排泄物，如血液、尿液、粪便、呕吐物、腹腔积液、胸腔积液、汗液等。

（3）处置吸收或污染了接受细胞毒药物治疗患者体液的被服或其他织物，如衣物、床单、被褥、桌布、抹布等。

（4）清除溅出或溢出的药物。

（二）污染途径

护理人员主要通过以下几种途径接触药物。

1. 直接接触

配制药液或给药过程中药物直接接触皮肤和眼，包括外伤，如针刺。

2. 呼吸道吸入

操作不慎导致药物溢出，或正常配药形成含有细胞毒微粒的气溶胶或气雾散发到空气中经呼吸道吸入。

3. 消化道摄入

接触化疗药物后未能彻底洗手就进食，直接进食受污染的药物及饮料等，使用受污染的食物容器，在被化疗药物污染的环境中进食、饮水、吸烟、化妆，这些情况均可导致化疗药物经口摄入。

六、接触化疗药物的安全防护规则

化疗药物的危害性已引起广泛重视，为了减少护理人员备药及处理化疗物品过程中的接触计量以达到防护目的，需要遵循两个原则：① 医院工作人员尽量减少不必要的与化疗药物的接触；② 尽量减少化疗药物对环境的污染。根据以上两个原则，国内外学者制订了护理人员职业保护的安全防护规则。

（一）加强护理人员职业防护教育

加强肿瘤专业人员的培训，提高其对化疗药物潜在危险的认识，制订合理的防护措施，使护理人员全面掌握并规范化疗防护操作程序，并增强防护意识。

（二）在生物安全操作柜内备药

1. 生物安全操作柜作用原理

生物安全操作柜是一种特制的垂直层流装置，使用此操作柜配制化疗药物，可以防止含有药物微粒的气溶胶或气雾对操作者的危害，使之达到安全处理化疗药物的防护要求。生物安全操作柜作用原理：

（1）该设施采用垂直层流装置，使空气在操作台内循环过滤，通过台面下的过滤吸附器充分过滤和吸附药物的微粒及空气中的尘粒，以保持洁净的备药环境。

（2）由于操作台内形成负压状循环气体，从而在操作者与操作台之间形成空气屏障，防止柜内污染空气外溢。

（3）同时在操作台侧面有一排气孔，内装有吸附剂，可吸附溢出的药物微粒，防止污染气体排入大气。

2. 生物安全操作柜防护作用

根据上述原理，该设备符合二级生物安全要求并可达到以下防护作用：
① 保护操作者及环境在备药和处理废物时不受药物微粒气溶胶或气雾的污染。
② 备药环境无微粒物质（包括生物的），防止药物被污染。
③ 保护维修人员在常规检查、更换附件或修理污染滤器时的安全。

（三）改善医疗器具、防护设施

为避免护理人员在接触化疗药物时由于操作不慎而造成潜在危险，遵照化疗防护原则，建议临床采用合适的保护材料及适宜的制剂和包装。

1. 保护材料

（1）手套：应使用无粉乳胶手套，厚度大于 0.007 mm，手套的厚度和接触药物的时间决定手套的通透性，手套的通透性会随着时间的增加而增大，通常每操作 60 分钟或遇到手套有破损、刺破和被药物污染时需要更换手套；如果操作者对乳胶过敏，可以换用腈纶制手套，或戴双层手套，即在乳胶手套内戴一副 PVC 手套；同时，在戴手套之前和脱手套之后都必洗手。

（2）工作服：工作服应由非通透性、无絮状物的材料制成，前面完全封闭，袖口必须加长，并且应该可以卷入手套之中，最好是一次性可丢弃的；配制药物过程中及给药时必须穿工作服。

（3）眼和面部的保护：在配制药物及给药时均应戴面罩，以预防药物喷溅到眼和面部，使用气雾剂或喷雾剂时也应有保护，普通眼镜不能提供足够的保护。

2. 制剂的要求

（1）提倡使用无排气管的软包装输液袋，防止有毒气体排到空气中。

（2）建议药厂根据临床化疗药物应用剂量不同，生产多种剂量的制剂，简化专业人员的配制过程。

（3）化疗药物的制剂尽量用瓶装，药品标签要详细注明药物的性质及其警示等。包装应安全可靠，运送时应采用无渗透性密封装置并注明特殊的标志，防止运输药物过程中打破药瓶药物溢出。

（四）药物处理中心化

国外学者已经提出，如果要保证临床在使用化疗药物过程中达到安全防护，必须将化疗药物处理中心化。采用集中式管理，即由经过培训的专业人员在防护设备齐全的化疗配液室负责所有化疗药物的配制及供应。这样才能实施比较有效而经济的防护措施，并利于废弃物的集中管理，以将污染缩小到最小范围，有利于职业安全和环境保护。

（五）从事化疗的护理人员在妊娠及哺乳期避免直接接触化疗药物

临床研究发现，低浓度化疗药物的接触可以引起流产、胎儿死亡、畸形及染色体基因突变。如果孕妇及母亲不加保护地接触化疗药物，也会给胎儿及儿童带来潜在的危害。因此，护理人员在此期间应及时调离化疗科室或安排其从事非化疗性质的护理工作。

（六）加强化疗废弃物的处理

化疗废弃物的管理是化疗防护的重要环节，妥善处置废弃物有利于医院环境及医务人员的保护。临床明确规定化疗药物废弃物必须与其他物品分开放置，并密闭存放在有特殊标记的特制的防渗漏的污物袋中，统一焚烧处理，以达到细胞毒物的灭活及废弃物处理中心化。

总之，在接触处理化疗药物过程中存在一定的危险性，但只要施行认真规范的防护措施，这种危险可以降到最低，达到职业防护作用。

七、接触化疗药物的操作规程

（一）配制药物前的准备

（1）应在生物安全操作柜内配制疗药物，配制前启动紫外线等进行柜内操作区的空气消毒，需 40 分钟，以保持洁净的配制环境。

（2）配制前用流动水洗手，戴一次性口罩、帽子、面罩，穿工作服外套、一次性防渗透隔离衣。操作过程中从呼吸道吸入化疗药物的危险性较大，因此，必须戴有效的一次性防护口罩。

（3）有些化疗药物对皮肤有刺激作用，并通过接触皮肤直接被皮肤吸收，因此，操作时必须选择合适的手套。研究结果表明，乳胶手套具有弹性，使用时手套被牵拉变薄，出现一些小孔，因此，防渗透性差，只有聚氯乙烯手套具有防护作用，但由于其使用时不能很好地贴紧皮肤，导致护士操作不便。因此要求戴双层手套，即在聚氯乙烯手套外再戴一副乳胶手套。在操作过程中，一旦手套破损应立即更换，使之保持有效的防护效果。

（4）操作台面应覆盖一次性防渗透性防护垫，当因操作不慎发生药液溢出时，方便护士清洁，减少药液污染台面。操作过程中一旦污染应立即更换防护垫或于一整天的配制结束后更换。

（二）配制药物的操作规程

（1）严格执行无菌技术操作原则，以防药液污染给患者造成不良后果。

（2）在割锯安瓿前应轻弹其颈部，使附着的药粉降至瓶底。掰开安瓿时应垫纱布，可避免药粉、药液玻璃碎片四处飞溅，并防止划破手套。

（3）掰开粉剂安瓿溶解药物时，溶媒应沿瓶壁缓慢注入瓶底，等药粉浸透后再搅动，防止粉末溢出。

（4）瓶装药液稀释后立即抽出瓶内气体，以防瓶内压力过高药液从针孔处泄出。从药瓶中吸取药液后，先用无菌纱布或棉球裹住瓶塞，再撤针头，防止拔出针头的瞬间药液外溢。

（5）最好使用带过滤网的注射器。

（6）稀释瓶装药液及抽取药液时还可以采用双针头抽取药液方法，以排出瓶内压力防止针栓脱出或药液溢出而造成的污染。双针头抽取药液法步骤如下：

①溶药前，先经瓶塞插一个有过滤装置的排气针头，再将带有溶媒注射器的针头以 45～60° 插入瓶塞，沿瓶壁注入溶液。溶药时排气针头必须保持在液面上。

②晃动药瓶促使药物充分溶解前，用无菌纱布覆盖排气针头。

③抽取药液时，插入带有注射器的针头，然后倒转药瓶，必须使排气针头保持在液面以上，再抽取药液。

④抽吸药液完毕，将注射器内空气排至瓶内后再拔针。

（7）抽取药液应采用一次性注射器，并应注意抽出药液以不超过注射器容量的 3/4 为宜，防止针栓从针筒中意外滑落。

（8）避免挤压、敲打针头和针筒，以防药物液滴的产生。

（9）丢弃注射器无须将针帽套上，应立即丢入防刺容器中，以防针头刺伤。

（10）药物配制完毕，在标签上注明药物名称、剂量及警示语，如化疗药物，小心轻放等。

（11）配制好的药液应放置于封闭的塑料袋中。

（12）在完成全部药物配制后，须用 75% 的乙醇擦拭操作柜内部和操作台台面。

（13）配置过程中使用过的废弃物应统一放于生物安全柜内的一次性防刺容器，或置于污物专用袋中封闭，以便集中处理。

（14）操作完毕，脱去手套后用流动水和洗手液彻底洗手并进行沐浴，减轻药物毒性作用。

（15）个人的防护器材脱卸后应放置于准备区域内的防渗漏的容器内，操作人员不得穿戴个人防护器材走出准备区域。

（三）静脉给药的操作规程及注意事项

（1）化疗药物应由经过专门培训的注册护士给药。

（2）核查医嘱，三查七对，确保正确给药。

（3）静脉给药时护士应戴一次性口罩、帽子、穿防护衣，做好个人防护并洗手戴手套。

（4）静脉滴注药液时应采用密闭式静脉输液法，注射溶液以软包装输液为宜，避免污染气体从排气针头溢出，也利于液体输入后污染物品的处理。

（5）操作时确保注射器及输液管接头处衔接紧密，以免药液外漏。

（6）静脉给药时若需排气，应用无菌棉球放于针头周围，以免药液外溢造成污染。

（7）静脉给药时若需从滴管加入药物，必须先用无菌棉球围住滴管开口处再行加药。其加药速度不宜过快，以防药液从管口溢出。

（8）静脉给药结束后，应将针头内残余药物抽回针筒，以免药物外溢。

（9）保持注射器针头和针筒的完整性，一并放入防刺防渗漏的废弃物容器中统一处理。

（10）操作完毕脱掉手套后，用洗手液及流动水彻底洗手。

（四）化疗药物的转运

（1）转运之前需完善化疗药物包装，并放在无渗透性的密闭装置中，表明警示标志进行转运。

（2）转运人员需了解药物的危险性及药物外溅的处理方法，一旦遇到药物外泄，立即按程序予以处理。

（3）不使用容易造成药物渗出的输送方式。

八、化疗防护措施

（一）设立化疗药物配制室

为强化化疗药物使用过程中的安全防护措施，有条件的医院应设立专门的配制室，以便集中管理达到药物处理中心化。此配制室要求分为操作间及缓冲间，以使药物污染缩小到最小范围。对于配制区域有如下建议与要求：

（1）药品配制区域只允许授权的员工进入。

（2）在配制药物区域的入口应有醒目的标识，说明只有授权的员工才能进入。

（3）在配制区域内，尽量减少或避免频繁的物流及人员流动，以避免将生物安全柜内的药物带入周围环境。

（4）在储存药物的区域内，应有警告标识，提醒配制细胞毒药物时应该注意的防护措施。

(5) 在配制区域内禁止进食、饮水、吸烟、嚼口香糖、化妆和储存物品。
(6) 在配制区域内应张贴皮肤及眼不慎接触化疗药物后的处理过程。
(7) 在药物配制区域内应有水池，最好有冲洗眼的喷头，也可准备生理盐水以备紧急冲洗眼。
(8) 所有细胞毒药物都应在生物安全柜中配制。
(9) 配制细胞毒药物时应严格规范操作。操作间内除了备有生物安全柜外，还应配备一次性口罩、帽子、一次性防渗透隔离衣、聚氯乙烯手套、乳胶手套、一次性注射器、防护垫、污物专用袋及封闭式污物桶等。如果医院内没有专门的化疗药物配制室，仍在病房内自行备药，则应选择僻静处操作，而且房间需有良好的通风设备，以减少对病室环境的污染，在配制药物期间，该房间不作他用。如果没有生物安全操作柜，建议应用有机玻璃作隔离屏幕，操作者除采用一般防护设备，尚应戴防护目镜及有效的防护口罩，避免操作者被药物污染，以达到安全防护的效果。

（二）专业人员配备

操作室内应配备 1～2 名经专业训练的中年护士负责配制药物。他们应定期体检：包括肝、肾功能，白细胞及血小板等指标测定，一旦出现不良反应征象，立即进行人员调整，使其危险降到最低程度。

九、抗癌药物污染处理防护规程

（一）操作者不慎接触药物的处理方法

(1) 操作者立即脱去手套，用大量清水冲洗双手。
(2) 眼内溅入化疗药物后，用大量清水或生理盐水持续冲洗 5 分钟。

（二）处理患者排泄物的防护规程

(1) 操作人员应戴手套和穿防护服。
(2) 当预计有可能发生液体溅出或溢出时，应使用护目镜。
(3) 手套被污染后应立即丢弃。
(4) 工作服被污染后应立即丢弃。
(5) 冲刷患者的排泄物后应反复用水冲洗，至少 2 次；若需保存尿液，应置于有盖的集尿瓶中。
(6) 医院内必须设有污水处理装置。

（三）化疗药物溢出的防护规程

1. 小量溢出的处理

(1) 小量溢出：是指在安全生物柜以外体积小于 5 ml 或剂量小于或等于 5 mg 的溢出。
(2) 正确评估暴露：在有溢出环境中的每一个人，如果工作人员的皮肤或衣服直接接触到药物，必须立即用肥皂和清水清洗被污染的皮肤。
(3) 溢出药物的具体处理方法：① 穿好制服，戴上两副无粉末的乳胶手套，戴上面罩；② 如果溢出药物产生汽化,则需要戴上呼吸器;③溢出的药物用吸收性的抹布吸取和擦去,固体药物应用湿的吸收性抹布擦拭;④用小铲子将玻璃片收拾起来并放入防刺破的容器中;⑤防刺破的容器、抹布、吸收垫和其他被污染的物品都放置于细胞毒药物专用垃圾袋内;⑥药物溢出的地方应用清洁剂反复清洗3遍,再用清水清洗;⑦穿戴好个人防护器材,将反复使用的物品用清洁剂清洗2遍,再用清水冲净;⑧将放置细胞毒药物污染物的垃圾袋封口,再放入另一个放置细胞毒废物的垃圾袋中,所有参加清除溢出物的人员的防护服应丢置在外层的垃圾袋中;⑨外面的垃圾袋也应封口并放置于细胞毒废弃专用一次性防刺容器中;⑩记录相关信息,包括药物名称、溢出量、溢出发生的原因、处理过程、参加处理的人员名单、告知相关人员注意药物溢出等。

2. 大量溢出的处理

(1) 大量溢出是指在生物安全柜以外体积大于 5 ml 或剂量大于 5 mg 的溢出。

(2) 如果溢出的细胞毒药物会产生气雾或出现汽化现象,必须佩戴呼吸器处理。

(3) 轻轻将吸收药物的抹布或垫子覆盖在溢出的药物上,直至完全吸收干净。

(4) 大量细胞毒药物的溢出必须由经过培训的人员清除。注意:①必须穿戴好个人防护用品,包括里层的乳胶手套、鞋套、外层操作手套、面罩、眼罩或者防溅眼镜;②轻轻将浸湿的垫子或湿毛巾覆盖在粉状药物上,防止药物弥散到空气中,应将其完全清除干净;③将所有被污染的物品放入细胞毒物专用垃圾袋中密封;④药物完全去除后,用清水冲洗被污染的地方,再用清洁剂清洗3遍,清洗范围从小到大进行,清洁剂用清水冲洗干净;⑤用于清洁的物品放置于细胞毒药物专用垃圾袋中密封;⑥将放置细胞毒药物污染物的垃圾袋封口,再放入另一个放置细胞毒废物的垃圾袋中,所有参加清除溢出物的员工的防护服应丢弃在外层的垃圾袋中;⑦外面的垃圾袋也应封口并放置于细胞毒废弃专用一次性防刺容器中;⑧记录相关信息,包括药物名称、溢出量、溢出发生的原因、处理过程、参加处理的人员名单、告知相关人员注意药物溢出。

(何依群)

第二节　化学消毒剂的职业危害与防护

消毒是避免医院交叉感染的重要措施,对病区环境的消毒,抢救仪器的保养、清洗,医疗垃圾的灭菌、处理等需要用到各种化学消毒剂,其中大部分消毒剂对皮肤黏膜有不同程度的刺激作用。护理人员作为消毒剂的最常使用者,如果在实际工作中不注意个人防护,可造成不同程度的职业损伤。为保护医院护理人员自身的职业健康,在使用化学消毒剂过程中必须加强护理人员的主动防护。

一、消毒剂的种类

消毒剂是指用于杀灭传播媒介上病原微生物,使其达到无害化要求的制剂。它不同于抗生素,在防病中的主要作用是将病原微生物消灭于人体之外,切断传染病的传播途径,达到控制传染病的目的。人们常称它们为"化学消毒剂"。

（一）按其作用水平分类

可分为灭菌剂、高效消毒剂、中效消毒剂、低效消毒剂。

1. 灭菌剂

可杀灭一切微生物使其达到灭菌要求的制剂。包括甲醛、戊二醛、环氧乙烷、过氧乙酸、过氧化氢、二氧化氯等。

2. 高效消毒剂

指可杀灭一切细菌繁殖体（包括分枝杆菌）、病毒、真菌及其孢子等，对细菌芽孢也有一定杀灭作用，达到高效消毒要求的制剂。包括含氯消毒剂、臭氧、甲基乙内酰脲类化合物、双链季铵盐等。

3. 中效消毒剂

指仅可杀灭分枝杆菌、真菌、病毒及细菌繁殖体等微生物，达到消毒要求的制剂。包括含碘消毒剂、醇类消毒剂、酚类消毒剂等。

4. 低效消毒剂

指仅可杀灭细菌繁殖体和亲脂病毒，达到消毒要求的制剂。包括苯扎溴铵等季铵盐类消毒剂、氯己定（洗必泰）等二胍类消毒剂，汞、银、铜等金属离子类消毒剂及中草药消毒剂。

（二）按其化学性质分类

最常用的化学消毒剂按其化学性质不同可分为九大类。

1. 含氯消毒剂

是指溶于水产生具有杀灭微生物活性的次氯酸的消毒剂，其杀灭微生物有效成分常以有效氯表示。次氯酸相对分子质量小，易扩散到细菌表面，并穿透细胞膜进入菌体内，使菌体蛋白质氧化导致细菌死亡。含氯消毒剂可杀灭各种微生物，包括细菌繁殖体、病毒、真菌、结核分枝杆菌和抗力最强的细菌芽孢。这类消毒剂包括：无机氯化合物，如次氯酸钠、含氯石灰、漂粉精、氧化磷酸三钠；有机氯化合物，如二氯异氰尿酸钠、三氯异氰尿酸、氯胺等。无机氯性质不稳定，易受光、热和潮湿的影响，丧失其有效成分，有机氯则相对稳定，但溶于水后均不稳定。其杀灭微生物作用明显受使用浓度、作用时间的影响，一般说来，有效氯浓度越高、作用时间越长、消毒效果越好；pH值越低消毒效果越好；温度越高杀微生物作用越强；但当有机物（如血液、唾液和排泄物）存在时消毒效果可明显下降，此时应加大消毒剂使用浓度或延长作用时间。但是高浓度含氯消毒剂对人呼吸道黏膜和皮肤有明显刺激作用，对物品有腐蚀和漂白作用，大量使用还可污染环境。因此，使用时应详细阅读说明书，按不同微生物污染的物品选用适当浓度和作用时间，一般说来，杀灭病毒可选用有效氯 1 g/L，作用 30 分钟。此类消毒剂常用于环境、物体表面、食具、饮用水、污水、排泄物、垃圾等消毒。

2. 过氧化物类消毒剂

由于此类消毒剂具有强氧化能力，各种微生物对其十分敏感，可将所有微生物杀灭。这类消毒剂包括过氧化氢、过氧乙酸、二氧化氯和臭氧等。它们的优点是消毒后在物品上不留残余毒性，但是由于化学性质不稳定需现配现用，使用不方便，且因其氧化能力强，高浓度时可刺激、损伤皮肤黏膜，腐蚀物品。其中过氧乙酸常用于被病毒污染的物品或皮肤消毒，一般消毒物品时可用 5 g/L；消毒皮肤时可用 2~4 g/L，作用时间为 3 分钟。在无人环境中可用于空气消毒，用 2% 的过氧乙酸喷雾（按 8 mL/m³ 计算）或者加热过氧乙酸（按 1 g/m³ 计算），作用 1 小时后开窗通风。二氧化氯可用于物品表面消毒，浓度为 0.5 g/L，作用 30 分钟。

臭氧也是一种强氧化剂，溶于水时杀菌作用更为明显，常用于水的消毒，饮用水消毒时加臭氧量浓度为 0.5~1.5 mg/L，水中余臭氧量 0.1~0.5 mg/L 维持 10 分钟可达到消毒目的，水质差时，应加大臭氧加入量，其质量浓度为 3~6 mg/L。

3. 醛类消毒剂

包括甲醛和戊二醛。此类消毒剂为活泼的烷化剂，作用于微生物蛋白质中的氨基、羧基、羟基和巯基，从而破坏蛋白质分子，使微生物死亡。甲醛和戊二醛均可杀灭各种微生物，其对人体皮肤、黏膜有刺激和固化作用，并可使人致敏。因此，不可用于空气、食具等消毒。一般仅用于医院中医疗器械的消毒和灭菌，且经消毒或灭菌的物品必须用灭菌水将残留的消毒液冲洗干净后才可使用。

4. 醇类消毒剂

最常用的是乙醇和异丙醇，它可凝固蛋白质，导致微生物死亡，属于中效水平消毒剂。它可杀灭细菌繁殖体，破坏多数亲脂性病毒，如单纯疱疹病毒、乙型肝炎病毒、人类免疫缺陷病毒等。醇类消毒剂杀灭微生物的作用亦可受有机物影响，而且由于易挥发，应采用浸泡消毒，或反复擦拭以保证其作用时间。醇类常作为某些消毒剂的溶剂，而且有增效作用，常用 75%。据国外报道，75% 乙醇对病毒有良好的灭活作用。近年来，国内外有许多复合醇消毒剂，这些产品多用于手部皮肤消毒。

5. 含碘消毒剂

包括碘酊和聚维酮碘，它们赖以卤化微生物蛋白质使其死亡，可杀灭细菌繁殖体、真菌和部分病毒。可用于皮肤、黏膜消毒，医院常用于外科洗手消毒。一般碘酊的使用浓度为 20 g/L，聚维酮碘的使用浓度为 3~5 g/L。

6. 酯类消毒剂

包括苯酚、甲酚、卤代苯酚及酚的衍生物，常用的煤酚皂，又名来苏儿，其主要成分为甲基苯酚。

7. 环氧乙烷（EO）

又名氧化乙烯，属于高效消毒剂，可杀灭所有的微生物。它是一种消毒灭菌效果较好的低温化学消毒剂，常温下穿透作用良好。由于穿透力强，对大多数物品无损害；常将其用于皮革、塑料、医疗器械、用品包装后的消毒或灭菌，可用于精密仪器、贵重物品的消毒；由于对纸张色彩无影响，常用于书籍、文字档案材料的消毒。从 20 世纪 50 年代起，开始用于医院消毒。目前，发达国家 EO 灭菌已占灭菌总量的 52.2%。

8. 其他

此外，还有双胍类和季铵盐类消毒剂，它们属于阳离子表面活性剂，具有杀菌和去污作用。医院里一般用于非关键物品的清洁消毒，也可用于手消毒，将其溶于乙醇可增强其杀菌效果。由于这类化合物可改变细胞膜的通透性，常将它们与其他消毒剂复配以提高其杀菌效果。

二、消毒剂的危害

消毒剂使用不当，可造成以下危害。

1. 可伤及人体组织器官

各种消毒剂对人体皮肤和黏膜均有不同程度的刺激性。在暴露配制和使用中，能刺激人的口腔、眼、鼻、呼吸道、肺部等，致使这些组织和器官受损，引起皮肤过敏、灼伤，出现黏膜瘙痒、红肿、干燥、脱皮症状或造成鼻炎、眼炎、咽炎及刺激性干咳、胸闷等病症。这些损伤和病症的程度与消毒频率、消毒剂的浓度呈正相关。

2. 可导致人体正常菌群失调

人体的正常菌群有维护组织器官生理活性，形成生物膜保护屏障，防止致病菌侵入的作用。如果过多滥用消毒剂，可造成人体多种有益细菌死亡，从而破坏定居在各腔道内正常微生物构成的生物膜保护屏障，给外来致病菌的侵入打开方便之门，造成难以治疗的二重和多重感染。

3. 可产生细菌的耐药性和变异

滥用消毒剂与滥用抗生素一样，会导致微生物菌群产生抗药性和细菌变异，使消毒剂的灭菌功效明显降低，甚至毫无作用。尤其是在细菌反复接触亚致死量消毒剂的情况下，其耐毒变异的概率大增，抗消毒剂菌株将大量繁衍，化学消毒方法可能会出现无计可施的尴尬局面。值得注意的是，在各种综合性因素的影响下，由于医院内不合理使用抗生素和过多使用消毒剂，已成为各种耐药菌株生长的最佳培养环境。

4. 可造成自然环境损害

含氯消毒剂的使用能在环境中生成有机氯化物，这种物质已被证实具有致癌、致畸、致突变的恶性作用。有的消毒剂在使用中还可能产生有害物质，对生物和环境影响极大。由于消毒剂的酸性较高、氧化性较强，过量使用可对花草树木、土壤造成损害。有部分消毒剂由于对空气和水的污染，从而间接影响人体健康。有的消毒剂腐蚀作用强，使用不当则可造成生活物资的损坏。

三、接触化学消毒剂时的应对措施

（1）大量吸入化学消毒剂时，应迅速从有害环境中撤到空气清新处，更换被污染的衣物，洗手和其他暴露皮肤，如大量接触或有明显不适应尽快到专科就诊。

（2）皮肤接触化学消毒剂时，应立即用大量流动清水冲洗，用淡肥皂水清洗；如果皮肤仍有持续疼痛或刺激症状，应在冲洗后去专科就诊。

（3）眼沾染化学消毒剂时，应立即用流动清水持续冲洗。冲洗时睁开眼，边冲洗边向各方向转动眼球；冲洗时要小心，不要让含污染物的冲洗水流入未受污染的眼内。如果双眼沾染，也可把面部浸入盛有大量清水的盆里，睁开眼球，摆动头部，以稀释和冲洗出眼内残留的化学物质。一般冲洗 5~15 分钟，如仍有严重的眼部疼痛、畏光、流泪等症状，应尽快就诊检验治疗。

四、化学消毒剂的防护措施

（一）使用化学消毒剂的防护原则

（1）选用消毒剂必须同时考虑消毒效果和对人、物品和环境的安全性。在达到消毒效果的前提下，尽量减少化学消毒剂的使用量。必须改变用量越大、浓度越高、使用次数越多，消毒效果越好的错误观念。

（2）了解所使用消毒剂的性质，正确选用；按照消毒技术规范和生产商建议的方法使用。

（3）当对环境消毒时，除操作人员外，应保证环境中无其他人。

（4）消毒场所通风系统运行良好。

（5）正确使用个人防护装备。

（6）熟练操作，简化步骤，尽量避免直接接触，减少接触时间，防止中毒与损伤。

（7）消毒后尽量去除残留，以减轻可能引起的腐蚀等毒副作用。

（8）提倡使用性质稳定、对环境和人体损伤较小的环保型消毒剂。

（9）制订消毒剂泄漏与人员暴露的应急预案。

（二）人员管理

（1）进行化学消毒剂操作的各类人员必须接受相关培训，掌握不同消毒剂的使用方法和注意事项。

（2）环境中其他人员在不可避免接触消毒剂时，必须采取防护措施。

（三）化学消毒剂储存、运输时的防护要点

（1）多数消毒器应在常温下于荫凉处避光密闭保存；部分消毒剂易燃易爆，保存时应远离火源，如过氧化氢、环氧乙烷和醇类消毒剂等。过氧乙酸、过氧化氢等性质不稳定的消毒剂，使用单位不宜过多储存。

（2）容易相互发生反应的消毒剂不能在同一房间储存。

（3）储存库房应通风良好，人员进入前应先通风一定时间。

（4）储存容器外表要有明显的标识。避免使用酒瓶、饮料瓶盛装消毒剂，以免误用。

（5）运输液体、气体消毒剂时，应采用适当的容器，防止破裂泄露；易燃易爆品应当避免剧烈振荡。

（6）在消毒剂库房操作及运输、消毒过程中的人员也应注意防护。

（四）化学消毒剂配制时的防护要点

（1）消毒剂的配制应由专人负责。

（2）配制消毒剂时应注意个人防护，穿工作服，带防护手套、口罩，必要时穿防腐蚀隔离衣或围裙，戴防护眼镜等。

（3）配制时动作轻柔，防止消毒液溅洒。

（4）配制容器应适当，应保证容积足够，耐消毒剂腐蚀，带密封盖，并有明显的标识。

（5）消毒剂浓度要配制准确，现配现用。

(6) 不可随意将不同消毒剂或清洁剂混合配制使用。

（五）采用不同方法消毒时的防护要点

1. 浸泡消毒法

（1）设有专用浸泡容器，应保证容器足够、耐消毒器腐蚀并带密封盖，有明显的标签。

（2）将物品浸没时戴手套、口罩操作，动作轻柔，防止消毒液溅洒。

（3）作用至规定时间后，取出所消毒物品用清水冲净，晾干。

2. 擦拭消毒法

（1）戴手套、口罩，必要时穿围裙，操作时动作要轻柔。

（2）在作用至规定时间后，用清水将消毒物体擦净。

3. 普通喷雾和气溶胶喷雾消毒法

（1）消毒场所应处于无人状态，并将室内不耐腐蚀物品、食品、餐（饮）具及衣被等物移出，或用塑料膜覆盖。

（2）消毒人员应戴口罩、帽子和防护眼镜，必要时戴防毒面具。特别注意防止消毒剂气溶胶进入呼吸道。

（3）喷雾后作用至规定时间，打开门窗或排风系统充分通风。物体表面用清水擦拭。

4. 熏蒸消毒法

（1）准备合适的加热源（如酒精炉、电炉、电磁炉等）和耐热耐腐蚀容器，并做好防火防漏电措施。

（2）消毒时消毒场所应处于无人状态，并将房间内不耐腐蚀物品、食品、餐（饮）具及衣被等物移出，或用塑料膜覆盖。

（3）配制适量消毒液，掌握熏蒸时间。

（4）如果人员在消毒过程中进入房间，必须戴防毒面具等高效过滤防护器具。

（5）熏蒸后作用至规定时间，打开门窗或排风系统充分通风。

（六）消毒剂泄漏和人员暴露时的处理

1. 现场初步处理及报告

发生消毒剂泄漏和人员暴露时，有关单位和人员在现场初步处理后应及时报告职业卫生安全管理办公室。

2. 高浓度消毒剂大量泄漏的处理

（1）严格限制无关人员接近污染区。

（2）处理人员佩戴适当的个人防护装备，切勿直接接触泄漏物。

（3）如在室内，应引入新鲜空气，但注意防止高浓度挥发物扩散至其他环境。

（4）在确认安全的情况下，移走所有热源。

（5）在确认安全的情况下，设法阻止或减少泄漏物蔓延、扩散，如使用沙土等惰性物围堵泄漏物，避免流入下水道或其他密闭空间；沙土等吸收泄漏物后，存放于有盖的合适容器内，移至指定地点进一步处理。

(6) 彻底清洗残留物，清理现场。

3. 化学消毒剂暴露后处理

(1) 大量吸入、皮肤接触、眼沾染情况的处理同上述防护措施。

(2) 误服：少量未吞下者，用清水漱口。吞下者，对成年人应立即口服不超过 200 ml 的牛奶，可多次服用。也可服用生蛋清 3~5 个。一般不要催吐、洗胃。含碘消毒剂中毒可立即服用大量米汤、淀粉浆等。若误服量较大，或出现严重胃肠道症状者，初步处理后立即就诊。

(3) 其他暴露情况采取相应对症处理。

（七）废弃消毒剂的处理

(1) 使用消毒剂前计算好用量，按需储存和配制，防止过期失效，产生过多废弃消毒剂。

(2) 未使用消毒剂如超过有效期时间较短，可在配制时相应增加用量，但必须进行浓度检测，达到规定浓度方可使用。消毒剂过期时间较长，浓度很低而无法进行有效消毒时，可适当稀释、中和或降解后排放。

(3) 使用后的废气消毒剂适当稀释、中和或降解后排放。

(4) 任何人不得将各种消毒剂随意弃置。

（方　圆）

第三节　医用气体的职业危害与防护

一、医用气体类别和正确使用

医用气体是辅助治疗、抢救患者生命必不可少的。其种类很多，主要有氧气、负压吸引、压缩空气、笑气、氮气、二氧化碳、混合气体、氩气等。

1. 氧气

氧气用于改善人体内缺氧及与其他混合气体做特殊治疗用。氧气必须符合医用氧标准。氧气气源主要有三种形式，即气态氧、液态氧、制氧机。

2. 压缩空气

压缩空气主要做气钻、气锯的动力源等，同时也用于呼吸机的动力源，以及与别的气体混合供治疗用，所以必须无油、清洁、无味。压缩空气气源由中心站集中供给，压缩空气站主要由下列主要设备组成：无油空气压缩机、干燥器、过滤器气罐、电控单元及冷却设备等。

3. 笑气

笑气（N_2O）也称氧化亚氮，为无色、有微甜味气体，固态时为无色立方结晶状。能够溶于乙醇、醚、浓硫酸和水。能助燃，高温时是强氧化剂。加热高于 500 ℃ 时开始分解为氮和氧。它与 H_2、NH_3、CO 或某些可燃物的混合物加热时可发生爆炸。不能与水、酸和碱反应，也不能被氧气氧化。单独或与氧气混合作为妇产科、外科的麻醉剂，也用作防腐剂、制冷剂、助燃剂、烟雾喷射剂等。

在手术过程中如需要对患者进行麻醉，可通过麻醉机调节好氧气与笑气的比例供给患者吸入体内，通过体内功能器官的作用输送到全身而麻醉神经，以达到无痛的目的。当患者手术结束后减去笑气，进行吸氧，用氧气来置换残留在体内的笑气成分，患者很快就能苏醒过来，而且在体内不会留下任何残留物，不留后遗症。因此，笑气是一种理想的麻醉剂。

4. 氮气

氮气在手术室里主要用于高速气钻、气锯的动力源。氮气是一种没有生命危险、不带来交叉感染因素的安全气体，但一个密闭手术室内大量使用氮气，散发在空间，会降低空气含氧量，对室内工作人员带来危害。

5. 混合气

混合气主要有两种，一种是二氧化碳与氧气混合成碳酸气，主要利用二氧化碳收缩血管减少血管内气泡，使血管内的血液流通畅快；另一种是氦气与氧气的混合，用于气喘和和气道狭窄等疾病，有缓解作用。

6. 氩气

氩气主要用于氩气刀的保护，手术过程中减少出血量。

废气回收排放装置是洁净手术室内一个很重要的设施，用以保障手术室内空气品质良好。如果没有这一装置，患者呼出的带有麻醉混合气体的残留气体将会危害医务工作人员。废气回收接口设置在吊塔或备用终端上。废气排放动力源一般有两种方式：一种是利用低压大流量的负压泵做动力源，一般情况下以一套系统负责3～5个手术间为宜，但利用负压泵方式会受到手术间投入使用量变化、泵的启动停止等的变化而不稳定；另一种是射流法，利用射流原理产生负压动力将废气排放出去，根据患者情况调节好后就不会变化，因为各个手术间是独立的不受其他手术间和系统的干扰，这是一种比较稳定、理想、方便的废气回收排放方式。

二、医用气体的危害

医用气体的危害主要包括两大方面：其一，气体储存、运送或使用过程中，操作不当导致的爆炸事故；其二，手术室麻醉废气排放系统不完善，对护理人员造成身心健康方面的危害。

麻醉废气主要是指恩氟烷（氨氟醚）、异氟烷（异氟醚）。手术室护士因其工作环境的特殊性，长期暴露于麻醉废气的环境中。美国职业健康委员会要求，单独使用各种吸入式麻醉时，其空气污染水平不应超过 $2.5×10^{-6}$ ppm。麻醉废气的短时间吸入可引起护理人员头痛、注意力不集中、应变能力差、心情烦躁等；长时间使用麻醉废气，在护理人员体内蓄积后，可以产生心理行为改变、慢性遗传学影响以及对生育功能的影响等。

三、医用气体危害的防护措施

（一）建立医用气体中心供应系统

中心吸引系统和中心供氧系统对于医院来说，是最基本的、必须的和重要的装备之一。1995年5月1日，由国家医药管理局发布实施的《医用中心供应系统通用技术条件》，成了医院建设医用气体中心供应系统的行业标准。医用气体中心供应系统有以下优点：

1. 能够提供安全可靠的优质气体

病房和手术室的供氧和真空吸引是必不可少的。氧气对于多种疾病都有辅助疗效，是生命支持的必需品。因此，供应优质的氧气就显得非常重要。中心供氧系统输出的氧气压力稳定，并经过多道过滤后，再提供给患者呼吸。真空吸引对外科手术室患者特别重要，如脑外科气管切开的昏迷患者需要间断性地、频繁地抽吸渗出液体和痰液，某些腹部手术患者也需要抽吸渗出液体，中心真空吸引系统能够不间断地提供稳定的负压。中心供氧系统具有两套气源，两套气源之间可以自动切换（或手动切换），保证了氧气不间断地供应。中心真空吸引系统同样具有两台真空泵，真空泵由电控柜管理，自行启动和关闭，始终使系统保持在规定的负压范围内。两台真空泵能够自动切换（或手动切换）。

2. 避免人为污染

没有中心供氧系统的医院，当患者需要吸氧或者实施真空吸引时，必须将氧气钢瓶和电动吸引机直接搬入手术室或者病房。钢瓶和吸引机又不能进行真正意义上的消毒和灭菌，势必污染治疗区域，极有可能导致患者感染。采用中心供氧系统后，阻断了感染环节。

3. 提高效率

采用中心供氧系统后，不但免除了人员搬运物品的劳动，而且争取了时间。对于危重患者的抢救，能给医护人员腾出更多的必需空间，同时杜绝了吸引机的噪声，有利于医护人员集中精力进行操作。

（二）设立麻醉废气回收排放装置

2000年10月1日，由国家卫生部主编、经建设部和国家发展计划委员会批准的《医院洁净手术部建设技术规范》中，明确提出了"洁净手术部必须设氧气、压缩空气和负压吸引3种气源和装置"，根据各个医院的实际需要，在手术室设立"氧化亚氮、氮气、氩气源以及废气回收排放装置等"。一般来说，医院管理部门可采取以下措施控制麻醉废气的回收和排放。

(1) 建立完好的排放系统，增加麻醉废气排放设备。
(2) 使用密闭性良好的麻醉机，控制好泄露和污染的每个环节。
(3) 改善手术室的通风条件，将麻醉机的废气连接管道通至室外，或装置麻醉废气吸收器，将泄露的麻醉废气排放至室外。
(4) 根据麻醉种类安排手术间。
(5) 手术过程中，吸引管道应跟着电刀走，避免局部产生过多的烟雾。
(6) 腹腔镜手术前，严格检查气腹机与二氧化碳容器及衔接处，防止二氧化碳泄露。
(7) 合理安排护理人员轮岗，减少人员滞留污染环境的时间。
(8) 合理安排孕期和哺乳期护理人员的工作，减少其接触麻醉废气的机会。

（何依群）

第九章 物理性职业危害与防护

医院物理性职业危害包括机械性损伤、噪音污染、锐器伤害、辐射、温度与湿度等，主要来源于临床诊断、治疗、护理、消毒灭菌等过程。护理工作是脑力与体力相结合的繁重劳动，护士随时处于抢救的应急状态、争分夺秒的快节奏工作状态，体力消耗巨大。在高强度、高压力、高要求的工作环境下，护士面临的物理性职业危害尤为突出，给其健康造成严重的危害。

第一节 锐器伤的职业危害与防护

锐器伤是指一种由医疗利器，如注射器针头、缝针、各种穿刺针、手术刀、剪刀、碎玻璃、安瓿等造成的意外伤害，造成皮肤深部的足以使受伤者出血的皮肤损伤。锐器伤是医院内常见的一种职业伤害，是导致护理人员发生血源性传播疾病最主要的职业因素。护理人员因接触注射器、输液器等医疗锐器机会多而成为医院锐器伤发生率最高的职业群体。护理人员发生锐器伤的潜在危险因素有：对锐器伤的防范意识薄弱、缺乏标准预防知识、不良的个人操作习惯和不良的工作环境等。因此，应严格执行消毒隔离制度和操作规程，充分利用各种屏障防护用具和设备，减少各种危险行为，加强防范措施的管理，从而降低锐器伤的发生率。

一、概 述

（一）职业性锐器伤概况

在美国，医务人员每年约发生80万次针刺或其他锐器刺伤，其中16000次可能被人类免疫缺陷病毒（HIV）感染的针刺伤，被乙型肝炎病毒（HBV）和丙型肝炎病毒（HCV）感染的针刺伤的例数更多。英国每年约发生超过10万例锐器伤，德国估计每年约发生50万次锐器伤。护理人员锐器伤的发生率国外为52%，我国护理人员锐器伤的发生情况远高于西方发达国家，约为65%，年人均被针刺伤率2.8~3.5次，其中注射后针头处理中的刺伤占刺伤总数的62.7%，被空心针刺伤占92.5%。

（二）有关职业性锐器伤的安全法规

美国的职业安全管理目前走在世界的前列，对职业性针刺伤持续关注。美国国会于2001年引入并通过《针刺伤安全及预防法案》，该法案明确要求各医疗场所必须使用安全产品，以减少工作人员的职业暴露，视一切患者的血液、体液和排泄物为感染源，接触时必须采取防护措施。目前，美国已拥有1000多项防针刺伤安全产品的专利项目。欧洲于1994年4月通过的有关法律规定，医院应为工作人员免费提供疫苗接种以预防HBV感染。我国亦建立了锐器损伤的管理和报告制度，并提出了预防要求，专门成立了预防锐器伤害管理组织，为实施锐器伤害管理提供了良好的保障。

二、职业性锐器伤的分类

1. 按器具分类

安瓿占 59.2%，注射器针头占 13.2%，玻璃注射器占 11.5%，头皮针占 6.5%，刀片占 5.5%，剪刀占 2.6%，套管针占 1.5%。

2. 按受伤的部位分类

左手食指占 39.2%，右手食指占 35.3%，左手掌心占 5.9%，右手掌心占 4.6%，左手拇指占 4.3%，右手拇指占 4.1%，其他部位占 6.6%。

3. 按受伤的程度分类

未出血占 3.3%，皮肤刺伤出血占 69.1%，深层刺伤大量出血占 20.7%，肌腱损伤占 6.9%。

三、发生锐器伤的原因分析

（一）护士方面

1. 护士的观念

除了工作粗心、技术不熟练、操作不规范外，对锐器伤的认识不足也是发生锐器伤不可忽视的原因。已有资料显示，因职业而引起的感染针刺损伤占 80%，被感染需要的血量非常少，如感染乙肝只需 0.4 μL；每毫升感染乙肝病毒的血液中含有 1 亿个乙肝病毒微粒。每毫升感染艾滋病病毒（HIV）的血液中含有成千上万的 HIV 病毒微粒。发生锐器伤接触患者时感染 HBV 的概率为 6%～30%，HCV 的概率为 3%～10%，HIV 的概率为 0.2%～0.5%。所以护士应认识到发生锐器伤会造成多大的危害，可能会感染上经血液传播疾病的概率有多少，在思想上引起足够的重视。

2. 护士的工作行为

如将用过的静脉留置针的针芯不做毁形处理就扔进污物袋里，一次性注射器针头用过以后随便丢弃；手术室护士将缝合针、手术器械在器械上摆放不规整及器械传递不规范等，这些都与锐器伤的发生有着密切的联系。部分护士有将用过的针头双手回套针帽的习惯，据调查显示，此动作在护士被针刺伤的原因中占 80%。医疗垃圾未分类处理，堆放在一起让护理员分类处理，一方面护理员在处理过程中容易受伤；另一方面造成锐器被捡漏，在垃圾搬运过程中刺伤工人。

3. 意外损伤

手术室工作中常使用的锐利器械较多，如刀、剪、针、钩等，传递频繁极易造成自伤或误伤他人。调查指出，约有 11.7%的手术室工作人员有意外的血液直接接触史，术中意外针刺伤、刀割伤，污血溅到皮肤或眼内。护士拔针时方法不正确，或没有及时处理拔出的针头，随手放置一边造成意外伤害。供应室或临床的治疗班护士、护理员在刷洗医疗器械时也容易受伤。所以必须强调护士的规范操作，正确传递器械，包裹好锐器，减少意外伤害。

4. 心理疲劳

护士每日精神高度紧张，若遇有重、急症及复杂手术、重大抢救等情况时更加明显，尤其是夜班护士,要独立完成繁重的工作,有时需要同时处理好几项事情,容易在忙乱中发生锐器伤。加之护士人力普遍配置不足,工作量、工作压力大,易出现身心疲惫,导致操作时精力不集中,造成误伤。

(二)患者方面

在急诊或监护室,经常遇到醉酒患者、精神病患者或有精神症状的 ICU 综合征患者,由于这类特殊患者已丧失了正常的理智,他们要么动手打人,要么骂人或说一些离奇的怪话相威胁,使得护士在操作过程中紧张、害怕,导致操作失误而刺伤自己。有的则在护士操作过程中,患者出乎意料突然反抗而导致针头、刀片误伤护士。

(三)医院管理方面

医院管理方面存在不足:如防护设备提供不足,因考虑医疗成本而限制手套的使用。如果一个被血液污染的钢针刺破一层乳胶手套或聚氯乙烯手套,医务人员接触血量比未戴手套时可能减少 50% 以上。这一数据有力证明,在操作及处理针头时戴手套的重要性;未开展相关的安全防护教育,对新护士没有做相关的培训;未引进具有安全防护的一次性医疗用品(带自动毁形装置);废弃物的处理要求不规范,有调查显示,因一次性物品毁形时造成的损伤占锐器伤的 21.7%,如要求护士将用过的注射器针头、输液器针头毁形、浸泡,然后再捞出来装盒,许多护士就是在这些环节中被扎伤的。为此,应减少非护理工作,如毁形环节中护士的损伤。

四、职业性锐器伤的危害

目前已证实有 20 多种病原体可通过锐器伤接触传播,其中最常见的、威胁最大的是 HBV、HCV、HIV。污染的针头、刀片或其他医疗器械刺伤是最常见的职业伤害,可导致工作人员的血液暴露,有发生 HBV、HCV、HIV 感染的风险,二者相关性较大,特别是 HBV 的传染性更强。针刺伤时,只需 0.004 ml 带有 HBV 的血液就足以使受伤者感染。被 HIV 血液污染的针头或利器刺伤皮肤会有 0.3% 感染的危险,被 HCV 污染的钝器伤而感染 HCV 的比例为 1.8%。护理人员是发生针刺伤造成经血液传播疾病的高危职业群体。

锐器伤除了给受伤者带来机体上的伤害外,另一个不可忽视的危害是给受害者带来心理上的影响。这种影响可能是严重而持久的,尤其是 HIV 阳性的患者血液或分泌物污染所致的锐器伤,多数受害者都会产生中度或重度的悲观绝望情绪。此外,对患者感染状况的不确定也会加重医护人员的心理负担。

五、护理人员职业性锐器伤的防护措施

虽然护理人员在工作中被锐器伤害是不可避免的,而美国疾病控制中心(CDC)的评估表明,有 62%~88% 的锐器伤害是可以事先预防的。因此,严格执行消毒隔离制度和操作规程,充分利用各种屏障防护用具和设备,减少各种危险行为,加强防范措施的管理,是能够降低锐器伤发生率的。护士职业安全的关键点:建立防护制度,进行职业安全教育,提高自我防护意识,做好预防接种,使用安全工具,规范操作行为,完善防护措施。

1. 加强护理人员职业安全教育,提高自我防护意识

加强教育,对护士进行安全工作技术、方法的专门培训至关重要。教育内容包括:预防注

射锐器伤指南、锐器伤的危害、原因及防护对策；锐器伤的处理；锐器伤后的报告制度；熟悉医疗锐器的安全使用，正确处理使用过的注射器等，提高护士对锐器伤害的认识，树立标准预防的理念，纠正护士受伤后的侥幸心理，使其重视和配合锐器伤处理，提高护士预防锐器伤的自觉性。同时结合医院及科室的特点，进行锐器伤危险因素的评估，增强护士的防护意识。

2. 规范操作行为，执行安全操作标准

规范操作行为是降低锐器伤发生率，确保护士职业安全的重要环节。

(1) 接触患者的血液、体液时，应视所有的血液、体液具有传染性，在实际操作中应自觉采取防护措施，如戴手套、口罩、帽子，穿隔离衣等。

(2) 护理操作过程中，应光线充足，并特别注意防止被针头、缝合针、刀片等锐器刺伤或划伤。

(3) 打开玻璃安瓿时，用棉球垫于安瓿与手指之间，用力均匀适当。

(4) 进行注射、抽血、输液等操作时，应特别小心，以免刺伤别人或自己。操作后安全处理针头，改掉徒手分离针头或将扔下的针头重新插到输液管等不良操作行为；不给针头套帽，一定要套回时，请应用单手套法，禁止双手回套针帽。

(5) 患者使用过的锐器，在传递中应用金属容器盛放传到，不可用手直接传递。

(6) 针头或锐器在使用后立即扔进耐刺的锐器收集箱中，收集箱要有牢固的盖子和箱体锁定装置，有明显的生物危险品警告标志。

(7) 应采用持物钳持物，不可用手直接接触使用过的针头、刀片。任何时候都不用弯曲、损伤的针器，绝对不要用手处理破碎的玻璃。

(8) 给不配合的患者注射或输液时应有他人帮助。

3. 加强职业防护管理，完善相关制度

医院感染管理科人员应重视锐器伤对护理人员损害的严重性，建立完善的监测系统、锐器伤的报告及反馈制度。目前一些国家已建立了卫生人员锐器伤的检测网络，通过专门软件，对所监测到的数据进行分析，了解高危人群、高危操作及高危产品等信息，不但可以为政府部门制订控制和预防措施提供流行病学资料，而且将这些信息及时反馈给护理人员，可提高他们的安全意识，减少锐器伤的发生。

4. 改进医疗设备，完善防护设施

安全工具的使用能有效降低锐器伤的发生。因使用的安瓿易碎、断端锐利及铝盖边缘毛糙，导致掰安瓿和铝盖割伤的发生率最高。应改进制造工艺，选择有利于操作安全的产品，如采用移液器、配备专用毁形器、真空采血管及无针连接系统等，采用先进的预防针刺伤的护理用具，使用带有保护设计的针头，如自动套帽的静脉导管、安全型注射器（自动回缩针头）等，以预防锐器伤的发生。

5. 严格管理医疗废弃物

提供随手可得的符合国家标准的锐器物收集器，严格执行医疗垃圾分类标准。锐器不应与其他废物混放，在操作处置场所设置特定的锐器收集箱，锐器用后应稳妥安全地置入锐器盒内，锐器盒应有大小不同的型号。大的放在锐器废物较多的地方（如手术室、注射室、治疗室）。锐器盒进口处要便于投入锐器，与针头相连接的注射器可能会一起丢弃，所以容器应可一起处理针头和注射器。锐器盒应具有如下特点：① 防漏防刺，质地坚固耐用；② 便于运输，不易倒出或泄露；③有手柄，手柄不能影响使用；④有进物孔缝，进物容易，且不会外移；⑤有盖；⑥在装入 3/4 容量处应有"注意，请勿超过此线"的水平标志；⑦当采用焚烧处理时应可焚化；⑧标以适当的颜色；⑨用文字清晰标明专用字样，如"锐器收集盒"；⑩底标以国际标志符号，如"生物危险品"。分散的污物袋要定期收集集中。废物袋应每日运出病房或科室，无标志的废物袋不应搬出，而且应保证安全，防止泄露。封好的锐物容器或圆形废物桶搬出病房或科室之前应有明确的标志，便于监督执行。清运工人应戴较厚的专用长手套搬运垃圾，防止被锐器所伤。

6. 科学合理地安排护理工作及人力资源

护理管理者应从护士安全的角度出发，科学地合理编配各病区的护理人员。护士长应采取科学的弹性排班、轮班的方法，为护士提供宽松的工作环境和丰富多彩的文化生活，提供减轻压力和放松精神的技巧培训。同时关注护理人员的劳动防护问题，为临床护理人员提供计划免疫，对乙肝表面抗原阴性者，接种乙肝疫苗可有效预防 HBV 的感染。

7. 加强护理人员健康管理

护理人员在工作中发生锐器损伤后，应立即做好局部处理，再根据情况进行防治。建立护士健康档案，定期为护理人员进行体检，并接种相应的疫苗，如定期注射乙肝疫苗。建立损伤后登记上报制度；建立医疗锐器伤处理流程；建立受伤工作人员监控体系，追踪伤者健康状况，降低感染发生率。因为护士在发生皮肤锐器伤时有可能产生焦虑、紧张，甚至悲观、恐惧心理，特别是被乙肝、丙肝、艾滋病患者血液、体液污染针头刺伤时，其表现的心理问题更为明显，所以相关管理层领导应积极关心伤者，及时有效地采取预防补救措施，同时做好伤者的心理疏导，以增强护士战胜恐惧、战胜疾病的信心。

8. 理解患者，增进合作

对易激惹或缺乏理性控制的患者，护士应体谅和宽容他们的行为，尽职尽责，不计较患者的躁狂和过分行为，尽量与其交谈和沟通，使患者对其产生信任感，表现出顺从与合作，从而达到治疗的目的。为不合作的患者做治疗时容易发生锐器伤害，必须有其他人协助，护士之间互相配合，尽量减少锐器误伤自己或患者。

总之，只要护理管理者和护士本人高度认识到锐器伤的危害程度，建立相关的规章制度加以防护，全面启动护士职业安全教育和培训，严格执行各种操作规程，纠正各种危险行为，护士集中精力专注工作，在使用、运输、回收一次性医疗锐器的各个环节中，所有相关人员都养成良好的习惯，就能大大降低护士因锐器伤而感染血源性疾病的机会，从而更有效地做好护士的职业防护。

六、护理人员职业性锐器伤的紧急处理

（一）锐器伤后伤口的紧急处理

护理人员一旦发生锐器伤，应保持镇静，及时采取以下措施防止病原体经伤口传播。

1. 挤压

立即从近心端向远心端挤压受伤部位，尽可能挤出损伤处的血液，相对减少污染的程度。

2. 冲洗

立即用流动水和消毒肥皂液反复冲洗皮肤，用生理盐水冲洗黏膜。

3. 消毒

用碘酒等皮肤消毒液擦涂伤口,并用密闭无菌敷料包裹伤口。

4. 报告

立即向医院感染管理委员会报告并明确病原体,以确定是否需要接受 HIV、HBV、HCV 等血源性疾病的检查和随访,确保在第 6 周、第 3 个月、第 6 个月、第 12 个月(根据其危险性大小)接受跟踪检测,并填写意外损伤报告,详细记录在案,其内容至少包括该锐器的名称、型号、事故发生的地点和原因。

5. 检测

尽早检测抗体,并依据免疫状态和抗体水平采取相应的处理措施,充分利用安全有效的生物制品,以避免或减轻可能造成的后果。对暴露源不明者按阳性病例处理。

(二)锐器伤后预防性治疗方案

若病原体不明确或病原体已确诊为 HIV、HBV、HCV,均应依据卫生部制订的条例采取预防措施。

(1)对于 HBV 易感者受到 HBV 污染的锐器伤后,应在 24 小时内注射乙肝免疫球蛋白,同时进行血液乙型肝炎表面抗原的检测,阴性者皮下注射乙肝疫苗 10 μg、5 μg、5 μg(0 个月、1 个月、6 个月)。

(2)病原体是 HIV,被刺伤者应在 2 小时内使用齐多夫定(叠氮胸苷),定期追踪。

(3)丙型肝炎病毒暴露后的预防性治疗:α2 干扰素,300 万单位/(次·日),皮下注射,连续 3 天,定期追踪。

(冯 玉)

第二节 电离辐射的职业危害与防护

凡能引起物质发生电离的辐射称为电离辐射,如 X 射线、γ 射线、α 射线、β 射线等。电离辐射可由人工辐射源产生,也可来自自然界的宇宙射线及地壳中的铀、镭、钍等。医护人员接触电离辐射主要是在使用射线发生器和放射性核素时。电离辐射对机体危害的临床表现为电离辐射损伤效应及急性、慢性放射病。

一、电离辐射的来源

当今电离辐射广泛应用于医疗照射实践,医护人员接触电离辐射分外照射和内照射两种方式,前者的特点是机体脱离或远离辐射源,辐射作用即停止;后者是放射性核素进入机体,在体内产生辐射作用,其作用直至放射性核素排出体外,或经 10 个半衰期以上的衰变,才可忽略不计。

使用射线发生器,如加速器、X 射线、γ 射线、骨科手术"C"形臂床边摄片机等医用设备的使用;使用放射性核素,如放射性核素、放射性诊断试剂等使用、介入治疗手术的开展等。

(1)来自于医学诊断过程中,如 X 射线摄片、造影检查、各种定位与介入检查、核医学检查等。

(2) 来自于医学治疗过程中，如γ射线治疗机、介入治疗、放射治疗等。

二、影响电离辐射危害的因素

1. 辐射的物理特性

辐射的电离密度和穿透力是影响辐射危害的重要因素。X射线和γ射线穿透力较强，尤其是高能X射线和γ射线具有强大的穿透辐射作用。α粒子电离密度大，但穿透性低，因此，主要危害是内照射。

2. 剂量和剂量率

剂量愈大，生物效应愈强。剂量率（单位时间内机体受到的照射剂量）愈大，生物效应也愈大。

3. 照射面积

照射面积愈大，辐射生物学效应愈明显。

4. 机体因素

机体组织对辐射的敏感性与其细胞分裂活动成正比，与分化程度成反比。机体腹部对照射的反应最强，其次是盆腔、头颈、胸部和四肢。淋巴组织、骨髓、性腺、胚胎等对射线高度敏感。

三、电离辐射对机体的危害与临床表现

（一）电离辐射损伤效应

电离辐射所致的放射性损伤效应可分为随机效应和肯定效应两类。随机效应指放射损伤的发生概率与辐射剂量大小有关，而损伤程度与剂量无关，且损伤效应无剂量阈值，如可遗传效应和致癌效应。肯定效应指当辐射剂量超过一定阈值时损伤效应发生概率将急剧增高，且损伤程度也随剂量加大而加重，如急性放射病等。

电离辐射生物学效应还可分为大剂量照射所致的急性效应、低剂量长期照射的慢性效应以及受照后发生的远期效应等。

（二）电离辐射对机体的影响

电离辐射的过量照射可致人体发生放射性疾病，放射性疾病包括：① 全身性放射性疾病，如急、慢性放射病；② 局部放射病，如急、慢性放射性皮炎等；③ 电离辐射所致的远期损伤，如放射线所致的白血病等。

（三）放射病

放射病是指一定剂量的电离辐射作用于人体所引起的全身性或局部性放射性损伤，临床上分为急性、亚急性和慢性放射病。放射性疾病属我国法定职业病。

1. 外照射急性放射性病

是指短时间内一次或多次受到大剂量照射，吸收剂量达到1 Gy以上所引起的全身性疾病。

多次见于核事故、放射性治疗和核爆炸等。其病程时相性明显，有初期、假愈期、极期和恢复期。外照射急性放射病按临床表现特点可分为：

(1) 骨髓型 (1~10 Gy)：最为多见，主要引起骨髓等造血系统损伤。临床表现为白细胞数减少、感染、出血。其病程时相特征明显。

(2) 胃肠型 (10~50 Gy)：表现为频繁呕吐、腹泻、水样便或血水便，可导致失水，并常发生肠麻痹、肠套叠、肠梗阻等。

(3) 脑型 (>50 Gy)：受照后，短时出现精神萎靡，很快转为意识障碍、共济失调、抽搐、躁动和休克。

急性放射病可根据明确的大剂量照射史，结合临床表现和实验室检查，依据《外照射急性放射病诊断标准》(GBZ104—2002) 给予诊断。急性放射病视病情损伤程度，采取消毒隔离、抗感染、抗出血以及全身支持性治疗。

2. 外照射亚急性放射病

是指人体在较长时间（数周到数月）内受电离辐射连续或间断较大剂量外照射，累积剂量大于 1 Gy 时所引起的全身性疾病。造血功能障碍是其基本病变，以造血组织破坏、再生障碍、骨髓细胞异常增生、骨髓纤维化等主要病理变化。

亚急性放射病治疗原则是保护和促进造血功能恢复，改善全身状态，预防感染和出血等并发症。

3. 慢性放射病

指较长时间内连续或间断受到超剂量当量限值 (0.05 Sv) 的外照射所引起的全身性损伤。慢性放射病多见于长期从事放射工作人群。其主要临床表现为类神经病、自主神经功能紊乱、血液造血系统改变以及消化功能障碍、生育功能受损等。除全身性放射病外，患者可伴有局部放射性损害，如放射性皮肤损害、辐射性白内障等。

慢性放射病的诊断需在查明接触史和个体受照射水平基础上，综合分析体格检查结果，排除其他疾患，依据《外照射慢性放射病诊断标准》(GBZ105—2002) 进行诊断。

慢性放射病患者应及时脱离射线工作，积极治疗，定期随访（每 2 年 1 次）。

四、电离辐射的防护措施

辐射防护的基本任务是：在保护环境、保障从事辐射工作的人员和公众以及他们后代的安全和健康的前提下，允许进行可能产生辐射照射的必要活动。辐射防护主要是时间、距离、屏障三要素，受照剂量可以通过缩短受照时间、增加与放射源的距离、增加受照射者和放射源之间的屏障物厚度来减少。目前，医用放射的发展使得医用放射防护成为影响面最广、重要性最强的工作。

认真执行辐射防护三原则：① 任何照射必须有正当的理由；② 辐射防护的最优化配置；③ 遵守个人剂量当量限值的规定。

（一）辐射防护基本方法

1. 时间防护

受照剂量与时间成正比，受照时间延长 1 倍，受照射剂量就增加 1 倍。因此，一切人员都应减少在辐射场内停留的时间。工作人员在操作前应做好充分准备，操作中技术熟练、准确、迅速以尽量缩短检查时间。特殊情况下，工作人员不得不在大剂量照射下工作时，应严格限制操作时间，使受照射剂量控制在规定的限值以下。

2. 距离防护

距离放射源越远，受照射剂量越小，放射源强度随距离平方成反比减少，距离增大1倍，剂量就减少到1/4。故在不影响工作质量的前提下，尽量延长人员与放射源的距离。透视曝光时除术者及主要助手，其他人员应远离，避开X射线放射源。

3. 屏蔽防护

屏蔽室外照射防护的主要方法。屏蔽防护是指放射源和人员之间放置能有效吸收放射性的屏蔽材料，如利用铅板、钢板或水泥墙屏蔽，从而衰减或消除射线对人体的损害。屏蔽防护是防御辐射危害的重要措施，一旦屏蔽防护的材料的厚度达不到屏蔽的铅当量时，辐射危害性就增加。常用个人屏蔽防护用品有：防护帽，防护头部；铅眼镜，保护眼晶状体；防护颈套，保护甲状腺；防护手套；各种防护围裙，用于屏蔽胸部、腹部和性腺；各种防护衣，用于屏蔽整个躯干、性腺及四肢的近躯干段。

（二）放射学中的放射防护

1. 一般性防护

（1）固有安全防护为主与个人防护为辅：固有安全防护是指X射线机本身的防护性能和X射线机房内的安全防护设施，X射线机的固有安全防护性能是X射线防护的最重要环节。个人防护作为一种辅助手段，以弥补固有安全防护不能解决的问题。

（2）X射线检查、治疗室防护要求：治疗室的设置必须充分考虑周围环境的安全；治疗室必须有观察治疗的设备，如电视或观察窗；治疗室应装设供紧急中止辐射和应急开启治疗室门的设备；门外安设工作指示灯和"当心电离辐射"的警告标志；治疗室内应保持良好的机械通风或自然通风，换气次数一般每小时3～4次。

2. 工作人员防护

（1）工作人员应佩戴剂量检测器，每月报告一次个人接触的辐射剂量。

（2）工作人员应执行防护规章制度，穿铅衣、戴铅围领和防护眼镜。随时调整遮线器，尽量缩小照射野，严禁工作人员身体任何部位进入照射野。

（3）定期进行防护检查，工作人员每月检查血常规1次，每月系统体检1次。

（4）适当增加营养，增加室外活动，避免过于劳累。合理排班，严格休假管理。

3. 患者防护

（1）在不影响诊疗的前提下，缩小透视野，减少无效X射线。

（2）对患者的非曝光部位采取防护措施，特别是青少年和儿童的生殖器部位，可用铅物质遮盖，避免不必要的损害。

（3）较复杂的放射操作时，应对患者进行剂量测量，避免发生放射损伤。

（4）公众成员的防护：应对慰问及探视正在接受医疗诊断或治疗的患者的个人所受照射加以约束，使他们在患者诊断检查或治疗期间所受剂量不超过5 mSv。如果探视者是儿童，其所受剂量应限制在不超过1 mSv。

（三）核医学中的放射防护

核医学工作人员使用放射性药瓶诊治疾病时，无论是配制剂、检测样品，还是对患者进行体外测量或护理，都存在着内、外照射的危害。

1. 放射性药物操作时的防护要求

（1）操作放射性药物时应在专门场所进行，使用前应有足够的屏蔽。

（2）给药用的注射器应有屏蔽，难以屏蔽时应缩短操作时间。

（3）操作放射性药物时工作人员应佩戴个人防护用品，并在衬有吸水纸的托盘内进行。操作放射性碘化物时应在通风橱内进行，操作者应注意甲状腺的保护。用完的药品及时封存，用过的器皿及时清洗去污。

（4）工作人员操作后离开工作室前应洗手，并做污染监测。从控制区取出的任何物件，均需进行污染检查。

（5）在控制区和监督区内不得进食、饮水、吸烟，也不得从事无关工作和存放无关物件。

2. 临床核医学治疗时的防护要求

（1）使用治疗量γ放射体药物的区域应划为控制区。用药后患者床边 1.5 m 处或单人病房应划为临时控制区。控制区入口处应有放射性标志，无关人员不得入内，患者也不应离开该区，以减少人员间的交叉照射。

（2）接受治疗的患者应使用专门便器、专用浴室及厕所。

（3）使用过的放射性药物的注射器、敷料，应执行污染物处理或执行放射性废物处理。

（4）治疗患者的被服等个人用品，使用后应作去污处理，并进行去污检查以符合规定的要求。

3. 有关公众成员的防护

（1）接受放射性核素治疗的患者必须住院，以减少患者对其家庭成员及其他公众的影响。

（2）在诊治用药后最初几小时内，尽量减少患者与家庭成员之间持续密切接触，以减少受照机会。

（3）基本安全标准要求，接受 131I 治疗的患者，在体内的放射性活度降至 400 MBq 之前不得出院。

（4）当给以治疗量的放射性药物后，在给予其体内最大活度高于 1.1×10^9 Bq 之前不得出院。

（5）向患者及家庭提供有关接触的防护指导，如劝告使用 γ 放射性核素治疗的患者在出院后的相当时间内不要拥抱儿童，或与家人密切接触；哺乳期接受治疗的患者，应停止哺乳等。

五、电离辐射伤害后的应急措施

（一）初步判断和分类

辐射事故后 24 小时内要对患者初步判定和分类。

1. 判定患者有无放射性污染

（1）用辐射探测仪检查体表有无污染。

(2) 对可能有体内污染者，采集鼻拭子、留 24 小时尿、留粪和抽血等备检。

(3) 对有外污染但病情稳定的患者，脱去衣服、温水洗浴、换洁净衣服后进入下一流程处理。对病情不稳定者，先稳定病情而后去污染。

2. 判定患者是否需要立即抢救

(1) 迅速检查患者的生命体征，对有生命危险的患者，应立即抢救。

(2) 对生命体征平稳的患者，仔细询问和记录主要症状。

(3) 全面体检。

(4) 迅速向上级汇报。

(5) 医学处理记录。

3. 对辐射损伤初步分类

根据初步的物理剂量、生物剂量和临床表现，对辐射损伤进行初步分类。

(1) 收集资料。

(2) 将有放射性核素污染的患者送至污染组处理。

(3) 将有烧伤、外伤的患者送至外科组处理，对生命体征不稳定的患者，立即进行抢救，待病情稳定后按放射性污染处理开放性伤口。

(4) 将全身或局部辐射损伤患者送至辐射损伤组处理，首诊医师根据事故经过、自觉症状、体格检查和实验室检查的结果做出初步诊断。

(5) 医学处理。

（二）放射性核素污染的应急处理

放射性核素的吸收很快，当离子状态或其他可溶状态的核素直接暴露在毛细血管网上，吸收更快。鼻黏膜和口腔黏膜是放射性核素容易进入的部位。所以当发生人体体表放射性核素污染时应尽快离开现场，测量污染程度，消除污染（去污），以达到防止或减轻放射性核素对皮肤的损伤及经呼吸道或皮肤伤口等途径侵入体内和防止污染扩散的目的。

1. 局部污染处理

用塑料布将非污染部位盖好，并用胶布把塑料布边缘粘牢。浸湿污染部位用肥皂水轻轻擦洗，并彻底冲洗；重复几次，并监测放射性的变化；每次的持续时间不超过 2~3 分钟。要避免过分用力擦洗。使用稳定核素溶液可增加去污效果。洗涤顺序：先轻污染部位后重污染部位，从身体上面到下面，特别注意皮肤皱褶和腔隙部位的清洗。

2. 全身污染处理

首先用毛巾、海绵等蘸温水和肥皂由上到下擦洗全身 2~3 次，可同时配制常用或专用去污剂擦洗，然后再淋浴。病情严重者，如情况允许亦可在抢救床、担架或手术台上酌情除污。反复进行浸湿—擦洗—冲洗，并观察去污效果。

去污时注意：手法要轻，避免擦伤皮肤；宜用温水（约 40 ℃），避免水温过高而增加皮肤对污染物的吸收，冷水又可使皮肤因毛孔收缩而将放射性污物陷入而影响去污；注意反复清洗毛发、外耳道、鼻腔、眼睑周围、指甲缝及会阴部等易残留放射性物质的部位，然后用温水冲洗；必要时剃除头发。

3. 眼污染处理

放射性落下灰尘常常随风吹入眼，或用污染放射性物质的手揉眼，造成眼的污染。全身清洗后，再用大量无菌生理盐水冲洗双眼；有异物时可用 0.5%丁卡因或 1%利多卡因滴眼液滴入双眼，待麻醉后用棉花擦拭除异物。用抗生素滴眼液滴入双眼，涂抗生素眼膏保护眼球。

4. 鼻腔和口腔的处理

鼻黏膜和口腔黏膜是放射性核素容易进入的部位。口腔或鼻腔污染时，应用生理盐水或2%碳酸氢钠溶液轻轻冲洗。鼻腔污染用棉花擦拭，剪去鼻毛。必要时向鼻咽部喷洒血管收缩剂或用生理盐水含漱口腔，可降低污染水平或放射性核素的吸收。

5. 外耳道的处理

全身清洗后，再用棉签伸入耳道，旋转擦净异物，清除耵聍；用 3 g/L 过氧化氢溶液清洗耳道。

6. 会阴部的处理

在脱去污染放射性物质的衣裤时易造成会阴部的二次污染，此时应进行全身冲洗，再剃除阴毛，然后再进行淋浴。

7. 污染伤口或创面的处理

在辐射事故所致复合伤中，开放伤口或热力烧伤创面常常沾染放射性物质，若不及时清除，这些放射性物质除可以造成局部损伤外，还可以吸收入血，造成更严重的损伤。因此，必须及时进行去污和清创。

在污染伤口或创面的四周用塑料布将非污染部位覆盖，并用胶布把塑料布边缘粘牢；用生理盐水反复冲洗；根据伤口情况考虑外科清创术。

8. 促进排泄和阻止吸收

确定患者体内有放射性核素污染后，虽然患者不一定处于危重状态，但应像对待急症患者那样，给予急救治疗。因为当放射性核素停留在进入体内的途径时，比较容易排出；吸收入血液后，排出就比较困难；如已沉积于组织或器官内，则排出更难。因此，争取在体内污染后 3 小时内开始紧急治疗极其重要。治疗的原则是减少吸收和加速排出。

可通过洗胃、服用温和的催吐剂和泻药来减少胃肠道的吸收；可用药用炭、普鲁士蓝（对铯）、含有制酸药的铝制剂（对锶）和硫酸钡吸附放射性物质，以加速放射性核素的排出。促排放射性核素时，既要减少放射性核素的吸收和沉积，又要防止促排措施可能给机体带来的不良反应，尤其应防止加重肾损害的可能性。

（三）医学登记和保存

对放射性污染及医学应急处理进行详尽登记，保存详细的医学处理记录，协助收集有关资料。辐射防护负责人员应提供有关事故类型、污染源与放射性核素种类以及受影响人员与环境剂量等方面的资料。目的是确定人员实际所受剂量，尽量减轻人员所受的损害。登记内容包括：①污染发生的日期、时间和地点；②污染的经过及污染源；③现场监测数据，包括生物样品的监测、污染范围和污染程度的监测，根据监测数据给出剂量；④医学处理情况，包括去污、促排治疗及实验室检查结果；⑤入院诊断意见，并建立医学应急处理档案。

（四）治疗

放射性损伤的临床治疗是一个复杂而困难的问题，尤其是事故性病例，应根据急性放射病的症状、体征和常规实验室检查结果确定救治方案。对危及生命的损害（如休克、外伤和大出血）应首先给以抢救处理。多数病例除皮肤损伤外，还伴有一定剂量的全身照射或者内脏损伤，有的伴有局部严重放射伤后引起全身反应。因此，在治疗过程中，应重视全身治疗和局部处理两个环节。

1. 全身治疗

全身治疗主要依据病情的轻重、病程的发展采取综合性治疗，除给予高蛋白质饮食、多种维生素外，还应根据病情发展的不同阶段采取相应措施。

对于伴有内脏损伤，早期应用肾上腺皮质激素对心、肺、胃肠道损伤有减轻水肿和渗出作用；早期应用改善微循环和心肌细胞的药物；对胃肠道损伤给予保护胃黏膜、解痉镇痛和止血的药物；丙种球蛋白及胎盘组织制剂等可以增强机体免疫力、促进坏死组织分离和肉芽组织生长。

2. 皮肤辐射损伤治疗

（1）红斑和干性脱皮：可对症治疗，其原则是保护局部，避免皮肤受刺激和再损伤。可用具有清凉作用的粉剂、油剂外用，用含有氢化可的松的洗剂或喷雾剂，可减轻伴有水肿的严重红斑症状。

（2）湿性脱皮的治疗：每天用辅料包裹和用抗菌溶液清洗，也可使用抗生素软膏。

（3）溃疡：建议将患肢在无菌环境中隔离，或每天用辅料包裹以及用抗菌溶液清洗溃疡。可能需要用镇痛药，慎用镇痛作用较强的吗啡类药物。在确定或怀疑有继发感染的情况下，应考虑局部或全身的抗生素治疗。

（4）坏死：应适时施行彻底的局部扩大切除手术，以各种组织移植的方法修复创面。手术切除的指征包括基底组织的严重破坏，即血管损伤、难以消除的疼痛和不可控制的感染等。

3. 脑型急性放射病

脑型急性放射病其病情极其危重，临床变化快，一般在照射后 2～3 天内死亡。故治疗是姑息性的，主要采用对症治疗措施，包括处理休克和缺氧，缓解疼痛和焦虑，给予镇静剂控制抽搐，减轻患者痛苦，延长生命。

4. 肠型急性放射病

肠型急性放射病病情危重，进展快，死亡早。对于偏重的肠型急性放射病，肠道损伤难以恢复，只能给予对症综合治疗，减少患者痛苦和延长生命。对于偏轻的肠型急性放射病其救治原则：早期应用可以减轻肠道损伤的药物；纠正脱水和水电解质紊乱，纠正酸碱平衡失调；积极抗感染等综合对症治疗；尽早实施造血干细胞移植，以便重建造血功能。

5. 骨髓性急性放射病

此型放射病的基本损伤是骨髓造血功能障碍，主要死亡原因是造血功能低下导致的感染、出血和代谢紊乱等并发症。治疗要点是：狠抓早期，主攻造血，防止多器官衰竭，度过极期和积极对症治疗。其治疗原则是：早期应用抗辐射药物，改善微循环；合理选用造血因子，促进造血功能恢复。根据各期特点，适度采用抗感染、抗出血、防止和纠正水电解质代谢紊乱等，综合对症支持治疗；对不能恢复自身造血功能的患者，应尽早实施造血干细胞移植。

第九章 物理性职业危害与防护

6. 心理损伤效应的处理

适当的社会心理救助服务可以帮助大多数人尽快消除不利的心理影响，同时也可分辨出少数因灾难冲击而有严重心理创伤的人。对心理应激损伤人员的治疗应简单，主要的治疗措施有：

（1）明确告诉他（她）的情况会很快好转：应激性精神损伤症状发生的早期很容易受来自外界的暗示的影响，给他（她）良性的暗示，让他（她）感到有很好的康复机会，通常有利于心理损伤效应的恢复。

（2）休息和充足的营养：即使是短时间的生理上的放松和休息，对心理上的康复也有很大的作用。一般不需要药物治疗。必要时可以使用小剂量催眠药。

（3）引导他（她）的情感发泄：恐惧和焦虑常常阻碍了正常的人际交流，加重了症状表现，适当的情感发泄是心理创伤后的正常反应，有利于重新获得正常的角色意识和消除自己是患者的认识，有助于重新回归社会和恢复工作能力。

事实证明，准确及时的信息报道，对公众的社会心理影响有着极其重要的意义。由于重大灾害和严重的恐怖事件有广泛而强烈的社会心理影响，公众迫切需要了解实际情况，及时传达政府和社区的救灾行动消息，对于稳定公众的情绪、减少误解甚为重要。应普及辐射危害和防护的基本知识，使公众对辐射危害有一个科学而全面的认识，减少神秘感，从而减轻人们面临辐射时无端的恐惧心理，使公众对应激心理损伤也有一定的了解，而减少应激心理损伤人员的发生。同时，人们一般不愿意主动寻求心理帮助，相关的医疗机构和服务人员应主动提供应激心理损伤的心理治疗工作。

（五）放射性废物的管理

根据放射性废物中核素含量半衰期、浓度以及废物的体积及其他理化性质的差异，应将不同类型的放射性废物进行分类收集和处理。

放射性废物的管理应按照国家的有关标准和法规的要求，对放射性废物进行预处理、处理、整备、运输、贮存和处置，以确保放射性废物与对工作人员与公众的健康及环境可能造成的危害降低到可以接受的水平；使放射性废物对后代健康的预计影响不大于当前可以接受的水平，不使后代增加不适当的负担。

（冯　玉）

第三节　非电离辐射的职业危害与防护

一、非电离辐射来源

1. 紫外线的来源

（1）紫外线灯照射消毒。

（2）"紫外线无害消毒照明两用灯"（既可以对空气消毒，同时还可以照明）的质量不合格或不恰当地使用。

（3）应用紫外线做治疗时，如用紫外线照射手术切口及感染伤口、紫外线照射自体血加氧回输、对某些皮肤病的治疗等。

2. 激光的来源

(1) 激光器在医学中用于眼科、外科、皮肤科、肿瘤科等多种疾病的治疗。
(2) 激光也应用于医学诊断和图像识别。

3. 高频电磁场的来源

(1) 医院中交流电的应用,在其导线周围存在有交变电场和磁场。
(2) 医院中使用高频理疗设备,在设备周围存在高频电磁场。
(3) 医院中高级诊断检查设备的应用,使高频电磁场持续存在,如磁共振检查。

4. 微波的来源

(1) 医院中应用微波进行消毒。
(2) 医院中应用微波进行理疗。

5. 声波的来源

(1) 影像检查中应用超声波进行诊断,如B超等。
(2) 医院中应用超声波进行治疗,如理疗、超声碎石、超声波洁牙等。

二、非电离辐射的损害

1. 紫外线的伤害

(1) 紫外线照射人体或眼部可引起紫外线皮炎或电光性眼炎。紫外线皮炎的临床表现为皮肤潮红、灼痛明显,可出现小水疱,1周后开始脱皮以及荨麻疹、湿疹样改变,色素沉着,皮肤老化等;电光性眼炎的主要症状为双眼突然剧烈疼痛、有异物感、畏光、流泪或眼睑痉挛等。
(2) 相关研究证实,强烈的紫外线照射使患白内障的危险性增加。其中角膜、晶状体是最常受到紫外线损害的部分,日光性角膜内皮损伤也是与之最相关的眼部疾病,但紫外线对结膜、眼睑的影响小。
(3) 有研究表明,紫外线的长期积累可诱发皮肤癌。

2. 激光的损害

(1) 激光可损伤角膜,引起角膜炎和结膜炎;损伤晶状体可导致白内障;损伤视网膜可出现视网膜水肿、充血、出血、穿孔、灼伤、脱落、瘢痕形成、视力下降等。
(2) 激光可造成皮肤的损伤,表现为红斑、色素沉着、水疱、皮肤褪色、溃疡、光敏反应等。
(3) 大功率激光可透过皮肤致深部器官(内脏)受损。

3. 高频电磁场的损害

(1) 高频电磁场可使人体出现类神经症,表现为全身无力、易疲劳、头晕、头痛、胸闷、心悸、睡眠不佳、多梦、记忆力减退、多汗、脱发、肢体酸痛等自主神经系统功能紊乱的征象。
(2) 高频电磁场可导致窦性心动过缓或窦性心律不齐。
(3) 高频电磁场可刺激视网膜产生磁光幻视。
(4) 高频电磁场还可引起性功能紊乱,女性常有月经周期紊乱,男性可有性功能减退。

4. 微波的损害

（1）微波也可使人体出现类神经的损害，但症状较高频电磁场更为明显，持续时间也较长，脱离接触后恢复稍慢。脑电图检查少数人可出现δ波和θ波，但无特异性改变。

（2）微波可造成心血管系统的损害，表现为心悸、胸闷、心前区疼痛、血压不稳、窦性心动过缓或窦性心律不齐、心电图ST段和T波缺血型改变、偶可见右束支传导阻滞。

（3）微波可使白细胞缓慢下降，同时可伴有血小板减少。

（4）微波还可引起性功能紊乱，女性常有月经周期紊乱，男性可有性功能减退。

（5）微波可使晶状体产生不可逆性损害，引起"微波性白内障"，微波还可损害角膜、虹膜和前房，造成视力减退，以致完全失明。

（6）高强度的微波辐射可以引起胃肠黏膜出血、充血、糜烂，甚至形成溃疡。

（7）微波可降低机体的免疫功能，致畸和致基因突变。

（8）高强度的微波还可损伤骨组织，引起骨髓腔内充血，破坏骨髓。

5. 超声波的损害

（1）接触高强度超声波照射者，可出现头痛、头晕、恶心、呕吐、失眠、乏力和全身不适等症状。

（2）超声波可引起耳前庭功能紊乱，如眩晕等。

（3）当超声波功率密度高达 $6\sim 7\ W/cm^2$ 时，可引起周围神经和末梢血管的损害，表现为接触部位的感觉减退。

三、非电离辐射的防护措施

（一）紫外线的防护

（1）使用紫外线消毒灯一定要掌握正确的使用方法，紫外线光源不得直接照射于人。进行紫外线消毒的时候，无关人员应该避开；必须在紫外线辐射区内工作，要戴防护眼镜，穿防护服。

（2）夏天外出时戴帽子、穿长袖衣服、涂防晒霜。

（3）认真对紫外线消毒人员进行技术培训和指导，健全和规范操作与防护制度，严格按照操作规程进行操作。

（二）激光的防护

1. 激光器的安全措施

凡有光束漏射可能的部位，应设置放光封闭罩；必须安装激光开启与光束止动的连锁装置、光栏孔盖的开闭阀门、遥控触发式或延缓发射开关、光学观察窗口的滤光设施及激光发射的指示信号（灯光或声响）等装置，并有专人检查维修制度。高压电器要有防触电阀。

2. 工作室环境

工作室维护结构应用吸光材料，色调宜暗。工作室采光宜充足。室内不得有反射、折射光束的设备、用具和物品。室内应有排风设施，以保持室内空气清新。室外要有警戒标志和表示正在照射的声光信号,严禁无关人员进入。

3. 个人防护

严禁裸眼直视激光束,防止照射部位光斑反射损伤眼。戴防护镜(包括防护眼镜、激光护目镜、激光防护面罩、防护滤膜等)、防护口罩、防护手套、穿防护服(为减少反射光,工作服颜色宜略深),并定期测试防护效果。使用医用激光器时,尽可能减少皮肤的暴露,对皮肤必须暴露部分涂上防护软膏(ZnO_2、TiO 等)。

4. 制订安全操作规程

设专职安全检查员,负责安全检查和监督工作。定期测定工作地点的激光强度。对工作人员的眼定期检查并详细记录。

5. 加强安全防护教育和培训

认真贯彻安全防护标准。

(三)高频电磁场的防护

(1)明确辐射场源,采用屏蔽、远距离和限时操作三原则。在不妨碍操作的基础上,屏蔽场源的效果最好。场源的屏蔽材料多用薄铁板或铝合金,无导电性能的材料对场源无屏蔽作用。屏蔽体要有接地装置。

(2)限制操作时间,适当增加休息次数。

(3)高频电磁场周围尽量少放置带金属外壳的设备,不用金属材料工作台,防止形成二次辐射源。

(4)对植有起搏器、人工关节、心脏瓣膜、动脉瘤小金属材料的工作人员,有幽闭恐惧症患者以及受到某些创伤的人员,不宜在该岗位工作。

(四)微波的防护

(1)屏蔽辐射源 加强设备检修,预防微波泄露。微波设备的机壳缝隙、传输接头等处可出现微波泄露,一旦发现泄露,应及时检修加固并加屏蔽装置。

(2)避免在辐射区内操作 辐射源周围应规划安全操作区。

(3)加强个人防护 穿戴防护服和防护眼镜,定时检测防护效果,严格遵守操作规程。

(4)预防保健措施 定时进行体格检查,发现有严重类神经症、心血管疾患、眼晶状体浑浊等情况者,不宜继续参加微波作业。

(五)超声波的防护

(1)超声波发生器与操作人员之间应有一定的距离,可在发生器周围安装防护罩、防护窗帘、防护帘等,以防止超声波泄露。

(2)减少并发的可听频噪声,避免超声波发生器与身体直接接触。

(3)有听觉器官疾患者,不宜参加超声波操作。

(冯 玉)

第九章 物理性职业危害与防护

第四节 工作场所暴力损伤的职业危害与防护

一、工作场所暴力概述

（一）工作场所暴力定义

世界卫生组织（WHO）于 2002 年 5 月对工作场所暴力定义为：工作人员在其工作场所受到辱骂、威胁或袭击，从而造成对其安全、幸福或健康的明确或含蓄的挑战。它包括身体暴力和心理暴力，身体暴力包括打、踢、拍、扎、推、咬等行为，心理暴力则包括口头辱骂、威胁和言语的性骚扰。

（二）工作场所伤害的形式

1. 直接伤害

直接涉入暴力事件中遭受到伤害。

2. 间接伤害

即与受害者有关联的亲属或同事有遭受暴力伤。

（三）工作场所暴力倾向表现

（1）突然改变谈话的语气，出现快速、大声和粗鲁的声音。
（2）握紧拳头、咬紧牙关、满脸涨红、行为难以自制。
（3）怒目圆瞪、鼻翼扇动、呼吸急促。
（4）突然情绪激动、过分紧张。
（5）酗酒后来访。

（四）护士工作场所暴力现状

工作场所暴力在全世界普遍存在，它已经成为影响各行各业的复杂问题，其中也包括健康服务行业。虽然许多卫生保健组织在无暴力环境下工作，而且工作场所的安全保障正在逐步提升，但是世界卫生组织（WHO）和国际护士会（ICN）共同参加的一项研究项目表明，工作场所暴力已经成为一个重要的公共卫生问题和全球性的职业伤害问题。健康服务工作者也已经成为工作场所暴力的高危人群。同时，一些发达国家和发展中国家也已经注意到，医院暴力明显地降低了卫生保健的服务质量，造成卫生资源的浪费。

据美国劳工局统计，全世界超过 50% 的健康从业人员遭受过工作场所暴力。其中护理人员遭受暴力事件的发生率又高于其他健康从业人员，护理人员作为暴力事件受害者的概率是其他健康从业者的 4 倍。

国际护士会（ICN）也指出"护士可能受到的暴力比其他行业多 3 倍。因为更多的暴力是针对女性的，而作为女性集中的护理行业，每名护士在她的工作、生活中也更容易受到暴力的威胁"。事实上，我们面临的实际情况比上述数字更加严重。尽管医院的任何工作人员都可能成为暴力的受害者，但是与患者有着最直接、最频繁接触的护士比其他人员存在更高的危险性。

1998年，美国7个州30%以上的护士在近1年时间里遭受过工作场所暴力的伤害。2001年美国护士学会（ANA）一项网上调查发现，在过去的一年里，17%的护士在医院工作场所曾遭受到暴力伤害；57%的护士曾被威吓或辱骂。而英国和瑞典的精神科护士遭受工作场所暴力伤害分别71%和58%。2004年美国对明尼苏达州6300名注册护士和开业护士的调查显示，每100人分别有13.2人和38.8人遭受过身体暴力和心理暴力。与以往相比，工作场所暴力事件发生比例有所提升。

在我国，医务人员遭受打骂、医院公物任意被毁屡见不鲜，甚至停尸要挟、聚众闹事的恶性事件也时有发生。据中华医院管理学会对全国326所医院的调查显示，全国遭遇患者及其亲属扰乱医院秩序的医院占被调查医院的73.0%；其中发生打砸事件占43.8%；对医院设施直接造成破坏的占35.5%；打伤医护人员的占34.6%。还有接近60%的医院发生过因患者对治疗结果不满意，纠集多人在医院内围攻、威胁院长等人身安全。

据文献报道，护士工作场所暴力最常发生的部门是急诊科、手术科室、精神病病房、门诊窗口、门诊候诊室等。可能与这些科室中患者流量大、病种复杂、病情急导致患者家属情绪急躁有关。

护士工作场所的暴力威胁主要来自患者及其家属或随同探访者。暴力的方式多种多样，有语言伤害、躯体伤害和性伤害。语言伤害的形式主要为责骂、谩骂、辱骂、恐吓、贬低或是威胁等；躯体伤害的形式主要为拳打脚踢、使用匕首凶器等；性伤害形式主要为性骚扰或性挑逗等。其中以语言伤害发生率最高，躯体伤害发生率其次，性伤害发生率最低。

尽管国外对护士遭受工作场所暴力的研究与管理都较国内重视，但国内外对此类事件的报告率都不高。美国一项调查显示，70%遭受工作场所暴力的护士对待该事件采取的态度是回避和忍让，甚至不愿意承认自己曾有遭受工作场所暴力的经历。因此，为了确保医疗机构工作场所的安全，美国职业安全卫生管理局（OSHA）颁布了有关的安全指引，以提高医护人员对工作场所暴力的认知，并能采取紧急应对措施以自我保护，免遭暴力伤害。希望医护人员一旦发生伤害，能够以积极的态度合理有效处置，而不是以消极的方式选择逃避。

（五）工作场所暴力事件发生后影响

世界卫生组织（WHO）在一份有关暴力和健康的报告中指出，暴力引起的死亡和残疾已经成为当今世界首要的公共卫生问题。评估和预防工作场所暴力是非常困难的。因为对于可预防的工作场所伤害并没有统一的定义和切实有效的预防预案，所以它造成的影响是难以预料和深远的。

工作场所暴力发生后患者及护士的身体和心理都会受到不同程度的伤害。另外，也不可避免地对个人和机构造成了不同形式和程度的经济和精神损伤。

对护士的伤害表现为：各种类型的外伤和内伤，损伤后遗症包括缺勤、意外、疾病、残疾和死亡。护士的心理伤害表现为：心理压力增大、内心滋生愤怒、不安、焦虑、不敢或恐惧单独工作，失去工作热情，对职业的满意度降低、工作积极性下降，工作倦怠感增强。工作情绪受挫影响护士的正确决策和工作中的注意力，使差错事故发生率增加，导致护理工作质量下降，甚至部分护理人员离职。

医院工作场所暴力对患者的伤害主要为：正常的治疗护理工作受阻，患者安静的休养环境被破坏,更为严重的是患者可能在暴力事件中意外受伤。

总之,护士面临的职业暴力伤害影响了护士的工作积极性,影响了护士的工作权利、患者接受治疗和护理的权利,直接或间接影响社会的稳定和和谐。社会应该对护理工作予以更多的理解,对护理人员给予更多的支持和关爱。护理人员也应该在日常工作中更好地加以重视和防范。

二、工作场所暴力原因

医院暴力已经成为全世界威胁医务工作者健康和生命的重要卫生课题,而其中护理人员是主要的受威胁群体之一。多项研究表明,护士遭受工作场所暴力主要来源于三个方面:一是来自患者或探访者;二是来自护理工作性质、护士个人原因;三是来自医院与社会因素。其主要表现为:

1. 来自患者或探访者

患者患病后内心苦闷、焦虑、担忧,情绪不稳定、甚至有些无助,内心需要帮助和安慰。如果这种心理需要得不到满足,也没有很好的途径让其得以发泄和表达,患者的心理恐慌会加剧,最终导致日常事务处理的不合理性。甚至做出一些非常极端的事情,违背其原本的性格与处事方法。

另外,患者患病前即属于性格暴躁、沟通交流困难者。一旦患病,可能会加剧这种不健康性格的恶性程度。愈演愈烈最终可能会成为暴力事件发生的实施者和高危人群。

患者家属对患者的疾病没有足够的思想准备或没有很好的应对措施。这种束手无策的感觉转化为一种强烈的心理压力,表现为极度的担忧和紧张。使其对某些事件的处置,如病情恶化、判断决策、交流沟通等出现障碍或困难,使护患之间应有的理解和信任得不到很好的表现,不同程度地降低了患者的依从性,双方的不愉快合作成为暴力事件发生的隐患。此时,患者家属稍有不快或不解就易与护理人员发生摩擦或争执,甚至演变成暴力事件。

此外,患者及其家属维护权利的意识增强也是一个不可忽视的方面。家属会认为应该得到的治疗与护理没有及时得到,却没有考虑医院本身面对的群体都是非健康人群,人人都希望得到最快、最好的医疗护理。供需矛盾相对不平衡,使得护患关系紧张,也可能发展为工作场所的暴力事件。

2. 来自护理工作或护士个人原因

护理人员日常治疗护理工作繁琐,与患者及其家属接触时间最长、频率最高,所以让患者及家属产生误解或不满意的概率也相对增高。

同时,在护士中可能也存在一些服务意识薄弱、与患者交流沟通技巧欠缺、语言或行为与工作场所不协调等。也有的护士护理操作技术和护理理论知识不足,造成患者或家属对护理人员的工作不满意。但是不管施暴者有再多的不满意或不理解,试图通过暴力来解决问题或发泄不满都是不正确的做法。暴力事件扰乱了医院正常的工作秩序,同时也反映了患者或家属对护理人员工作或护士人格的不尊重。

另外,护士法律意识不强,往往没有很好地保留被暴力侵犯的证据,致使施暴者逃脱法律的惩罚。护理人员的防范意识不强、应对能力薄弱,可能由几个因素造成:一是现有的护理教育课程设置、学校教育计划体系和继续教育内容,在预防控制工作场所暴力方面有待完善;二是护理专业从学校教育到在职教育,对暴力事件的预防、判别、应对和处置缺乏系统和完整的教学课程。这使原本可以在萌芽状态处置或制止的暴力事件没有得到很好的控制和缓解；三是有些医院安排了防止工作场所暴力的继续教育课程，但是培训课程缺乏完整性、系统性和实用性。或者也只局限于理论知识的讲解，缺乏自我保护技能的训练，实际操作应用比较困难或意义不大。

3. 来自医院与社会因素

医院的完全开放形式使任何人都可以进入医院，其中不乏蓄意犯罪的流氓、酗酒和吸毒者、偷窃和抢劫犯及精神病患者。医疗资源的相关缺乏，就医时间的相对集中，导致患者候诊时间过长。医院内保安人员到达事发现场时间太长，使施暴者可以得逞或逃脱。医院内也缺乏专门的部门来有效处理或协调该类事件。

另外，社会安全保障系统对护理人员的保护也比较滞后。报警后等待时间较长，处理现场纠纷、暴力不够果断，或对于医院这样特殊的场所和工作场景难以很快地控制局面和缓解事态；暴力发生后，患者或患者家属作为社会普遍公认的弱势群体，较易得到周围群众、社会舆论、公众传媒的支持和袒护，使得应有的公正、公平在事件发生的整个过程中失衡。同时医护人员的低社会支持率，促使医护人员以妥协、忍让的态度来面对工作场所的暴力，最终导致工作场所的暴力事件愈演愈烈。

三、工作场所暴力损伤的预防措施

护理职业暴力损伤问题越来越受到社会的重视，许多提供健康服务的机构已把研究的焦点集中在暴力的预防和控制策略上。美国职业安全卫生管理局（OSHA）已颁布了有关的法规条例。

护理人员是暴力损伤的高危人群。为了预防工作场所暴力事件的发生，医护人员必须同心协力创造一个反对暴力的环境。医院应进行暴力预防安全健康培训，制订切实可行的预防方法。

（一）医疗行政管理的要求

（1）国家和卫生主管部门应尽快制订和颁布防范工作场所暴力事件的法律法规。明确规定不允许发生暴力事件，侵犯他人人身安全。

（2）就医过程中，医患双方都应履行自己的权利和义务，患者不能只强调权利不履行义务。

（3）分期分批为护理人员开设应对暴力的培训班。开设的课程应包括：本部门工作场所防止暴力发生的政策、引发暴力的危险因素、对暴力行为的识别及防范措施和发生暴力后如何求助等。

（4）人力资源部门要保证临床一线有足够的护理人力资源供给。减少患者的等待时间，尤其在暴力高发时段，如工作人员轮流用餐时间、转送患者途中、夜班时段、急救时期等。

（5）禁止工作人员单独在急诊室或门诊值班。

（6）医疗职业为高风险职业，医疗机构应为医务工作者购买医疗风险保险。社会舆论或媒体对于医患关系应给予正确的导向。

（二）医疗布局和设施的要求

医院的完全开放形式导致的人员复杂及医院的环境设计不合理可能是暴力发生的潜在因素。

（1）相关环境安全设施要保证，如进出口的安全控制要到位。病房、护士站与医院保安部门之间的监控和报警系统要畅通，必要时应设置应急铃、电话报警装置等。医院可根据实际运作情况设置专门的警力点,一旦警报拉响能迅速做出有效回应,如果条件允许也可以与地区警署联网。

(2) 在工作场所暴力的高发区域,如急诊室等部门也可设置24小时闭路电视监控。在走廊、交叉路口安装安全装置,如反光镜、摄像头等。

(3) 设计护士台布局时,可考虑封闭护士站,也可加高护士办公台,以防不测。护士台的门窗玻璃应该是防弹、防碎材料制成。同时办公家具或其他物体应该尽量设计为固定式的,以减少它们被当做武器使用,伤及他人或医院财产。同时应设置员工专门通道或紧急出口,以备不测。

(4) 为情绪激动的患者及家属,或为突发事件设置一个"缓冲室""隔音室""休息室"。

(5) 建立卡控通道来限制外来人员在医院的活动范围。医院的保安有义务限制探访者的数量,甄别和阻止有暴力和不良动机的人员进入医院和工作场所。

(6) 工作场所及周围环境的照明要足够,在工作区域内外安装较强的照明灯。设置一间宽大、舒适的候诊大厅。

(三) 护理人员教育与培训的要求

(1) 针对从事健康服务职业的护理人员应设置预防和应对职业暴力发生的理论培训课程和技能操作课程;并将该项目纳入医院护理人员每年的必修继续教育项目,同时在培训中不断纳入新的内容,以适应新的职业暴力预防的政策和策略。定期对护理人员进行相关政策、制度方面的培训,包括应对暴力事件的预防、报告制度及支持系统流程的培训。

(2) 指导认识潜在的暴力,了解化解或降低潜在暴力的方法。同时教会护士如何评估和识别可能发生暴力的信号及自身保护方法,如警惕性、适当的防卫技术、如何脱离和回避等。

(3) 通过各种形式组织有关人文知识方面的讲座,以达到掌握与患者有效交流沟通的技巧和能力。

(4) 学会建立良好的社会支持网络。要与合作者、同事形成密切的关系,确保自己在受到工作场所暴力的威胁时有可及的应对资源可利用。并经常通过一些已发生的案例讨论,来从中吸取一些教训或获得一些启迪。

(四) 护理人员自身能力要求

(1) 树立以患者为中心的服务意识,强化护理服务的人性化,尽可能满足患者合理的需求。
(2) 加强职业道德规范,提高个人修养,提升工作责任心,严格遵守各项规章制度。
(3) 不断钻研技术、提高业务能力,更好地为患者服务;增强护患沟通,对待患者一视同仁。

(五) 社会系统的支持

医院是为患者提供医疗服务的特殊公共场所,其工作环境的安全性直接影响到患者的医疗护理质量和生命安全。政府部门应尽快制订相应的法律法规,追究施暴者扰乱就医环境、损害人身安全的法律责任。

四、工作场所暴力损伤后的应对措施

许多提供健康服务的医疗机构已把有关医院工作场所暴力的研究焦点集中在暴力的预防和

应对上。在暴力的应对方面强调暴力发生时的防范。如果发现工作场所有暴力倾向发生的可能，应该做到以下几点。

（1）确定或寻找一个可使自己随时逃离现场的线路或出口。不要让患者或家属夹在自己和门的中间，保证有离开的通道。更不要背对着患者，使可能施暴者离开你的视线。与患者或家属保持 2~3 m 的距离。不要让患者有误解你会随时侵犯他的私人空间的想法或念头，否则会增加他的愤怒。

（2）保持自己的情绪稳定和平静呼吸，真诚地表现愿意倾听患者及家属的意见或建议。当患者或家属大声谩骂喊叫时，不要试着与他或他们谈话或对话，让他发泄或抱怨，用倾听与沉默应答。当他听你说话时，你要保持镇静，讲话的语速不宜过快、语调不宜过高、声音不宜过响或过轻，以保持平静的声音为妥。对于患者或家属不正确的表达，不要急于争执、辩护、对质或批评。让他有足够的时间表达他的抱怨与不满。选准时机有选择性地做出一些回答。

（3）试着澄清误解，承认患者令人信服的怨言。用简洁的语言与之交流，以表达你的关心并提供确实可行的解决问题的方法。

（4）在与患者或家属的交流或接触中，一旦发现有暴力倾向时，应尽早防范，并尽快提醒每一位有可能接触该患者和家属的护理人员，言语与工作都要加倍小心。同时，应高度重视患者及其家人对治疗护理的反应和满意度。

总之，医院反暴力是一项长期性的，需要多方面介入与配合的工作。需要社会的支持、政府的重视、人们的理解和支持，更需要广大医护人员自身能力的提高和适应。

（张丽梅）

第五节　噪声损伤的职业危害与防护

只要是使人感到厌烦或不需要的声音都是噪声。在临床护理工作中，噪声污染主要集中在手术室、消毒供应室等科室中。为有效地防止噪声产生的危害，应加强教育和宣传，提高自我防护意识，改善医院手术室等科室的工作环境，完善其防护措施，以减少潜在的危险。

一、噪声的分类及主要的接触机会

（一）噪声分类

按其来源可分为：

1. **机械性噪声**

由于机械的撞击、摩擦、转动等产生的噪声，如织布机、球磨机、冲压机等发生的声音。

2. **流体动力性噪声**

是指由于气体或体积突然变化或流体流动所产生的声音，如空压机、汽笛等产生的声音。

3. **电磁性噪声**

指由于电机的交变力相互作用而产生的声音，如电动机、变压器发出的声音。

（二）主要接触机会

在医疗卫生行业中，接触噪声的机会很多，主要有以下几个来源：一是使用各种医疗设备，如麻醉呼吸机、心电监护仪、吸引器、高频电刀、电钻、电锯、腔镜、压力蒸汽灭菌器、自动清洗机、排风扇、金属器械撞击、空调噪声、电话声等；二是医用空气加压氧舱（简称氧舱）内的噪声，主要来源于空调系统和加压系统；三是带故障运行的设备所产生的噪声。

二、噪声对人体的危害

噪声对人体的危害是全身性的，噪声不仅可致听觉系统损伤，也可对心血管系统、神经系统以及全身其他组织器官产生不良影响。噪声所致的损害早期多属生理性变化，而长期接触较强噪声则可引起机体组织器官发生病理性改变。

（一）听觉系统

短时间暴露于强烈噪声，听觉器官的敏感性下降，听阈可上升10～15 dB，脱离噪声环境后数分钟内即可恢复正常，这种现象称为听觉适应。听觉适应是一种生理保护现象。较长时间暴露于强噪声，听力可出现明显下降，听阈上升超过15～30 dB，脱离噪声环境后，需数小时甚至数十小时听力才能恢复，此现象称为听觉疲劳。上述听阈提高属生理性疲劳，也称为暂时性听阈位移（TTS）。随着接触噪声时间的延长，听觉疲劳逐渐加重，听力改变不能恢复而成为永久性听阈位移（PTS）。永久性听阈位移属不可逆的病理性改变。根据听力受损程度，永久性听阈位移可分为听力损伤和噪声聋。噪声聋是指在工作过程中，由于长期接触噪声而发生的进行性的感音性听觉损伤，属于我国法定职业病。

噪声所致的永久性听阈位移早期常表现为高频听力下降，听力曲线在3000～6000 Hz出现高频听力下降是噪声引起听力损伤的早期特征性改变。尤其常在4000 Hz处出现"V"型凹陷。随着接触噪声时间延长，耳蜗病理损伤加重，高频段听力下降明显，同时语言频段（500～2000 Hz）听力也会影响，甚至出现噪声聋。

急性听力损伤亦称爆震性耳聋，是强烈的爆炸所产生的振动波造成的听觉器官急性损伤，引起听力丧失。发生强烈爆炸时，听觉器官在强大的声压和冲击波气压的作用下，可出现鼓膜破裂，听骨链断裂或错位，内耳组织出血以及柯蒂器的毛细胞损伤。患者出现耳鸣、耳痛、眩晕、恶心、呕吐、听力严重障碍或完全丧失。轻症可部分或大部分恢复，重症则致永久性耳聋。

根据我国《职业性听力损伤诊断标准》（GBZ49—2002），接触噪声工作人员出现的自觉听力损失或耳鸣症状，纯音测听为感音性聋，结合动态观察和现场职业卫生学调查，排除其他原因所致的听力损失，即可诊断。凡任一耳、任一频率听力损失大于等于25dB，而语频出现听力损失小于45 dB，均列入观察对象"Ⅰ～Ⅳ级"。若语频听力损失超过45 dB，经计算双耳平均听阈后，听力损失尚达不到听力损伤者，则为观察对象"Ⅴ级"。如果任一耳出现听力损失"Ⅴ级"或高频的3000 Hz、4000 Hz、6000 Hz任一频段听力下降超过30 dB，需计算双耳平均听阈，依据计算结果评定听力损伤程度及噪声聋。

听力损伤程度分级标准如下：
（1）轻度听力损伤：26～40 dB。
（2）中度听力损伤：41～55 dB。

(3) 中度听力损伤：56～70 dB。

(4) 噪声聋：71～90 dB。

噪声所致的听力损伤和噪声聋均属法定职业病，目前尚无有效的治疗方法。听力损伤者听力下降达 56 dB 以上，应佩戴助听器。中度听力损伤者可考虑安排从事对听力要求不高的工作。重度听力损伤及噪声聋者应调离噪声环境。对于接触噪声 1 年内，听力损伤达到观察对象"Ⅲ级"及"Ⅲ级"以上，即对噪声敏感者应考虑调离噪声作业。对急性听力损伤，应及时给予促进内耳血液循环和改善营养及代谢状况的药物，有鼓膜、中耳、内耳外伤的应防止感染并及时给予对症治疗。

（二）听觉外系统

噪声引起的非听觉器官不良影响包括头痛、头晕、睡眠障碍和全身乏力等症状，以及记忆力减退和情绪不稳等；心率加快或减慢，血压不稳（长期接触噪声以血压升高为多见）以及心电图 ST 段或 T 段波缺血性改变等心血管系统的影响；噪声作用于中枢神经系统，还会引起胃肠系统的分泌和蠕动功能改变，引起代谢过程的变化，出现纤维素、碳水化合物、脂肪、蛋白质和无机盐类的代谢失调，造成胃液分泌减少、蠕动减慢，食欲下降，恶心呕吐等症状；肾上腺皮质功能改变，免疫功能降低，脂质代谢紊乱以及导致女性生理功能紊乱，月经失调，早产及流产率增加等。

噪声还可影响工作效率，当环境噪声达 65 dB 以上，可干扰普通谈话，达 90 dB 时大声叫喊也不易听见。在噪声环境下工作，人的注意力不易集中，反应迟钝，且易烦躁，对工作效率，尤其是脑力劳动工作效率影响较大。在某些作业场所，噪声还可掩盖各种信号，易引发工伤事故。

三、影响噪声危害的因素

1. 噪声强度和频谱特性

噪声强度愈大，对人体危害也愈大。职业流行病学研究资料表明，随着接触噪声强度增大，工作人员耳鸣、耳聋等检出率随之升高。通常情况下，80 dB 以下噪声所致的听力损失检出率较低，90 dB 以上则听力损失检出率逐渐升高，140 dB 的强噪声短期内则可造成永久性听力丧失。高频噪声的危害通常较低频大。

2. 接触工龄和每天接触时间

噪声强度一定，噪声聋检出率随工龄延长而增高。噪声强度愈大，工作人员出现听力损失的时间愈短。有的工作环境噪声强度并不太大，如 80～85 dB，但接触时间很长，也可使部分工作人员出现听力损失。缩短每天接触时间，则有利于听觉疲劳的恢复。

3. 噪声性质

强度和频率经常发生变化的噪声比稳定噪声的危害大。接触脉冲噪声的工作人员，无论噪声聋，还是高血压及中枢神经系统调节功能失调等的检出率均显著高于接触稳态噪声人群。

4. 个体敏感性与个体防护

对噪声敏感和机体健康状态不佳，特别是有耳病者会加重噪声的危害程度。佩戴防声耳塞等可减轻或延缓发生噪声性听力损伤。

四、控制噪声危害的措施

控制噪声危害措施包括控制噪声源、控制噪声传播、加强个体防护和落实预防保健措施。

（一）控制噪声源

通过技术手段改革工艺过程和医疗设备，控制和消除噪声源是防制噪声危害的最直接、最根本、最有效的措施。对手术室等科室，在保证正常工作的前提下，用最经济的方法将环境中噪声控制在允许的标准范围。手术中要减少器械运行中的撞击和摩擦，减轻振动等，同时手术室中严禁大声喧哗等。并加强设备的维修与保养，及时更换不合适的器械设备。

（二）控制噪声传播

1. 隔声

使用一定的材料和装置将噪声源封闭或将医护人员经常操作的地点封闭成一个较小的隔声空间，如隔声罩、隔声墙、隔声门窗等，隔声效果与隔声结构的严密性及其是否发生共振等有关。

2. 消声

若设备噪声太大，可对其加装消声装置或减震材料，此方法是控制流体动力性噪声的主要措施。例如，在医用空气加压氧舱的加压系统舱内的出气管口、排气管口等部位安装各种消声器，以降低噪声。

3. 吸声

是用吸声的多孔材料装饰车间内表面，或在工作场所内悬挂吸声体，吸收辐射和反射的声能，以降低工作环境噪声强度。

（三）加强个体防护

当科室等环境噪声暂时得不到有效控制或需要在特殊高噪声环境工作时，合理使用防声耳塞、耳罩等个人防护用品是保护听觉器官的一项有效措施。用橡胶或软塑料等材料制成的耳塞，隔声效果可达 20~30 dB，尤其对高频噪声效果显著。耳罩的隔声效果优于耳塞，隔声可达 30~40 dB。但其佩戴没有耳塞方便，其成本较高。

（四）预防保健措施

重点加强对接触噪声的医护人员进行健康监护。在上岗前体格检查中，被检出患有听觉器官疾患，中枢神经系统、心血管系统器质性疾患或自主神经功能失调者，不宜从事强噪声作业。在岗期间定期进行以听力检查为重点的健康检查，可及时发现高频听力损失者。对听力下降很显著者，尤其是对噪声敏感者，应及时调离强噪声作业。制订合理的作息时间，如在工作日内穿插一定休息时间。对工作场所噪声强度超过卫生标准的，应视具体强度的大小，限制工作时间。

参照执行《工业企业设计卫生标准》（GBZ1—2002），该标准规定：对于每天工作 8 小时的工作人员，其工作地点噪声强度限值为 85 dB。根据等能量原则，如果接触噪声时间每减少一半，则噪声强度限值可放宽 3 dB，但无论接触时间多短，噪声强度最高不得超过 115 dB。对于脉冲噪声，每个工作日接触脉冲次数为 100、1000 和 10000 者，其噪声峰值限值分别为 140 dB、130 dB 和 120 dB。

（张丽梅）

第六节 电灼伤的职业危害与防护

一、电灼伤概述

医疗电器在使用时对操作者和患者存在着不可忽视的危险，电灼伤是其中之一。因此，明白与电器设备相关的危险是每个医护人员的责任和必修课。每个人都必须时刻知道发生电灼伤的危险因素是什么，是怎样发生的，应该如何预防和应对。对有关电灼伤的知识应该引起足够的重视，并采取有效措施保障安全。护理人员常用的电器有高频电刀、监护仪、电子气压止血带、显微镜、腔镜系统等。

高频电刀是一种取代手术刀进行组织切割的电子外科器械，在现代化手术中运用极为广泛。新一代的高频电刀获得了输出功率的自动调节，具有切缘整齐、切割快、电凝止血彻底、止血效果好，节省手术时间及能阻断肿瘤血行转移、创伤程度小、安全可靠的优点，而且具有普通手术刀无法代替的其他效果，一定程度上方便了手术医师的操作，在临床上已被广泛应用于普通外科、骨科、妇科、胸外科、神经外科、耳鼻咽喉科、整形外科、泌尿外科等。但是由于高频电刀频率高，有效面积小，输出电流强度大，在使用过程中操作不当，会对人体产生电灼伤等严重后果，包括术者灼伤、患者灼伤，还会引起医疗纠纷。内镜下高频电刀常用于消化道内镜、胸腔镜、颅内镜、关节镜等隐藏式手术，也不可避免地会出现灼伤现象。

电灼伤是电损伤的一种。电损伤是指电流通过刺激易吸附组织（如肌肉、神经）或者提供热量产生的有害作用，包括窒息、心脏节律紊乱、深昏迷或灼伤等。根据电流对人体造成的危害可分为两大类：一类是电流通过人体，引起内部器官的创伤，称电击伤；另一类是电流通过人体，引起外部器官的创伤，称电灼伤。不论是电击伤还是电灼伤，其造成的人体损伤受下列因素影响：电流大小、电流频率、电压高低、人体电阻、通过人体的电路、电击持续时间和心跳周期的时相等。

电灼伤是一种由外部热源引起的皮肤和深部组织温度的升高，以致细胞死亡，蛋白质凝固或焦化。最常见的原因是皮肤接触火焰、高温液体和高热物体或气体。灼伤的广度和深度取决于来自热源热能的量。

电灼伤起因于它的产热，其温度可达 5000 ℃，这是因为电流的绝大部分阻力就在带电导体与皮肤接触处。电流进入身体的部位，皮肤常常被完全破坏和烧焦。因为接触带电体的皮肤电阻很高，大量的电能在那里转换成热量使表皮烧伤。大多数电灼伤也严重损伤皮下组织，烧伤的范围和深度各不相同，影响范围可能比灼伤皮肤的面积大很多。电灼伤损伤的面积和深度，任何可能都会发生。而且进行性坏死和痂皮脱落通常比原先呈现的病损更加严重，并且波及深层组织。电灼伤发生损伤的机制主要是局部的热、光效应。轻者只见皮肤灼伤，重者可伤及肌肉、骨骼，电流入口处的组织会出现黑色炭化，特别严重者可即刻造成呼吸麻痹、心室纤维性颤动或二者均可发生。严重的电休克可使呼吸暂停、心律不齐，引起危险的心律失常。

二、电灼伤的深度分类及表现

1. Ⅰ度灼伤表现

创面皮肤红肿,触痛非常敏感,表面常潮湿,轻压后表面明显而广泛变白,无水疱形成。

2. Ⅱ度灼伤表现

创面可有或无水疱,水疱底部呈红斑状或发白,伴有纤维蛋白渗出,创面底部触觉敏感,轻压变白。

3. Ⅲ度灼伤表现

创面一般无水疱产生,创面白而质柔软或呈黑色炭化皮革样;也有可能因皮下有凝固的血红蛋白而成鲜红色。苍白的Ⅲ度灼伤常被误认为正常皮肤,但压之皮下血管不会褪色。Ⅲ度灼伤一般无感觉或感觉减退,毛发脱落。常需经3~5天的观察后才能区别深Ⅱ度和Ⅲ度灼伤。

三、电灼伤的临床表现

1. 术者方面的表现

术者的灼伤部位常常以手部为主,感觉强电流通过手心,瞬间麻木的感觉呈点状。临床表现为点状黑斑,偶有皮肤红、肿、小水疱,几天后自愈。

2. 患者方面的表现

切口周围皮肤灼伤以术野周围多见,深浅度从Ⅰ~Ⅲ度均可发生。临床表现为红、肿、水疱,甚至局部皮肤坏死,一般轻者可在1~2周内通过换药等处理自愈,重者需通过手术植皮可治愈。

患者接触导电体部位多见于四肢,偶尔见于身体侧面部分,如胸、腰侧。临床表现为红、肿、水疱,经治疗1周后可痊愈。

电极板粘贴处灼伤主要分布在电极板处或其周围灼伤 1 cm×1 cm 以上,深度达Ⅱ~Ⅲ度,经换药或手术治疗可痊愈。

需要区分的是,有些患者对一次性电极片粘胶过敏。其临床表现主要为负极板粘贴部位皮肤发红、皮肤温度升高,粘贴电极板肢体散在红斑,无痛、痒。虽然此类个体在临床上极为少见,但是需要与局部电灼伤加以区别。

四、电灼伤危害发生的环节

医院工作场所发生电灼伤的原因主要有医疗电器的故障和有些医疗电子器械在使用中操作不规范或发生意外所致。

1. 医疗电器设备的故障

主要表现为:①医用电子仪器设备本身存在质量问题;②仪器设备发生故障、劣化;③仪器设计不完善;④安全设备失灵或不完备。

2. 医疗电器设备的操作不规范

(1) 医护人员违反操作规程或未参照安全流程实施操作。

(2) 人为因素而造成电击人体伤亡等事故。

(3) 有一些医疗器械在操作中会发生电击伤，未予以专门培训，没有足够重视，如高频电刀等。

3. 高频电刀发生电击伤的原因分析

(1) 电刀手柄开关失控或术者无意触碰电刀：此类意外灼伤主要是电刀手柄开关失控或脚踏开关失灵，未实施启用时，电刀一直处于工作状态。此时，如果电刀笔接触人体组织，会造成局部灼伤。另一种是术者或洗手护士无意触碰开关致电刀启动，接触人体组织致灼伤。

(2) 高频漏电灼伤：高频外科手术期间，患者不可避免地将高频电流传导至低电位，如果此时患者与导电物体相接触，则在患者与物体之间的接触点上就会产生高频电流并引起热坏死，如手术床、头架、托盘、输液架。另外，浸湿的布类也是导电物体。还有当手术者手套有孔时，穿孔部位也可能被灼伤。

(3) 电刀使用中遇易燃液体：易燃的液体中属乙醇最易引起燃烧。当术野乙醇残留，使用电刀时极易引起患者局部的灼伤。

(4) 负极板粘贴、使用不当：负极板未贴在肌肉丰富处，负极板导电胶失水变干或贴在皮肤潮湿处均可能灼伤。当一次性负极板反复使用时，也可致导电膏黏性降低，与患者皮肤接触的有效面积减少，降低导电性能，当电流通过时电阻增大而引起局部灼伤。另外，当术中患者移动，也可能导致电极板移位、粘贴不牢。做下腹或下肢手术时，冲洗切口致负极板处浸湿，影响粘贴牢固度，当使用电刀时极易引起灼伤。

五、电灼伤危害的预防措施

高频电刀使用时，为有效防止灼伤，可注意以下几个方面：

(1) 术中暂时不用主电极时，要将主电极固定于安全位置，避免主电极通过布单对患者身体某部位放电致局部灼伤。术中电刀不用时应安置妥当，一般应搁在平卧患者的腹部，避免手术医师不注意误按开关，而电刀头正好一处在某一角度造成对患者的局部电灼伤。乙醇脱碘后的手术野皮肤一定要用干纱布擦拭干净，以免电刀与皮肤上残留的乙醇发生作用而灼伤患者及医务人员。手术大单也要保持干燥，在潮湿的情况下容易灼伤患者。

(2) 使用前将火花塞间隙调整好，不允许在电切时任意调节火花塞间隙，以免影响输出量。

(3) 负极板粘贴时注意事项

① 电极板应与患者接触良好：贴放负极板的局部皮肤应该保持清洁干燥。

位置应尽量靠近手术、病灶部位，且应选择肌肉丰富而无骨骼突出部位，如股部、臂部等。避免贴在脂肪组织丰富的地方；避免贴在患者体毛过多之处，以免影响接触，避免取下时增加患者痛苦。避免粘贴在潮湿的部位，如粘贴处被消毒液或血液、体液浸湿一定要擦干后再贴。粘贴后要略加按摩，使负极板与患者皮肤有效接触，防止因负极板与患者连接面接触不均匀导致电灼伤。取出负极板时防止损伤皮肤。

② 负极板与皮肤接触面积要达 70%：小儿患者则选用小儿电极板，保证有效接触面积。一般接触患者的电极板面积不能小于 $100\ cm^2$。防止电刀本身接触不良全部电流通过小面积电极或金属导体而引起灼伤。对于双极性负极板不能贴于骨骼两边。

③ 术中如出现负极板报警，应及时关机检查，术毕撤下负极板前应先关机。术中发现患者烦躁不安时，应及时检查负极板部位及肢体情况，如出现负极板移位应关机更换。

④ 选择高质量的双极高频电刀：因为双极高频电刀通常是采用镊子或剥离钩，高频电流就

在两极之间作用,电极尺寸和组织结构特性不同,要求设备作自动调节。通常双极的极尖放电,而其余部分全部绝缘,如果绝缘层脱落或绝缘性下降,易造成患者的电击伤,同时也会造成医务人员灼伤。双极电刀的漏电回路由机器自动接地,放电回路不经过患者,所以相对安全,但其使用范围就较少。电极板也强调选用一次性负极板。

⑤刀头、负极板与主机的连接部位,容易发生接触不良,而引起打火。具体表现为患者有颤抖现象。因此手术前摆好手术体位、局部消毒,铺手术单后应再仔细检查一遍电刀的刀头、引线、极板及其连线有无断线,有无开裂,有无褶皱和老化现象。同时检查其部位接触是否良好。翻动患者时应检查负极板情况。

⑥预防高频辐射:患者携带或肢体接触金属物体,可产生严重的高频辐射,灼伤患者及医务人员,因此对体内带有金属物或易导电的物质,如妇女节育环、心脏起搏器、骨折钢针、金属夹板等患者不能使用电刀。对实施手术的患者应去除佩戴的手表、金属手链、项链、耳环等金属饰品。这些首饰犹如一个"发射天线",均可在接触部位产生电流而灼伤,同样,患者的手术台面应无金属物体,即患者处于全悬浮状态。医务人员须穿厚实绝缘的鞋,戴绝缘手套操作电刀,避免发生旁路灼伤。

⑦防止操作者的不良习惯引起患者或自身的灼伤:电刀头部有血痂等污物时,护理人员要立即消除,以保持传导性能良好。不要随便加大功率,以免对患者造成灼伤。在凝血过程中,有些医师喜欢一只手拿止血钳,另一只手拿电刀头,碰击钳子。这样的操作会达到电凝的目的,但也容易造成刀头与止血钳打火烧伤患者和医护人员,火花会熔化医用手套而灼伤医师。

⑧凡在更换使用新高频电刀的型号及使用不同厂家的产品时,必须及时组织全科护理人员学习,并按说明书的使用要点详细地告诉手术医师,使上台的手术医师做到心中有数,在操作前先做模拟操作,以便观察电刀的性能。

高频电刀的安全问题复杂多样,电灼伤现象时有发生。只要医护人员、技术人员提高安全意识,增强责任心,就可以很好地克服它的不足,发挥其优势。

六、电灼伤危害的应急、治疗措施

(一) 电灼伤的应急

(1) 电灼伤与火焰烧伤或高温气、水烫伤一样,均应保持伤口的清洁。
(2) 受伤者的衣服、鞋袜用剪刀剪开后除去。
(3) 伤口应该全部用清洁纱布覆盖,防止伤口被污染。
(4) 四肢烧伤时,应该先用清洁冷水冲洗,然后用清洁布片或消毒纱布包扎。

(二) 电灼伤的治疗

1. Ⅰ度灼伤(红斑型)

仅表现局部红肿,治疗过程中防止摩擦,2~3天症状可消失,3~5天可愈合。

2. Ⅰ度灼伤(水疱型)和浅Ⅱ度灼伤

表现为局部肿胀,有大小不等的水疱,常用质量浓度为 4.75~5.25 g/L 的聚维酮碘或者艾力克液消毒局部,无菌操作下去除大水疱腐皮,局部涂抹美宝烧伤湿润膏,防止感染,1~3 周可愈合。深Ⅱ度灼伤者经上述治疗不愈合可采用手术植皮治疗。

3. Ⅲ度灼伤（焦痂型）

创面深，需及时清除坏死组织，保持局部干燥，面积大时需手术治疗，同时口服、静脉滴注抗生素，控制感染。表浅灼伤的表皮很快可由未受伤的表皮、毛囊和汗腺的再生而获修复；如无感染很少留下瘢痕。深层灼伤时，表皮和大部分真皮被破坏，上皮的再生可来自创面的边缘，残存的皮肤或真皮的附件。但该过程缓慢，在上皮覆盖创面以前有过多的肉芽组织形成。深层灼伤多易挛缩，如不及时植皮，将导致外形毁损和残疾。在某些人，特别是瘢痕体质者，可形成瘢痕疙瘩。全部真皮和表皮均已毁坏，面积又过大的深层灼伤，创面无法收缩封闭（因真皮不能再生），难以自行愈合。如不切除，将会使创面裂开，焦痂自行脱落，留下一个底部暴露的创面。

（张丽梅）

第十章　运动功能性职业危害与防护

人类在生产环境和劳动过程中，存在某些因素可对职业劳动者健康产生不良影响，使某些常见病发病率增高。例如，护理人员在工作操作过程中长时间处于不当体位或经常使用不合理的工具等，会导致运动系统长期处于过度紧张状态，进而危害到健康。护理人员中腰椎间盘突出、腰肌劳损、下肢静脉曲张等疾病的发病率明显高于一般人群。因此，应充分认识运动性职业的危害，进一步改善工作条件，加强护理人员职业健康教育，增强自我保护意识，有效地控制或消除护理人员在劳动过程中的有害因素而达到预防疾病的目的，从而促进护理人员健康，提高劳动能力，提高生活质量。

第一节　腰椎间盘突出症的职业危害与防护

腰椎间盘突出症是因椎间盘变性、纤维环破裂、髓核突出，刺激或压迫神经根、马尾神经所表现的一种综合征，腰腿痛是腰椎间盘突出症最常见的症状。临床护士是腰椎间盘突出症的易发人群，这与护士的工作环境有很大的关系。目前该病在护士群体的发病率尚未精确统计。但从临床上来看，其发病率呈逐年上升趋势。由于该病具有难治性、易复发性以及发病时导致较为严重的临床症状等特点，一旦患病，将严重影响临床护士的日常工作和生活。因此，如何预防腰椎间盘突出症的发生，降低其对护士造成的职业危害，越来越受到人们的重视。

一、腰椎间盘突出症的病因

临床护士因工作性质的原因，常需要较大强度的体力劳动，且其工作环境中存在较多易导致腰椎间盘突出的病因、诱因，故该群体成为腰椎间盘突出症的易发人群。其致病因素可大致分为以下几种。

1. 椎间盘退变

椎间盘退变是腰椎间盘突出的基本病因。临床护士较强的体力劳动，如铺床、搬运病患等，常使椎间盘负荷增加，并易导致腰部肌肉扭伤，影响椎间盘的营养供给，加速了椎间盘的退变。随着年龄的增长，椎间盘组织中的化学成分发生较大变化。髓核水分含量减少，蛋白多糖被降解，其膨胀性和弹性明显降低，此时椎间盘处于易损状态，腰部负荷加重到一定程度，即会导致其病变。这也是腰椎间盘突出症在年长护士中的发病率明显高于年轻护士的原因之一。

2. 遗传因素

有阳性家族史的护士，其发病率远高于一般护士，且发病年龄均偏年轻。据有关报道，其21岁以前发生腰椎间盘突出症的相对危险性高出正常人群的5倍。

3. 损伤

损伤是腰椎间盘突出症的常见病因，积累损伤是重要诱因。临床护士执行相关护理操作，如加药、观察引流导管、弯腰、扭转动作较多，对腰部损伤较大。长期的损伤积累，导致腰部负荷加重，使其易患此病。此外，护士在工作过程中，若发生腰部的急性扭伤，以及受严重暴力打击导致脊椎骨折，均可使椎间盘纤维破裂，向椎管内突出，引发椎间盘突出。

年轻护士腰椎间盘突出症多与急性腰部损伤有关。

4. 妊娠

妊娠期盆腔和下腰部组织充血明显，纤维环、后纵韧带等组织相对松弛，致使椎间盘承受重力增加。临床护士若在妊娠期间，于工作中扭伤腰部，损伤脊椎及韧带，均可增加腰椎间盘突出症发生的可能性。

5. 腰骶椎先天性异常

腰骶椎化或骶椎腰化，因其关节突不对称，使腰椎产生异常应力，椎间盘损伤机会增多，较易发生椎间盘突出症。对于患有腰骶椎先天性异常的临床护士，在工作过程中比一般护士更容易受各类诱发因素的影响，引发腰椎间盘突出症。

6. 有害气体损伤

临床护理工作特别是手术室、供应室以及消毒室的护士，由于工作需要，常接触一些具有挥发性的消毒剂，这些消毒剂不仅会刺激呼吸道黏膜等组织器官，同时也会引发末梢小血管收缩，影响腰部肌肉、韧带及脊椎骨的血供，加速椎间盘的退变，增大腰椎间盘突出症发生的危险性。

7. 温差刺激

护士腰部损伤的积累，使椎间盘和腰部肌肉处于易损状态，对于外界温差的刺激较为敏感。骤冷或骤热会阻碍腰部血液循环，影响椎间盘及腰部肌肉的新陈代谢率，减少其营养供给，加速椎间盘退变的速度，引发腰肌劳损，增加了腰椎间盘突出症发生的危险性。

8. 压力

临床护士工作压力大，不但需处理诸多强度较大的工作，且要适应较快的工作节奏，尤其是手术室、重症监护病房等科室的护士，精神处于高度紧张状态，随时准备处理应激事件。长期在此环境下工作，使临床护士产生较大的心理压力，进而严重影响机体健康，降低机体抵抗力，使腰部易受外界不良因素侵袭，加速椎间盘蜕变，导致椎间盘突出症的发生。

二、腰椎间盘突出症病理

纤维环退行性变所形成的裂隙是椎间盘突出的重要病理基础。而纤维环出现裂隙或破裂的组织学基础是由于髓核蜕变缩小，其中的蛋白多糖下降，水平减少，胶原纤维相对增加。

在此情况下，一旦椎间盘内压力增高，髓核即可沿着纤维环的蜕变裂隙突出到纤维环的裂隙中或纤维环外的韧带下，或穿过破损的韧带突出到椎管内。

三、腰椎间盘突出症临床表现

（一）症状

腰椎间盘突出的主要症状为腰腿痛。一半以上的患者有不同程度的腰部慢性损伤。

1. 腰背痛

腰背疼痛既可出现于腿痛之前，亦可出现于腿痛之后，或与腿痛同时出现。部分患者不明原因突然发生腰痛，部分患者则在某次较明确的腰部外伤之后出现。腰背痛和外伤有间歇时间，短者数日，长者间隔数月乃至年余。患者腰背痛范围较广泛，主要在下腰背部或腰骶部。

2. 坐骨神经痛

这种疼痛可发生于腰背痛之后、之中或之前，多为逐渐发生，开始为钝痛，逐渐加重，多呈放射痛，由臀部、股后外侧、小腿外侧，放射至足跟部或足背，少数病例可出现由下往上的放射痛，先由足、小腿外侧、股后外侧，而后放射至臀部。

3. 下腹痛或股前侧痛

高位椎间盘突出症时，突出的椎间盘可以压迫 L_1-L_3 神经根而出现相应神经根支配的腹股沟区疼痛或股内侧疼痛。

4. 间歇性跛行

主要表现为行走时，随行走距离增多，逐渐出现腰背痛或不适，同时感觉患肢麻木，疼痛加重，当取蹲位或卧位后，症状逐渐消失。此为腰椎间盘突出压迫神经根，造成神经根充血、水肿、炎症反应和缺血所致。当行走时，椎管内受阻的椎静脉丛逐渐扩张，加重了神经根的充血程度，而引起疼痛加重。

5. 肌肉瘫痪

腰椎间盘突出压迫神经很严重时，可出现神经麻痹、肌肉瘫痪。较多见的为 L_4、L_5 椎间盘突出。L_5 神经麻痹可致胫骨前肌、腓骨长短肌、趾长伸肌麻痹，表现为足下垂、S_1 神经麻痹可致小腿三头肌瘫痪。

6. 麻木

腰椎间盘突出症有部分患者不出现下肢疼痛，而表现肢体麻木。此多为椎间盘组织压迫刺激了本体感觉和触觉纤维所引起。麻木感觉区域仍按神经根受累区域分布。

7. 马尾综合征

中央型腰椎间盘突出症，当发生巨大突出时，常压迫突出平面以下的马尾神经。早期表现为双侧坐骨神经痛，会阴部麻木，排便、排尿无力。有时坐骨神经痛可交替出现，时左时右。随后坐骨神经痛消失，而表现为双下肢不全瘫痪。

（二）体征

1. 步态

症状较轻者，在步态上与正常人没有明显差别。症状较明显者行走时步态较拘谨，症状较重者，喜欢取身体前倾而臀部凸向一侧的姿势而且表现为跛行。

2. 脊柱外形

在外形上出现腰椎生理性前凸变浅。在一些严重的患者，则生理性前凸可以完全消失甚至反常，以尽量加宽后侧间隙，使后纵韧带紧张度增加，髓核部分回缩。同时椎骨后侧的黄韧带相应紧张，因而加宽了椎管容积。此外，脊柱还可出现侧弯。

3. 腰部活动度

腰部在正常情况下的活动度前倾可达 90°，向后及向左、右可达 30°。腰椎间盘突出症患者各方向的活动度均会受到不同程度的限制。

4. 下肢肌肉萎缩

腰椎间盘突出症患者属下神经单位的腰骶神经根受到损害，所以该神经根所支配的肌肉（如胫骨前肌、趾长伸肌等）皆可有不同程度的肌萎缩。

5. 感觉障碍

腰椎间盘突出症的感觉可以是主观的麻木，也可以是客观的麻木，二者都有参考价值。主观麻木为患者感觉小腿外侧麻木，但在用针刺检查小腿外侧皮肤痛觉时，其痛觉和其他部位完全一样，并无减退或消退。这是因为皮肤痛觉由几根神经重叠支配，单一的神经根损害并不一定能够查出痛觉减退区。但有时也可查到受累神经支配区确有痛觉迟钝，这就是客观麻木。

四、腰椎间盘突出症诊断

绝大多数腰椎间盘突出的患者，根据其发病史、临床表现及体征结合 X 射线、CT 等检查结果基本可以确诊，突出的间隙也容易定位，少数患者需要进一步检查和鉴别。体检时可在下腰椎部找到放射性压痛点，按压环跳、委中等穴位可引起腿痛。直腿抬高和加强试验可为阳性。X 射线片可见腰椎侧弯或个别间隙变窄。CT 和核磁共振检查可直接观察到椎间盘突出阴影。

五、腰椎间盘突出症的预防

对于腰椎间盘突出症的预防，应注意以下几个方面。

（一）加强锻炼、提高身体素质

加强锻炼是预防腰椎间盘突出症的重要措施。通过锻炼可提高机体免疫力，使全身各个脏器系统功能增强，局部腰肌可摄取更多营养物质。同时通过锻炼亦可增加骨关节活动度，降低骨关节损伤概率。具体锻炼的方式很多，护士在业余时间可多做健身运动，如健美操、广播体操等，并提倡多进行有氧运动锻炼，如慢跑、高低杠、单双杠等。活动前应做好准备工作，放松局部腰肌及身体各个关节，活动时注意强度及幅度，避免在活动中损伤腰肌及椎间盘，诱发腰椎间盘突出症。

（二）保持正确的劳动姿势

护士在工作、生活中，应注意保持正确的劳动姿势，这样不仅可以预防腰肌劳损的发生，还可延缓椎间盘蜕变的进程，预防椎间盘突出症的发生。

1. 站立劳动姿势

髋、膝微屈，自然收腹，双侧臂肌向内侧收缩，使骨盆前旋，腰椎变直，腰骶角减少，脊柱支撑力增大，有利于减少身体重力对腰椎和腰骶关节的损伤。

2. 坐位劳动姿势

坐位时，调节好座椅高度，以膝关节自由屈伸，双足自由着地为宜。腰椎基部离座椅背不宜超过 5 cm，且座椅应能完全撑托住股部。若座椅太高，股后部肌肉受压，影响骨盆的松弛，使身躯不稳。若座椅过低，则增加髋关节的屈曲度，使骨盆前倾，易发生腰肌劳损。靠椅背部应与上腰椎贴近，保持脊柱伸直，可避免因过度屈曲引起腰部韧带劳损。

3. **半弯腰劳动的姿势**

护士执行基础护理操作，如口腔护理、皮肤护理时，常处于半弯腰劳动状态。此时，应保持下腰部伸直、两足分开与肩平行，使重力落在髋关节和两足处，降低腰部负荷。

4. **弯腰搬重物的姿势**

护士在弯腰搬运重物时，应先伸直腰部、再屈髋下蹲，后髋、膝关节用力，继之挺腰，将重物搬起。

5. **集体抬重物姿势**

集体抬重物时，每位护士均要挺胸直腰，先屈髋下蹲，后同时抬起重物，注意中心平衡，起身一致，统一指挥，步法协调。动作不协调，会使重量分布不均，容易造成个别护士受力过重，扭伤腰部。

6. **避免长时间维持同一劳动姿势**

护士应避免保持同一固定劳动姿势，要定期变换姿势，使疲劳腰肌得到休息，减轻脊柱负荷，减小发生椎间盘突出的概率。对于曾患腰椎间盘突出症，现已缓解的护士，更应注意对椎间盘的保护，避免长时间固定劳动姿势增大腰部损伤的积累。同时注意加强腰背肌及腹肌的锻炼，避免过于剧烈活动，防止拉伤腰部肌肉，损伤椎间盘，引起腰椎间盘突出症的复发。

（三）加强腰部锻炼

护士应注意加强腰部锻炼，尤其是腰背伸屈肌的锻炼。坚韧的腰肌可支撑脊柱，防止腰背部损伤。据报道，在 0°~36° 范围内的伸展练习，对于提高背伸肌力最有效。腹肌及肋间肌的锻炼可增强腹腔内压和胸腔内压，有利于减轻脊柱压力。加强腰椎活动度的锻炼，可以放松腰肌，改善局部血液循环，并可预防和矫正椎间盘蜕变。

（四）正确使用劳动保护用具

护士可通过佩戴腰围加强腰部的稳定性，保护腰肌及椎间盘。但腰围只应在劳动时使用，平时解下，否则可导致腰肌萎缩，产生腰背痛。对于已患腰椎间盘突出症的护士在佩戴腰围时应注意遵循以下原则：即于急性期疼痛加重时，坚持佩戴，但于卧床休息时解下。虽然症状好转，但在天气寒冷，近期工作强度加大时，还应该坚持佩戴腰围，起到预防作用，防止病情恶化。腰椎间盘突出的患者佩戴的腰围，一般选用皮质或人造革制成，腰围的长度与患者腰围相符，正中应宽，约 20 cm，在中间，即腰椎的后部，内置 4~6 块长 20 cm、宽 2 cm 的钢片或竹板垂直支撑。两端也就是肋缘与髂前上棘之间及腹部位置，宽度 10~15 cm，可稍软，整个腰围外，穿一条普通腰带加固，可使护士使用方便。这样既限制了活动度较大的运动，又不影响护士的适当活动。

（五）做好妊娠期和哺乳期的卫生保健

据报道，妇女在妊娠期和哺乳期由于内分泌的改变，下腰部和骨盆的肌肉、关节囊和韧带松弛,下腰椎负荷增大,腰椎间盘内压升高,稍有不慎即可发生腰椎间盘突出症。护理工作者在妊娠期和哺乳期,应做好保健工作,避免过度劳累,以及从事较大强度的劳动。采取适当姿势活动,尽量减少腰部负荷,如抱小孩、拿物品应尽量靠近自己的身体。亦可通过适度的腰部按摩,增加局部血液循环,减轻腰部负荷。对于工作强度较大的科室,如急诊室、ICU 等,可考虑将妊娠期护士暂时调离,减少较大强度的劳动对于腰部的刺激。妊娠后应将体重控制在标准范围内,因为过于肥胖会增加腰部肌肉及脊柱的负担,诱发椎间盘突出。

(六)避免温差刺激

冬夏季,病房室内外温差较大。护理工作者很容易受到较大温差的刺激。特别是冬季,室内外温差可达 20 ℃ 以上,较大的温差对局部腰肌、脊柱会产生较强刺激,影响局部组织新陈代谢,增大腰椎间盘突出症的发病率。对于曾患腰椎间盘突出症的护士,更应注意自我保护,防止复发。冬季,护士离开病房时,要注意自我保暖,降低温差刺激。夏季,室内温度不宜过低,最佳的室内外温差是 5 ℃ 左右,并避免空调冷空气直吹腰部,刺激腰肌。

(七)养成良好的生活、饮食习惯

护士应建立良好的生活习惯,祛除生活中的诱发因素,预防腰椎间盘突发症的发生。提倡卧硬板床休息,并注意床垫的厚度适宜,睡眠时,枕头高度以压缩后与自己拳头相当或略低为宜,翻身时尽量不扭转躯体,仰卧时,两膝间垫一小枕。晨起前,先活动腰部,避免迅速坐起损伤腰肌。从事家务劳动时,应注意避免长时间弯腰的活动,减少弯腰的次数。持重物不得超过 5 kg,高处取物时保持身体直立,严禁后仰。可适当改变家居设施减少腰部负荷,如抬高灶台、水池的高度等。

护士在日常生活中,还应注意多食富含钙、铁、锌的食物,如牛奶、菠菜、番茄、骨头汤等。亦应增加体内蛋白质的摄入量,因其是形成骨骼、肌肉、韧带不可缺少的成分之一。富含蛋白质的食物有猪肉、鸡肉、牛肉、肝、鱼、鸡蛋、豆制品等。维生素 B 是神经活动时需要的营养素,可缓解疼痛,解除肌肉疲劳,亦要多食。粗粮、花生、芝麻等食品均含有丰富的维生素 B。维生素 C 是组成结缔组织以及椎间盘纤维环的主要成分之一,增加其摄入量,可延缓椎间盘的蜕变。富含维生素 C 的食物有红薯、马铃薯、青椒、油菜、芹菜、菜花、草莓、番茄、柠檬、橘子等。维生素 E 可扩张血管、促进血流,消除肌肉紧张,在一定程度上,亦能起到预防椎间盘突出的作用。花生米、芝麻、杏仁等均含有丰富的维生素 E。对于曾患有腰椎间盘突出症的护士,可通过补钙保健品,如壮骨粉、葡萄糖酸钙等,来提高机体的含钙量,预防腰椎间盘突出症的发生。

(八)注意环境保护,避免有害气体刺激

护理工作者尽量避免接触烟雾等刺激气体。如无法避免,亦应做好自我防护,如戴好口罩、防护用具等。

(九)预防复发

对于曾患有腰椎间盘突出症的护士,在日常生活中应选择适宜的功能锻炼方式,加强腰背肌的收缩力,预防该病的再次复发。

可选择弯腰双手探地的功能锻炼方式，该法可促使神经根伸长，松解粘连，缓冲张力，缓解肌肉的痉挛和疼痛。并使腰椎两侧的肌肉、韧带得到对称、协调、平衡的锻炼，有助于功能恢复。活动的强度及幅度因人而异，以不超过腰肌、脊柱活动的限度为宜。但该法对于椎间盘突出物巨大或骨化、椎管狭窄、侧隐窝骨性狭窄以及活动时疼痛较剧烈者不适宜。介绍几种腰背肌群的功能锻炼操，以供参考。

（1）俯卧撑运动　患者俯卧，手掌和足尖着地，上肢伸直使身体抬起；屈肘，胸腹部贴地，上肢再伸直抬起身体，如此反复。

（2）背伸肌运动　俯卧，上肢、头颈、背部及下肢尽力后伸，仅腹部着床呈一弓形。可与俯卧撑运动配合，同时练习。

（3）腹肌运动　仰卧，双手抱枕部，用腹肌力量坐起，后躺下，下肢始终着地。不能坐起时，将双手向前平伸后坐起。

（4）慢步行走　挺胸、伸腰，慢步行走1～2 km。运动时，量力而行，不可勉强，以免损伤腰伤腰肌，导致复发。

（李孜孜）

第二节　腰肌劳损的职业危害与防护

腰肌劳损是临床护士的常见病、多发病。护士在日常工作中，常需要做弯腰、扭身等动作，使腰部负荷较重，腰肌长期处于过度牵伸状态，小血管受压，供氧不足，代谢产物累计刺激局部，从而形成无菌性炎症，导致局部腰肌粘连、肥厚、挛缩、或变形，引发明显的临床症状，严重影响护士的工作和生活。该病可在各种诱因的作用下，反复发作、迁延不愈，形成长期的腰骶部疼痛。因此，需要采取有效措施预防其发生。

一、腰肌劳损病因

1. 长期工作姿势不良

临床护士若习惯性工作姿势不良，可使腰部肌肉长期处于被牵拉状态，局部腰肌负荷过重。长期过重的负荷，将影响局部血液循环和营养供给，使代谢产物积聚于局部腰肌，引发无菌性炎症反应，导致腰肌劳损。其严重的临床症状会影响临床护理工作者的工作和生活，给心理上带来较大负担。

2. 较大的工作强度

护士工作强度大，如搬运患者，推手术车，做心肺复苏等，腰肌负荷重。同时在日常工作中，较快的工作节奏，使损伤的腰肌得不到适当休息，发生严重的腰背痛。不但降低了护士的工作效率，也给个人带来了较大的精神压力及经济负担。

3. 畸形

腰椎畸形或者下腰缩短畸形，使腰肌长期处于过度牵伸状态，引起腰部疼痛。对于有先天性腰椎畸形的护士，其腰肌劳损的发病率远高于一般护士。

4. 急性损伤治疗不当

临床护士在工作中常发生腰部软组织急性损伤，如治疗不当或反复损伤，腰部肌肉得不到充分修复，产生纤维化，则会导致慢性腰部疼痛，引发腰肌劳损，并可引起局部腰肌畸形，导致更严重的腰部疾病，如椎间盘突出、马尾神经压迫综合征等。因此，护理工作者一定要注意自我保护，避免急性腰部损伤，一旦发生，要采取适当方法，积极彻底治疗，防止并发症。

5. 潮湿、寒冷的刺激

手术室、消毒室或供应室等特殊科室的护士，长期处于较为潮湿的环境中。空气中的湿度过大，会刺激腰部肌肉。同时，冬夏季，病房室内外温差较大。较大温差刺激腰肌，会使局部血液循环降低，加速代谢产物堆积，引发腰肌劳损。

二、腰肌劳损临床表现

主要症状为腰或腰骶部疼痛，反复发作，疼痛可随气候或劳动强度的变化而变化，时轻时重，延绵不愈。腰部可有广泛压痛，脊柱活动多无异常。急性发作时，各种症状均明显加重，并有肌肉痉挛，脊椎侧弯和功能活动受限。部分患者有下肢牵拉性疼痛，但无肌肤麻木感。疼痛的性质多为钝痛，可局限于一个部位，也可散布于整个背部。

三、腰肌劳损的预防

护士在日常工作和生活中，应做好预防工作，避免腰肌劳损的发生，或降低该病的发生率。具体预防措施如下：

1. 纠正身体不良姿势

在工作中，避免维持同一工作姿势太久。站立工作时，可尽量减少长期伸腰、弯腰等动作。并于工作期间，适当活动颈椎、腰部、下肢，降低腰肌的损伤。坐位工作时，调整好桌椅的高度，使机体处于舒适状态，充分放松腰部肌肉。并注意胸部与桌边缘应有一拳为宜的距离，不可全身扑于桌面工作。此种姿势，会使腰肌长期处于被牵伸状态，同时亦会压迫胸椎，牵拉颈椎，引发各种疾病。同时，提倡护士在工作间歇适当按摩腰部肌肉及腹肌，缓解腰肌的紧张状态，促进局部代谢产物随血液循环排出体外，避免无菌性炎症的发生。

2. 加强身体锻炼

护士应积极参加体育锻炼，体育运动对于预防腰肌劳损、增强机体免疫力极为有利。提倡每日活动至少30分钟。但活动中应注意运动的方式及程度要适中，尽量避免剧烈运动，或可能会对腰肌造成损伤的活动。锻炼身体贵在坚持，不可半途而废。

选择瑜伽锻炼的护士应注意，该种运动方式长期坚持的确能提高机体免疫力，强身健体。但运动中动作的拉伸程度要适宜，尽力即可，不可过于勉强，以免在运动中造成腰肌损伤。对于曾患有腰患的护士应避免进行瑜伽等体育锻炼，建议通过游泳增强体质。因为游泳不会造成腰肌局部负荷，但要注意活动的强度不要太大，水温不可过低。

护士还应注意，日常强度较大的工作已使机体处于疲劳状态，各组织器官，特别是肌肉、关节等部位，常处于易损状态，在进行各种体育锻炼之前，一定要做好热身运动，防止在体育锻炼中拉伤肌肉。

3. 加强腰肌锻炼

护士活动腰部肌肉时，应注意活动的幅度及强度要适宜，不可过于勉强，以免在活动中损伤腰肌。在日常生活中，也可通过做俯卧撑或仰卧起坐等运动来增强腰肌及腹肌。此种运动方式，不需要特殊的辅助器材，长期坚持，可提高腰肌及腹肌的抵抗力，有效抵御外界各种有害因素对腰肌的侵袭。但对于年老护士或曾患有腰疾患的护士，该法不适宜。

具体介绍两种腰部运动操。

（1）转胯运腰法　站立姿势，双手叉腰，拇指在前，其余四指在后，中指按在腰眼部，即中医所讲的肾俞穴位上，吸气时，将胯由左向右摆动，一呼一吸为一次，可连续做 8~32 次。

（2）旋腰转背　取站立姿势，两手上举至头两侧与肩同宽，拇指尖与眉同高，手心相对。吸气时，身体由左向右扭动，头也随着向后扭动。呼气时，身体由右向左扭动，一呼一吸为一次。可连续做 8~32 次。运动时节奏不易过快，以不超过机体负荷为宜。

4. 工作环境适宜

护士亦应注意保持工作环境的安全性，去除工作环境中易造成机体损伤的因素，如地面保持清洁、干燥。选择合适的工作鞋及工作服。治疗室应保持较大空间，不宜摆放过多物品，避免护士在配药等工作过程中，由于空间狭小而扭伤或撞伤腰部。护士站亦应留有较大空间，尽量选择圆角桌及转椅。监护室内各监护仪器，特别是重量较大的监护仪器，如心电监护仪等，摆放的位置及高度应适宜，便于护士拿取。

5. 保持正确的劳动姿势

请参考本章第一节的相关内容。

6. 加强自我保护，避免外界不良因素刺激

请参考本章第一节的相关内容。

四、腰肌劳损的治疗

对于腰肌劳损可采用以下几种方法治疗：

1. 中频电与红外线治疗

中频电缓解血管痉挛，加速损伤组织的修复。而红外线辐射的热作用有利于渗出吸收，并有消炎、消肿作用。在改善周围血管循环方面，红外线治疗效果较好，而镇痛和接触肌肉痉挛方面，中频电治疗效果较好。

2. 中药热敷加推拿

中药热敷起到温经通络、活血祛风、散寒止痛之功效。热敷之后，可以使腰部毛孔的通透性增加，有利于驱邪外出，使腰部经络通畅，疼痛减轻。

3. 中药内外合治

中药内服：以活血化瘀、理气通络止痛为主。中药熏蒸时，药物通过机器雾化，成为活性分子微粒，对患者实施反复冲击，使药效迅速通过肌肤直达病灶，发挥作用。

4. 针刺加推拿

通过一定的针刺手法，能激发腰部之经气，祛瘀活血、通络止痛；推拿通过多种手法作用于腰肌劳损部位，促进局部血液循环及新陈代谢、疏经活血、通络止痛，治疗效果明显。

（李孜孜）

第三节　下肢静脉曲张的职业危害与防护

下肢静脉曲张系指下肢浅静脉系统处于伸张、蜿蜒、迂曲状态，通常发生在大隐静脉或小隐静脉及其属支，是我国最常见的静脉病，也是临床护士常见的职业病之一。该病如治疗不当或治疗不彻底易导致小腿静脉溃疡，或血栓栓塞，引发严重后果。

一、下肢静脉曲张病因

1. 长久站立

临床护士由于工作性质的原因，站立时间较久，导致下肢静脉血液回流受阻，静脉持久扩张，静脉壁压力持续增加，使静脉壁和瓣膜均遭受不同程度的损害。损伤积累到一定程度，即会导致瓣膜闭锁不全和静脉壁膨出，发生下肢静脉曲张。特别是工作年限较长的护士，大部分会有不同程度的下肢静脉损伤。

2. 下肢负重增加

临床护士日常工作的强度较大，下肢承受的负重亦较多。随着下肢承受负重的增加，下肢肌肉、血管所受损伤亦会增加。损伤积累会影响下肢肌肉的收缩性，亦会降低静脉血管的弹性，进而阻碍下肢静脉血液回流，增大下肢静脉血液淤积的程度。正常情况下，静脉血液本身由于重力作用，对瓣膜会产生一定压力，但不会损伤瓣膜。如若静脉血液淤积时间过久，静脉压力持续增加，会严重损伤瓣膜导致静脉曲张的发生。

3. 妊娠

临床护士在妊娠期间较易发生下肢静脉曲张。妊娠期，由于体内内分泌的变化，会使静脉扩张，瓣膜不能覆盖静脉。随着妊娠月份的增加，体重增加，血容量增多。进一步加重了下肢负荷和下肢静脉壁的压力。同时随着腹压的增加，下肢静脉血液回流受阻。诸多致病诱因的存在，增加了临床护士在妊娠期间发生下肢静脉曲张的危险性。

4. 深静脉血栓栓塞

患有深静脉血栓栓塞的护士更容易发生下肢静脉曲张。因深静脉血栓栓塞使较多血液积存于浅静脉，增加了浅静脉壁的负荷，该负荷超过一定限度，即会导致浅静脉膨出、曲张。

5. 腹压增加

腹压增加会阻碍下肢静脉血液回流，增加下肢静脉壁的压力。护士若长期维持同一姿势工作，如值班护士长期坐位，会增加腹压，导致下肢静脉曲张的发生。患有慢性咳嗽等疾病的护士，腹压长期增加，外加下肢负荷过重，使其更易发生下肢静脉曲张。

第十章 运动功能性职业危害与防护

6. 遗传因素

有阳性家族史的护士较易发生下肢静脉曲张。有关调查分析表明，下肢静脉曲张为单基因遗传。特殊体质，外加护理工作者工作环境中存在诸多诱发因素，提高了有阳性家族史的护士发生下肢静脉曲张的概率。

7. 先天性浅静脉壁薄弱或瓣膜关闭不全

据报道，患有先天性下肢静脉血管异常的护士，其下肢静脉曲张的发病率远高于一般护士，而且发病年龄较轻。静脉瓣膜发育不良或缺失，不能使大隐静脉血液正常回流。而浅静脉壁先天性薄弱又无法承受血液对其长时间的压迫，进而发生下肢静脉曲张。

二、下肢静脉曲张病理生理

1. 曲张静脉的变化

初期，静脉内压力增高，管腔轻度扩张，黏膜下组织（主要在肌层）增生，形成厚而容易压瘪的圆形管道。中期，静脉扩张和迂曲更为明显。管壁开始萎缩，并有退行性改变。晚期，静脉管腔进一步扩大，严重曲张，呈蚯蚓状或串珠样，甚至呈瘤状。

2. 血流动力学变化

当静脉曲张时，血液回流缓慢和静脉压力升高，影响毛细血管血液的流出，引起组织水肿。而当交通支瓣膜薄弱或功能不全时，深静脉血液向浅静脉逆流，使浅静脉淤血，出现相应并发症。

三、下肢静脉曲张临床表现

下肢静脉曲张常发生于大隐静脉与小隐静脉，以大隐静脉曲张为常见。

1. 下肢浅静脉曲张

浅静脉曲张多发生于双侧下肢，也可发生于单侧下肢。较为肥胖者，往往患肢曲张静脉隐而不显；较瘦者，可见患肢浅静脉扩张、迂曲、隆起，严重者扭曲成团块状，站立时曲张静脉更为明显，当平卧抬高患肢时曲张静脉瘪陷。大隐静脉受累时，曲张静脉分布于下肢内侧面，或延伸至患肢的前、后面。小隐静脉受累时，曲张静脉分布于小腿的后面，可延伸到外踝和足背。

2. 患肢酸胀和疼痛

由于下肢静脉曲张，静脉淤血，静脉压力进一步增高。随着病情的加重，患者多有患肢酸胀感或胀痛，易疲劳，多发生于久站时。当平卧抬高肢体后，酸胀感迅速消失。

3. 患肢肿胀

单纯性原发性下肢静脉曲张一般无患肢肿胀，当伴有踝交通支瓣膜功能不全或深静脉瓣膜功能不全时，足踝部及小腿可出现不同程度的肿胀，深静脉瓣膜功能越差，患肢肿胀越明显。如淋巴管受累，同时并发淋巴水肿，则患肢肿胀更为明显。

四、下肢静脉曲张诊断

根据临床实践总结诊断标准如下：

(1) 有长期站立及能够导致腹压增高的病史（妊娠及盆腔肿瘤史、慢性支气管炎、习惯性便秘等），有下肢静脉曲张的家族病史。

（2）下肢静脉明显迂曲扩张，站立时更为明显；常伴有血栓性浅静脉炎，至晚期可发生足靴区皮肤色素沉着、纤维化、溃疡等。

（3）深静脉畅通试验显示深静脉畅通。

（4）超声多普勒检查显示大隐静脉瓣膜功能不全，或同时伴有深静脉瓣膜功能不全。

（5）静脉造影显示大隐静脉迂曲扩张、瓣膜功能不全，或同时伴有深静脉瓣膜功能不全。

（6）排出其他静脉性疾病。

五、下肢静脉曲张的预防

护士在日常工作和生活中，一定要积极做好预防工作，防止下肢静脉曲张的发生。

1. 避免长期站立，适当活动促进血液循环

护士在站立过程中，避免长时间保持同一姿势，适当、轻微的活动，有助于促进下肢血液循环，减轻下肢静脉瓣膜承受的压力。

站立时，可让双腿轮流支撑身体重量，并可适当做踮起足跟动作，促进小腿肌肉收缩，减少静脉血液淤积。提倡在工作间歇期，做工作体操，如双腿上下摆动或夹蹬练习。并要充分活动踝关节，消除腓肠肌的疲劳，使其有效发挥泵作用，减轻浅静脉压力。亦提倡做下肢运动操。具体方法：平卧位或坐位，将下肢伸直后屈曲、屈曲后伸直，重复10次；踝关节做伸直、屈曲，重复10次，跖关节做伸直、屈曲，重复10次。双下肢同时或交替进行均可，每日做3~5遍。

2. 防止腹腔内压长期升高

护士在日常工作和生活中，要做好自我保健工作，积极预防能够导致腹腔内压增高的慢性疾病，如慢性咳嗽、便秘等的发生。早期发现、彻底治疗，防止病情迁延，诱发下肢静脉曲张。同时，护士也要注意，久坐或长期维持同一姿势站立，也会导致腹腔内压升高。工作之余，应注意腹部及腰部的锻炼，适当变换身体姿势，降低腹腔内压。并常做深呼吸动作，减轻腹腔内压，促进骨盆血液回流，减轻腿部血液淤积。

3. 抬高下肢，促进下肢静脉血液回流

护士在休息时应尽量抬高下肢，并配合自我按摩，促进下肢血液回流。睡觉时，可在小腿部垫一小枕，使下肢抬高 15°~20°，减轻下肢肿胀及预防小腿溃疡的发生。并可于睡前用热水擦洗下肢，促进下肢血液循环，如果用赤芍、牡丹皮、桃仁、红花等煎汤，熏、洗、擦、揉，效果更好。

4. 穿弹力袜或捆绑弹力绷带

该法可以发挥小腿的肌肉"泵"作用，促进下肢血液回流，减轻或消除肢体沉重、疲劳感。护士可在早晨上班前穿戴，睡觉前脱下。捆绑弹力绷带时，应先将腿足垫高，从踝部向上捆扎，松紧适宜。对于手术室的护士，更适宜采用该法预防下肢静脉曲张的发生。尤其注意在穿戴弹力袜之前，应将双下肢抬高，减少浅表静脉血，提高预防效果。

5. 预防外伤

护士还应注意保护下肢皮肤。长久站立工作，使下肢负重增加，局部血液循环不畅，使下肢血管、肌肉及皮肤营养不良。

如若皮肤破损，极易感染皮下组织及血管，破坏血管正常结构，增加了发生下肢静脉曲张的危险。

6. 注意锻炼，强身健体

适当的体育锻炼可以促进周身血液循环，使下肢静脉营养充足，增强静脉壁弹性，提高静脉回血功能，预防下肢静脉曲张的发生。游泳是防止静脉曲张的最佳运动方式，游泳时，机体压力得到减轻，而水的压力则有助于增强血管弹性。亦提倡每天坚持快速步行锻炼，每次 15 分钟，每天可步行 4~5 次。快速步行时，可充分锻炼排肠肌，使其收缩加强，挤压静脉血液回流，减少血液淤积，并使血管壁的新陈代谢增强，有利于血管维持弹性，保持正常结构和功能。特别是对于患有先天性下肢静脉异常的护士更应通过加强身体锻炼来弥补先天不足，增强局部血管壁的弹性以及下肢肌肉的收缩力，预防下肢静脉曲张的发生。

7. 注意妊娠期及哺乳期保健

妊娠期护士要注意采取适当措施促进下肢血液循环，降低静脉曲张的发生率。不宜久坐，可适当在室内或室外散步，并建议用热水擦揉下肢。并可用适当力度，自下而上按摩下肢，双腿交替，不得逆向按摩，持续按摩 10 分钟，每天 1~2 次。

如在妊娠期已发生下肢静脉曲张，程度较轻者可使用弹力袜来预防该病的进一步发展。一般使用的压力为 2.6~4 kPa（20~30 mmHg）。如静脉曲张没有发展到股部，通常于膝关节以下使用，即可达到满意的预防及治疗效果。同时亦应注意，分娩后体重大多会有所增加，此时，应注意锻炼，将体重控制在正常范围内，避免过度肥胖。因为过度肥胖不但影响血液回流，还会增加双腿、双足压力。据有关报道，肥胖者比体重正常者更容易发生下肢静脉曲张。

8. 加强腿部运动

护士应注意加强腿部锻炼，尤其要注意锻炼小腿肌肉。因为小腿肌肉是个辅助血泵，帮助静脉把血液泵回心脏，可预防静脉曲张的发生。如已发生下肢静脉曲张，亦可通过增强肌肉收缩力，提高下肢静脉壁的弹性，减慢静脉曲张的发展。护士可选择骑脚踏车、步行和游泳等方式来强化小腿肌肉。活动方式、方法及强度要适宜，根据个人自身情况选择。不提倡进行剧烈运动，如长距离快跑，这会增加下肢的负重，不能起到很好地锻炼腿部肌肉的作用。提倡每天坚持做仰卧屈腿、仰卧伸腿等简单动作，锻炼下肢肌肉。该法简单，不需要辅助器械，同时活动强度不大，一般不会导致下肢超负荷运动。长期坚持会有明显效果。护士也可定期做向心性按摩，减轻下肢肌肉的疲劳，促进血液回流。该法需要由专业的按摩师来实施。介绍一种运动操，具体方法：

（1）站立位，两足并拢。双手叉腰，提踵，下蹲，重复 10~15 次，自然呼吸，练习节奏由慢至快，重复次数逐渐递增。

（2）站立位，双足并拢。单腿屈膝提高，双手胸前抱膝，双侧各重复 10~15 次，自然呼吸。

（3）站立位，两足并拢。挺胸，双手叉腰，双足交替向前做踢腿运动，各重复 10~15 次，自然呼吸。

（4）站立位，两足并拢。双手屈肘与腰同高，掌心向下，双足交替上抬，两膝力求触及掌心（上身不可后仰），两侧各重复 10~15 次，自然呼吸。

（5）站立位，两足并拢。双手扶椅背或物体，用双足尖支撑身体做上下跐动，重复 10~15 次，自然呼吸。

(6) 两足并立，挺胸，两上肢向上伸直，上身前屈，两手指触地 4 次，然后还原，重复 5~8 次，自然呼吸。

(7) 两腿自然站立，高抬腿来回走动 1~2 分钟，同时，两臂交替向前、向后做画圆动作。自然呼吸。护理工作者根据自身具体情况练习该运动操，以不超过机体下肢运动负荷为宜。可连续练习各个步骤，也可单独练习其中一个步骤。长期坚持，可增加下肢肌肉抵抗力，预防下肢静脉曲张的发生。

9. 采用适当工作方法，降低下肢负荷

正确运用人体力学的原理指导工作，搬运重物、移动物品以及拉动和移动重物或患者时，尽量用全身转动，避免用躯干转动，以免不均等的肌肉张力造成正常的重力线改变。科学地收缩和放松肌肉。同时，医院的职能部门（如护理部），要开展全面的和互动的员工培训，如培训员工理解和熟悉有关患者提举和搬运的政策和制度，对新员工和轮转实习员工均要进行轮训。做好搬运重物的培训教育，教会他们应用力学原理去完成工作，并学会主动休息，生活作息有规律，夜班或较大工作量后，应及时休息，不应是感觉劳累后休息。并提倡护士重视自我保健意识的养成。

10. 养成良好的生活和饮食习惯

护士在日常生活中，应注意自我保护，养成良好的生活和饮食习惯，提高机体抵抗力，预防下肢静脉曲张的发生，如冬季注意保暖，避免冷水刺激下肢；上下班期间，注意膝盖保暖等。多食芹菜等高纤维的蔬菜和水果，以降低血液黏稠度。亦提倡多食具有清热利湿、活血化瘀功效的清淡食品，如丝瓜、苦瓜、冬瓜、黄瓜、番茄、白菜、白萝卜、鸭肉、鹅肉等。

11. 定期检查

临床护士应注意定期体检，以早发现病症，早期治疗。对于已发生下肢静脉曲张的护士，更应注意定期检查，及早采取防护措施，防止病情迅速发展及并发症的发生。

（李孜孜）

第十一章 心理社会性职业危害与防护

传统的职业医学研究中，物理、化学、生物性职业有害因素占据了相当重要的位置。随着生物医学模式向生物-心理-社会医学模式的转变，人们逐渐认识到心理社会因素在疾病和健康中的重要作用。新的医学模式在职业医学领域的广泛作用，必将伴随着心理社会性职业危害及其相关防护研究的兴起。

非物理、化学、生物性的职业有害因素称为职业性心理社会因素。职业性心理社会因素在生产劳动过程中广泛存在，直接或间接地影响人们的职业健康，引起心理社会性损害。职业性心理社会因素作用的方式、刺激量的大小、作用时间的长短以及同时存在的其他因素，共同决定了心理社会性损害的性质和程度。

护理职业中的心理社会行为因素主要有：行为及语言伤害、工作疲惫感、护患冲突等。新的医学模式和整体护理观使护理工作的时间和空间范围明显扩大，从重视疾病的护理扩展为全面重视生物、心理、社会因素对健康的影响，从患者护理扩展到健康人的预防保健。工作范围扩展以后，护理工作环境进一步复杂化，护理职业过程中潜在的职业性心理社会因素增多。明确认识护理职业中有害的心理社会因素及其造成的损害，是护理职业防护中不可忽视的问题。

第一节 行为及语言伤害

一、概述

近年来，关于医护人员在职业过程中遭遇辱骂甚至殴打的报道屡见不鲜，有些后果极其严重，甚至危及生命安全。临床工作环境复杂，情况千变万化，相对于其他医务人员，护理人员与患者及其家属接触更密切，遭遇行为及语言伤害的概率更高。不安全的工作环境，会影响护理人员的身心健康。

护理职业性有害因素的行为及语言伤害，指护理人员在执业过程中遭受直接或威胁性的语言攻击或行为危害。伤害来源的主体包括护理对象、陪护人员、媒体、同事、上级主管部门等。患者及其家属为主体的主要来源，具体行为表现为辱骂、中伤、躯体伤害或工作骚扰等多种形式，大多数时候趋于故意倾向。行为及语言最具伤害的行为是暴力。语言伤害是一种语言行为，其主要表现是运用口头或肢体语言对他人进行侮辱，甚至造谣中伤等。语言伤害是日常生活中的常见伤害行为，有的是存心故意的，有的是无意的。语言伤害作为一种"软暴力"，对护理人员的身心健康有着持久弥漫性的影响。行为伤害指采用行为对护理人员实施身体攻击，包括暴力行为和性骚扰等。与语言伤害相比，行为伤害更直接可见。

二、行为及语言伤害的原因

伤害性语言及行为可以反映社会生活领域的矛盾，具体包括：护理人员与患者及其家属之间、其他医务人员和社会体制等方面。

（一）患者及家属方面的原因

1. 就医程序是大多数患者及其家属的应激源

我国目前处于经济发展初级阶段，卫生资源极为有限，且分布不合理。大量卫生资源集中在大中城市，广大农村地区卫生资源短缺。城市中的卫生资源则集中在大医院，广大的社区卫生服务覆盖面严重不足。卫生资源分布的不合理，导致人们就医过程非常曲折。几经周折来到医院，还可能由于床位紧张等原因不能得到及时诊治，患者及其家属的不满情绪积聚，容易将怨气发泄到频繁接触患者的护理人员身上，轻则言语不敬或谩骂，重则实施暴力行为。医疗卫生服务是政府提供给国民的一项福利，本应具备公平性和广泛性，但近年来我国卫生服务的社会性有一定程度的下降。根据国务院发展研究中心和世界卫生组织"中国医疗卫生体制改革"合作课题组报告："改革开放以来，中国的医疗卫生体制发生很大变化，在特定方面有所进展，暴露的问题却更为严重。"例如，财政拨款不足造成医院的经费自筹、医疗设备折旧及引进困难、药品层层加价，医疗费用上涨，高额费用加至患者身上，导致我国居民背负巨大的医疗负担。在部分农村地区，因病致贫、因病返贫的现象比比皆是。低收入者没有最基本的医疗保障，个人付费比例过高，患者及其家属因承担过重的物质和精神压力，容易出现过激的言行。

2. 患者及家属卫生常识缺乏，维权意识增强

（1）卫生知识缺乏，护患沟通不良：受社会经济发展水平、教育程度等诸多因素的影响，我国居民卫生知识普及程度较低，多数缺乏卫生常识，导致对疾病的诊疗、护理等各项操作不能很好地理解和配合，易与护理人员发生冲突。一项对城市社区卫生服务需求的调查中发现，排在前三的需求为保健指导、卫生知识普及、就医指导，说明在卫生资源相对丰富、文化水平较高的城市社区，居民一样缺乏卫生保健知识和就医常识。另一项调查显示，掌握常见传染病的预防接种等卫生常识的城镇厂矿职工人数尚不到一半。农村地区尤其是偏远的文化教育欠发达的地区，情况更令人担忧。

（2）患者维权意识不断提高。随着群众文化及生活水平的提高，维权意识不断增强。现代就医过程中，患者的社会角色发生转变，拥有新的权利的同时，也增加了相应的义务。角色转变，可能造成部分患者角色适应不良，对自己新的权利、义务认识不清或不能完全遵守。患者疾病恢复的愿望过急，往往忽略了应尽的义务。护理人员执行督促患者遵守规章制度、催缴欠款、制止不适宜探视、实习带教等任务时，很容易与患者及其家属产生冲突。

3. 患者的心理需要得不到满足

人的心理需求本具有多样性，进入患者角色以后，会产生共性变化。如若需要得不到满足，患者就可能积聚不满情绪，引发伤害行为。为避免伤害性行为的发生，护士可以关注患者以下三方面的需求：

（1）安全的需要增强：患者离开熟悉的家庭和亲人，进入医院的陌生环境，接触陌生的医护人员和病友，很容易产生孤独、不安的感觉，对于安全的需要增强。某些患者及家属认为，进入医院就应该病情一天天变好，对于疾病恢复过程中的病情反复甚至加重尤其不能接受，并可能因此产生极度的不安全感。

（2）被尊重和重视的需求增强：患病以后，人的自尊心有病态性增强的现象，同时注意力从外界环境迅速转移到自身的感受,对别人的言语行为变得特别敏感。护理人员的某些行为稍有不当,或者本属无意,都可能引起患者自尊心受伤的感觉,导致对护理人员的不信任和敌意。

(3) 知情需要的增加:一方面,患者希望详细了解自己的病情,及早接受治疗,尽快恢复。医疗资源有限,患者需要较长时间的等待检查和治疗,与其尽快恢复健康的愿望发生冲突。另一方面,患者及其家属更希望医护人员能作出疾病恢复程度的保证,对预后情况、医药费用开支等情况在入院时就给出明确的答复。但良好的愿望并不符合疾病和健康发展的客观规律,随着住院时间的延长,患者及其家属得不到承诺的失落感逐步增强,医护人员被指责的可能性增大。

4. 患者情绪问题凸显

(1) 焦虑情绪明显:作为社会人,每一个人的社会角色都有一定的延续性。特定的社会角色,需要承担特定的责任和义务。患病住院,打破了人们社会角色的延续,造成工作和生活的突然转变,这对于每一个人来说,都是一次比较大的冲击。患病住院期间,患者的焦虑反应集中而强烈,可能影响到正常的思维和行为。例如,与熟悉的环境分别所引起的分离性焦虑;对疾病的认识不足、渴望尽快恢复等所产生的期待性焦虑;手术患者还会产生术前和术后的焦虑情绪。

(2) 情绪易敏感且波动大:临床上,患者受病痛折磨的同时,还要承受经济拮据引起的情绪低落、康复时限较长所致的失望等负面情绪的影响,情绪往往不稳定,遇事容易激动,为一点小事就可能大发雷霆。

(二) 护理人员方面的原因

1. 护理人员自我防护意识和能力薄弱

调查显示,我国护理人员职业防护意识淡薄,自我防护能力不强。

(1) 防护意识差:① 护理教育工作中职业防护意识的培养力度不够:职业危害重在预防,而预防的关键在于安全意识的培养。良好的学校教育,对于培养护理人员的职业防护意识、正确运用防护措施、处理防护危害等,有着不可替代的作用。但遗憾的是,目前为止,我国护理教育体系中尚无职业防护课程。有的学校虽设有专题讲座,但没有系统深入地讲授职业防护知识。有的学校,学生毕业时根本不知道职业防护这个名词。从社会层面上看,职业防护是一个系统的工程,学校教育是这个工程的第一阶段。护理教育中职业防护培养不到位,造成护理人员防护意识淡薄,直接影响了整个系统防护工作的开展。② 医院对护理职业防护重视及支持不够:调查显示,目前我国医院的护理岗前培训中,鲜有单位将职业防护列入其中;医院感染控制制度对仪器、物品的消毒做了明确规定,而对于护理人员频繁接触的紫外线损伤的防护却未做详细说明。重视不够,医院的护理职业防护设施购置不全,影响了防护工作的开展。

(2) 防护能力差。防护能力差具体表现为:① 法律知识不健全,有效运用法律手段维护自身合法权益的能力差:护理操作涉及护患双方的权利及义务,产生相应的法律事实,引起护患之间法律关系的产生、变更和消灭。其次,护理人员面对的社会关系比较复杂,潜在的冲突隐患多。但护理人员在校学习及工作期间,未接受系统的相关法律教育,法律知识极不健全。偶有接触有限的法律常识,处理复杂的护患纠纷能力欠缺。因此,面临法律问题时,往往手足无措。② 运用法律知识维护合法权益的能力差:受传统观念的影响,很多护理人员认为对簿公堂并不光彩,所以遇事宁可自己吃亏,也不愿拿起法律武器捍卫自己的权利。遭遇行为及语言伤害，处理方式多是大事化小、小事化了，最后不了了之。法律知识缺乏，维权意识薄弱，加上工作繁忙，使得护理人员中很少有人合理运用法律武器保护自己。③护理职业从业人员以女性为主，防护能力较弱，易遭受行为及语言伤害。女性为体能较弱的群体，易成为伤害行为的对象，是暴力攻击、性骚扰的主要群体对象。

2. 部分护理人员的知识和技术陈旧，不能适应新的工作要求

当代医学的发展日新月异，护理学科也进入迅速壮大的时期，伴随出现新的工作内容和要求。整体护理理念的践行、社区护理的进一步开展、康复护理的出现等，都对护理人员提出崭新的要求。居民日益增长的卫生服务需要，也对护理工作提出了更高的知识和技术服务要求。受既往因素影响，我国护理人员总体学历偏低，知识层次以中专、大专为主，工作内容强调医疗配合，进修和继续教育学习机会少，知识和技术更新困难。同时，部分护理人员满足于完成本职工作，忽视新知识、新技术的学习，对健康教育、心理护理等知识含量较高的工作较难完全胜任，对整体护理、护理程序等新理论理解不深刻，在执行过程中流于形式，影响护理工作的开展，降低了服务质量。护理专业发展滞后与人们的卫生服务需要发生矛盾，引发患者及其家属对护理工作、护理人员的不满。

（三）医院其他工作人员的原因

生物医学模式向生物—心理—社会医学模式转变，对整个医疗卫生服务系统提出了新要求，医师、护士以及医技人员等都需要改变旧角色，适应新工作内容。医护关系也由原来的"主从型"转变为"并列-互补型"，护理人员从单纯的执行医嘱过渡到主动运用护理程序评估诊断病情、制订独立的护理计划并实施。这对传统医护关系是一种挑战，护理人员需要适应新的工作内容和要求，医师也要彻底改变对护理工作、护理人员的态度，相互之间重新建立交流信息、协作补充的关系。部分医师心中的"主从型"医护关系根深蒂固，对新的医学模式认识不深刻，对护理人员承担的新的工作不理解，就可能在行动上不支持、不配合，甚至冷嘲热讽、言语相讥，对护理人员的身心造成伤害。

（四）社会及卫生体制的原因

改革是除旧布新的过程，会波及个人的生活和工作，继而产生心理冲击，引发矛盾和冲突。护理人员站在救护工作的前沿，会面临更大的冲击。护理人员的社会地位低，接触的强势群体对护理工作不理解、不尊重时，容易遭遇伤害。护理工作体力和脑力劳动并重，工作环境存在众多不良的刺激，传统上依附于医疗事业的发展，造成社会上认为护理的专业性不高，不尊重护理人员的现象。

正在进行的医疗卫生体制改革，将医院推向市场，带来新的经营理念和服务方式，产生了新的问题。很多医院科室在市场竞争中追逐经济利益最大化，千方百计压缩开支，缩减护理编制成为目光短浅者的选择。护理人员超负荷运转，身心疲劳严重影响了工作质量，引发患者及家属的不满，这也是行为及语言伤害的重要原因。

三、行为及语言伤害的预防

如前所述，护理职业防护是社会层面的系统工程，护理人员遭受的行为及语言伤害是社会

第十一章 心理社会性职业危害与防护

生活中多种因素共同作用的结果,问题的解决,有赖于多方力量共同参与。具体要着重做好以下几方面的工作。

(一)减少发生行为及语言伤害的因素,提高护士自我防范风险的综合素养

1. 提高自身综合素质

患者住院,期望接受良好的治疗和护理,最大的愿望是尽快恢复健康。部分患者由于不满自己接受的服务而与护理人员发生冲突,原因可能包括护理人员的客观因素和患者的主观因素,也有护理工作本身的原因。因此,预防职业中的行为及语言伤害,首先从护理人员自身做起,提高服务质量。护理人员应加强心理学知识的学习,努力掌握各类疾病引发的心理变化,并在实践中总结本科室患者心理变化的规律,减少工作中发生冲突的概率。同时,要正确运用整体护理理念指导护理实践,将患者看作生理、心理、社会、精神和文化的共同体,了解可能影响患者健康的心理社会因素,将潜在的冲突因素化解于发生之前。另外,全体护理人员需提高技术操作水平,减少操作中可能引发的不良反应,提高患者及其家属对护理工作的满意度。

2. 提高自我防护意识和能力

护理人员是护理职业防护工作的主体,理应发挥其核心作用。虽然目前护理教育中缺乏系统的职业防护课程,护理人员应充分认识到职业中的危害因素,增强自身的防护意识和能力。新型医护关系的建立,需要护士、医师两方面的共同努力。

(二)加强护理职业防护教育

护理教育者应重视职业健康,并积极开设护理职业防护课程。学校教育阶段的职业防护教育较为系统,对护理人员职业防护意识和能力的培养有重要作用。我国的护理教育者应从完善学科体系角度出发,积极开设职业防护课程,及早培养护理人员的职业防护意识和能力。护理职业危害因素在不断发展变化,在不同的社会生活中,护理人员遭遇伤害的类型也不同。护理教育需要紧跟时代发展的步伐,定期组织集中的职业防护培训,不断更新在职护理人员的职业防护知识。

(三)充分发挥医院及卫生行政主管部门的作用

医院和卫生行政主管部门是护理职业防护的主导力量,为防护工作提供物质和制度支持,为营造良好的护理社会环境提供支持,对预防行为及语言伤害有重要的作用。

1. 行政部门正确认识护理工作价值

随着人类疾病谱的改变、社区护理的发展,护理人员在维护和促进人民健康工作中发挥着越来越重要的作用。各级行政部门和医院管理层应充分认识护理工作的价值,合理提升护理人员的待遇水平和社会地位,充分尊重护理工作,尊重护理人员,减少伤害事件的发生。

2. 医院应重视护理职业防护工作

(1)职工是一个单位发展的基础,保护职工的职业健康,可以延长其职业寿命。医院应本着人道主义原则,站在单位可持续发展的角度,重新认识护理职业防护工作的重要性。重视员工的职业安全教育,加大防护设施的投入,支持受到行为及语言伤害的护理人员通过合法途径维护自身权益。单位的重视和支持,是护理人员维护自身权益的强大精神动力,也有利于减少

行为及语言伤害的发生。

(2) 随着科技发展和社会变革，国际交往和交流更加频繁，给人们的生活带来了巨大的变化的同时，也产生了新的潜在职业危害因素，如传染病和重大突发性公共卫生事件等。

护理职业面临的危害因素不断增多，各级行政部门和医院需要从制度上加强对职业防护的重视，将护理职业防护作为职工岗前培训和院内感染控制的重要内容，在平时的工作中重视防护制度的落实，经常性地检查督促，帮助护理人员养成良好的职业防护意识和习惯。

(四) 发挥媒体的舆论宣传作用

医院可借助网络、报纸、杂志等多种传媒的力量，宣传普及卫生常识，减少居民保健和就医过程中不必要的曲折，增加对医护工作的理解和尊重，减少由于误解和冲动等原因导致的行为及语言伤害。

媒体报道医务过程应客观，对护理工作多做正面宣传，促进人们正确认识护理事业。因高等护理教育的断层，我国的护理事业与国际水平相比有一定差距，当前局面正逐渐改变。媒体的宣传可以协助营造良好的社会舆论环境，增进人们对护理工作的理解和信任，促进护理事业的发展，同时有效减少针对护理人员的行为及言语伤害。

四、行为及言语伤害发生后的处理

行动及语言伤害一旦发生，行政主体应本着分清是非、惩恶扬善的原则及时处理。对受害人和全体护理人员给予及时、公正的处理结果，能及时发挥心理安慰的作用，增强其职业安全感。严厉惩治不法行为有利于弘扬社会正气，对建设法制社会有着积极的促进作用。护理人员要敢于直面执业中的行为及言语伤害，勇于维护自身权利。遭遇伤害行为后，积极寻找合理合法的途径解决问题。

医院及卫生行政部门应认真对待护理人员遭遇的伤害事件，抛开传统的"怕官司缠身"的思想，尽力支持受害人员维护权益。以通过声援、提供法律帮助等方式协助维护当事人的正当权益，树立良好的社会风气。故意实施伤害行为已经触犯了我国刑法，无论行为后果如何，均应承担刑事责任。根据我国刑法第二百三十四条的规定，故意伤害他人身体的，处 3 年以下有期徒刑、拘役或者管制。如果致人重伤或死亡，或手段特别残忍的，刑罚还要加重，最高可处死刑。司法部门应严肃处理，采取有力措施保障职业安全。

(杨建华)

第二节　工作疲惫感

一、工作压力与健康

(一) 压力与工作压力源

19 世纪后，自然科学的迅速发展为很多疾病的预防和治疗带来了福音，因生物性致病因子引起的疾病，如传染病、寄生虫病等得到了有效控制，非传染性、非生物源性疾病的发病率和死亡率却急剧上升。在全球经济发展的推动下,世界各国的疾病谱和死因谱进一步转变,身心疾病成为威胁人类健康的一类疾病,压力则是重要原因。

压力,现代英语中一般用 stress,是应激的同义词,指外界环境刺激的需求与个体的适应能力不相协调时引起的系列反应。心理压力是个体心理构成的一部分,适度的压力可以提高个体的觉醒水平,有利于应对环境变化,促进身体健康;但超额的压力对健康的消极作用很明显。研究结果证实,人类的疾病一半以上与应激相关。高强度持续性心理压力可能导致心理障碍,进而出现头痛、疲劳、食欲缺乏等症状,形成不可逆的躯体病变。

现代社会,职业群体工作强度较大,工作带来的心理压力问题也日益引发社会的关注。1987年,WHO 出版的专著《工作中的社会心理因素与健康》中发现,工作环境、劳动角色模糊或冲突,工作时间安排不当,待遇不合理,社会地位低以及组织结构和升迁制度不合理等都是工作中的压力源。国内外的大量研究表明,护理工作任务繁重、风险高,是一个高度应激的职业。

(二) 压力致病的机制

工作压力的致病机制符合压力致病的一般规律。人体受刺激后,会引起神经系统、内分泌和免疫系统的变化,该变化在心理因素导致疾病的过程中起中介作用,最终产生躯体病变。

工作压力作为刺激,对于人体是一种信号,经过外周神经传入大脑,为个体所感知,引起机体相应的生理、生化改变和一定的情绪反应。过度的紧张引起个体交感神经-肾上腺髓质系统的兴奋,分泌大量儿茶酚胺,下丘脑通过垂体分泌各种神经激素,作用于身体各系统,机体出现呼吸加深、血压升高、心率增快、胃肠蠕动减慢等变化。机体不断调整自身功能以适应压力造成的反应。如果刺激的强度较低,持续时间较短,机体的适应能力能够应对,则生理、生化等的变化会恢复正常,消极的情绪状态也随之复原。如果刺激强度大,并且长时间持续,超过了机体的承受阈,机体长期应激后出现能量耗竭,导致生理、生化改变不能恢复,不良的心理状态持续存在,将最终引发自主神经系统的功能紊乱,使部分内脏器官发生功能性乃至器质性损害。

二、工作疲惫感

(一) 概 念

职业医学研究证明,多数人在面对工作压力时会产生紧张的身心反应。紧张反应的强度、持续时间及作用结果与工作压力密切相关。工作疲惫感是指由于持续的工作压力引起个体的"严重紧张"的反应,从而出现的一组症候群,其主要表现为缺乏工作动机、回避与他人的交流、对事物多持否定态度、情感冷漠等。工作环境中的应激源持续存在,高强度的刺激使机体长期处于紧张状态,如果不能及时有效地加以疏导,可造成工作热情降低,效率较低等,严重影响工作质量。

工作疲惫感是一个心理学范畴的概念,用以描述职业人群在持续压力下产生的生理、心理和行为的改变,可从情绪疲惫感、工作冷漠感及工作无成就感三个方面分析。其中,情绪疲惫感被认为是工作疲惫感的核心,是工作压力导致的工作行为和态度改变的结果,往往出现于工作疲惫感的第一步。缺乏社会支持、工作要求高等是情绪疲惫感的最重要影响因素,工作冷漠感是失去工作热情后的消极状态,表现为对服务对象漠不关心、反应冷漠等,是疲惫感的外在表象,其产生受个人因素和环境因素的共同影响。工作无成就感是指个体感觉工作不能体现自我价值，或者觉得自己碌碌无为、一无所成。

护理人员面对的大多是生理或心理不健康的人群，面对的人际关系复杂，面临事故发生的危险性较大，工作压力大，易导致工作疲惫感的发生。国外研究认为，护士的低、中、高度工作疲惫感分别各占1/3，国内的研究结果，中国护士中高度工作疲惫感达59.1%，工作疲惫感已经成为影响我国护理人员身心健康的重要因素。

世界卫生组织"人人享有卫生保健"的战略目标，在职业人群中体现为"人人享有职业卫生"。按照WHO的计划，1995年至少应有70%的国家制订职业卫生保健计划，职业卫生服务能够真正以工作环境和职业人群为对象，实现"工作适合于保持工人体格和精神健康"的目标。职业人群的精神健康和身体健康共同成为职业医学和职业卫生保健的研究重点。工作疲惫感作为影响和困扰在职人员的重要心理社会因素，在世界许多国家已经开始了较为系统的研究。在我国，这方面的研究也开始起步，但还须进一步完善。对于护理人员工作疲惫感的研究，近几年有上升的趋势，说明该问题的重要性得到了护理专家和职业医学界的认可和关注。

（二）工作疲惫感的表现

工作疲惫感主要表现在情绪、人格和职业效能等方面。

1. 情绪反应

初期，心理异常反应主要表现为情感和认知功能的改变，如情绪焦虑、抑郁，注意力不集中、记忆力下降等。工作疲惫感产生后，则会出现情绪耗竭，精力丧失，疲乏不堪、极度的疲劳感等。有关调查显示，焦虑是我国护士较常出现的心理问题。护理人员的情绪反应还体现为主观上"容易烦恼和激动"，"经常不能控制地大发脾气"，休息不能缓解的疲劳感，夜班工作后更明显。

2. 人格改变

职业人群产生工作疲惫感后，人格随之而改变。自我意识发生障碍，不能准确体验外部世界；感觉陌生或不真实；体验情感的能力减退或丧失；对他人反应消极，有逃避和疏远倾向。护理人员表现为对患者的冷漠、不关心，对患者主述的麻木，与患者及家属的冲突增多，不愿参与医院的集体活动，有意逃避与同事的聚会和交流等。

3. 职业效能降低

工作疲惫感者不利于维持职业人群的一般工作效率，致使缺乏努力工作的热情和动机，工作质量下降。护理人员表现为操作熟练度下降，工作不积极不主动，缺乏思考，护理质量下降。消极至可能出现旷工、缺勤以致离职。调查表明，护理工作的压力与离职意愿呈中等程度正相关。压力导致工作疲惫感，进而引发护士的离职率上升。一项调查结果显示，47%的护士曾打算或很想离开护理岗位。同时，护理工作是一项需要护士高度冷静和理智的职业，稍有不慎就可能导致事故的发生。出现工作疲惫感的护理人员，成为事故的高发人群。

现代理论认为，健康不仅是没有疾病，而是身体、精神和社会适应能力的完好状态。判断一个人健康与否，除了重视生理、生化指标的客观变化外，还应该关心其心理、精神状态以及社会适应能力是否完好。职业卫生工作的目标就是创造一个安全的工作环境，保护职业人群在就业期间免受健康危险因素所带来的危害，维护和促进职业人群在躯体、精神和社会适应方面的完好状态。工作疲惫感破坏了人体原本的健康平衡状态，使职业人群的心理、精神和社会适应出现了危机。

三、影响工作疲惫感产生的因素

（一）个人因素

应激是个体适应能力与外界环境需求之间的博弈，结果或者是机体成功应对，重新恢复身心平衡；或者是应激打破机体平衡，导致工作疲惫感和一系列躯体反应的发生。斗争过程中，个人因素起了重要作用。

1. 性别因素

现代社会，人们的生活形式变化很大，尤其是女性，从原先单一的家庭责任转变为家庭和社会的双重责任，压力增加很多。护理队伍中，女性人员占了绝大多数，性别特征在护理职业中的表现尤为突出。1987年日本劳动部有报道指出，57%的女性正在经历职业紧张状态。孕育、抚育后代的责任，女性在经期、妊娠期和更年期特殊的生理、心理变化，也带来了身心压力。

2. 个性特征

个性特征包括兴趣、气质、性格、智力等几个方面，是人的遗传素质与成长环境相互作用的结果，它使心理过程带有个性色彩。目前研究比较多的是气质、性格、行为类型等与健康的关系。

气质是个人心理活动的速度和稳定性以及心理活动的指向，通常分为四种类型，即多血质、黏液质、胆汁质、抑郁质，实际生活中人们的气质多是2种或2种以上的混合类型。不同气质类型的人对事物的反应及行为方式有所差别，或反应迅速而强烈，或反应缓慢而持久。具体到护理队伍，有些护士活泼、敏感，对患者或同事的语言及行为比较留意，情绪受环境影响波动较大，容易产生紧张和焦虑反应。而有的护士则沉默孤僻，抑制力强，遇事不爱声张，心事较多，长期积压之下，一旦遇到较大的刺激，就可能导致负面情绪的暴发，甚至失控。

性格是个人在现实行为中表现出现的稳定的个性心理特征，如诚实、谦虚、怯懦或勇敢等。性格的不同，提示人们对待困难时不同的刚性和弹性，对待心理冲击的反应方式也不同，与人的健康有密切关系。

具有不同行为特征的人，易患疾病有所不同。对行为类型的研究始于美国，Friedman和Rosenman首先在一项针对冠心病的研究中提出了A型行为的概念。具有A型行为特征的人有如下特点：① 时间紧迫感，做事缺乏耐心，说话办事快，脾气暴躁等，力求短时间内完成更多的工作，同一时间尽可能做几种工作；② 竞争意识强烈，争强好胜，事业心强，好与人争辩；③ 敌对性，对他人怀有敌意，有很强的攻击性，生气时易向外界发泄等。目前为止，世界各地的很多研究揭示高血压、冠心病、脑卒中、高脂血症等疾病与A型行为之间的联系。1988年，Baltruch提出了C型行为的概念，指出C型行为与恶性肿瘤的发生有密切关系，又称"肿瘤易发行为"。

3. 对工作的认识和态度

21世纪是信息时代，知识和技术更新周期越来越短，护理人员需要学习和运用的内容也越来越多。面对护理学科的迅速发展，我国以中专为主的护理教育基础明显力不从心。在新理论、新模式的运用上，往往"有形无神"。很多护理人员认识到知识技术更新的必要性，感觉到竞争的激烈，忙碌的工作和生活使其无暇学习，形成心理上的压力。另外，受个人兴趣、护理工作性质和社会地位等因素的影响，部分护理人员不热爱本职工作，部分调剂录取的学生经过几年专业课的学习，仍然没有产生对护理专业的兴趣，走上护理工作岗位后，可能会存在角色适应困难，心理落差和压力较大。

工作满意度越高，疲惫感越少。工作动机得到充分激励，在工作岗位上受到关心和尊重，同事之间和上下级之间能相互交流和支持等，有利于激发人们的劳动激情，调动积极性，增加工作满意度，克服工作带来的疲劳感。受社会因素及个人因素的影响，目前我国护理人员的工作满意度不高。

4. 心理知识的缺乏

个体对抗压力经常采用防卫机制，保护自己。居民尚未养成看心理医生的习惯，护理人员需具备一定的心理学知识和应对技巧，以缓解工作生活中众多压力源造成的冲击。传统教育对心理学知识重视不够，护理人员缺乏必要的心理学知识和心理应对能力。在面对压力时，不能充分运用各种防卫机制保护自己。

（二）职业因素

1. 角色特征

近年职业医学研究中有人提出角色理论来解释职业压力问题。护理工作中可能引起职业压力的角色因素有以下几种。

（1）角色冲突。护理人员多为女性，承担着家庭和社会的双重角色。传统模式对女性在家庭中的义务要求较多，而护理工作本身也是高付出的职业，需要投入大量的时间和精力。家庭和工作角色的冲突，给护理人员带来压力。

（2）重复作业。基础护理工作重复性强，内容单一，容易导致不同程度的单调状态，出现倦怠感、情绪不佳等。护理人员定科定岗以后，专门从事一类工作。例如，手术室护士需要不断核对患者信息和器械状况，内容相似又有所不同；责任护士每天要交接病房物品情况，从晨间护理、处理医嘱到晚间护理，程序相同而服务对象在更换等。职业医学研究证实，长期从事单调作业而不适应者，不仅容易产生疲劳状态，还会导致生产能力下降、身心健康水平下降、事故增多等。

（3）个人价值的冲突。1985年我国恢复高等教育至今，已有20年的发展历程，期间培养了数以千计的高等护理人才，充实到临床一线。而我国的卫生体制和医护分工则一直沿袭原先的制度，形成了中专、大专、本科甚至研究生护理人员工作内容完全一样的局面。繁重的临床工作使开展科研的可能性一降再降，护理队伍竞争学习的氛围总体较差，使高学历护理人员觉得学无所用，很难实现个人价值，产生冲突。目前，已有关于高等护理人才流失严重的报道。

2. 人际关系

个体间或上下级关系较差，互不信任和支持不到位，造成职业紧张。护理队伍女性聚集，心思细腻，容易产生小矛盾、小摩擦，人际关系处理难度大。我国目前的护士长群体以经验型为主，缺乏先进的管理理念，往往走向过于威严或过于温和的两个极端，上下级间的信任和支持有待提高。临床护理工作需要与患者及家属、医生、后勤等多个部门打交道，急救护理和社区护理的接触面更加广泛。复杂的人际关系是护理人员不可忽视的压力来源。近年来，医疗机构和医务人员面临"信誉危机"，患者及家属往往以一种怀疑的态度对待护理工作，使得护患关系更加难以处理。

3. 工作特征

护理工作中的压力源,主要来自护理工作本身的性质。

(1) 工作量大。护理工作既有体力劳动,也有脑力劳动,患者从入院至出院的所有环节,包括治疗和手术,都离不开护理人员的工作,范围极广。导致临床护理工作量大的原因有:①医学模式的转变和整体护理的开展,进一步扩大了护理工作的范畴,要求护士关心患者的生理、心理、社会、精神、文化等多个方面,并给予帮助和支持;在沿用原有编制的情况下,新任务的执行,必然加重在职护理人员的工作负担,加大了护理工作量。②护理人员需要承担诸多非护理工作。西方发达国家,护理工作等级分类明显,与其他非护理工作有鲜明的界限。而我国护理人员从事的工作除了护理患者外,还有工作站的清扫、医疗垃圾的分类处理等。这些额外的工作占用了护理人员的宝贵时间,也增加了很多的工作量。孙宏玉、熊泳2004年的一份调查显示,无论是在中资医院还是中外合资医院,工作量大是护理人员普遍的压力源。谢文等2005年的一项调查也表明,"工作量太大"在护理工作35项压力源中居于首位。工作量大使护理人员加班成为经常的事情。上班时间忙于医嘱处理、病情观察和治疗,交班以后利用自己的休息时间完成文字记录工作,成为很多护理人员的工作常规。

(2) 工作风险高。医疗本身的不确定性,临床护理的繁重、琐碎,使护理职业呈现高风险。人们的维权意识不断加强,部分媒体的不真实报道,增加了冲突和纠纷的危险。风险责任分担机制不健全,事故差错后的高额赔偿,令护理人员如履薄冰,精神压力极大,个体的不良反应极易产生。

(3) 负性反移情频繁。有调查证实,针对暴力受害者工作的护理人员,可能受到反移情作用的影响体验受害者的精神压力,对自身健康及工作造成潜在伤害。护理人员多为女性,感情细腻,同情心强。患者的病情加重或突然死亡,对家属是极大的刺激,对值班护理人员也是心理上的冲击。医院是一个充满了生离死别的地方,患病对所有人都是一个负面事件,人们的情绪多带有忧伤,甚至对生命的无奈。病房护士长期生活在这些负面情绪的包围中,不知不觉中受到影响,造成情绪低落、悲观等。

(4) 工作地位低。受传统思想影响,群体心目中护士的形象就是打针、发药,对病情没有主见,仿佛可有可无,因而不重视护理工作。经常有患者康复后,回来答谢负责医生,对主管护士不闻不问。工作时相互协作,康复后患者对医生和护士的态度反差明显,造成护理人员巨大的心理落差。国内许多关于工作压力源的调查一致显示,社会地位低是护理人员的重要压力来源。

(5) 轮班频繁:护理工作24小时的连续性需要护理人员的频繁倒班。而轮班劳动影响正常的生物节律,降低劳动者的心理功能。职业医学研究表明,夜班人员的应激反应较白班人员更强烈。而部分科室夜班常安排一名护士值班,劳动强度和工作风险大。调查显示,很多护士在上夜班前出现焦虑、排斥等情绪。多次轮值夜班后,睡眠不足及质量下降常引起进一步的心理障碍,影响护理人员的社会和家庭生活。工作休息时间的特殊性,减少了护理人员参加社会活动的机会,导致孤独感提升。作息时间与家人不一致,也影响家庭成员之间的交流,对夫妻感情、子女成长等都是一种考验。

4. 人力资源管理

职工福利、待遇、业务发展和培训等,是护理工作中的重要紧张源。

(1) 护理工作待遇低。与护理人员越来越高的工作要求相比,护士的工资待遇却一直在低水平线上徘徊。与医生相比,护理队伍的奖金、福利等也较差。高付出、高风险的工作,需要强大的物质和精神支持。很多医院在进行体制改革时先从护理编制开始试点,正式职工、聘用制、合同护士以及临时护士等名目越来越多,实质不外乎减少护理人员的正式编制,降低护理人员待遇水平。近几年有些医院甚至停止招聘正式护士,雇佣大量临时护士,以减少开支。这种行为严重影响了护理服务质量,制约医院的长远发展,也给工作在一线的护理人员心理上蒙上一层阴影。

(2)继续教育培训、职称晋升机会少。受社会政策的影响,我国的护理继续教育系统起步晚,护理队伍接受继续教育的机会以及参加各类培训和学术会议较少,与医生频繁的学术交流和学历提升形成明显的对比。面对竞争激烈的社会,新老职工的学习积极性都很高,尤其是人到中年,对业务、职称的提高和发展最为关心。缺乏培训和教育机会、晋升困难成为护理职业紧张的重要原因。

(三)应对资源

应对资源指个体从工作中和工作以外得到的理解和支持,是职业紧张的缓冲因素。丰富的应对资源,有利于减轻紧张反应,减少工作疲惫感的发生。目前研究较多的是社会支持系统,主要表现在:① 情感支持,工作中遇到的困难和压力可以向朋友倾诉,并得到安慰;② 社会的整体性,使护理人员感觉到社会集体的存在,自己是社会的一员,与周围人有着共同的目标;③ 社会支持切实而明确,例如,任务互助或者经济上、劳动工具、劳动手段的相互帮助等;④ 社会信息,护理人员可以获得有关任务的信息,从而得到指导和帮助;⑤ 尊重,技术和能力得到承认和尊重。社会支持对职业紧张又明显的缓冲作用。社会支持是应对压力的有效资源。有力的社会支持,有助于维持良好的情绪,并在个体面对压力时提供保护。

四、工作疲惫感的控制和干预

预防和控制工作疲惫感的发生,需从压力源和应对两个方面开展,干预措施也应是综合性的。

(一)控制职业中的紧张因素

1. 提供教育和培训机会

接受继续教育是护理人员知识技能提高的过程,也是单位整体素质提高的过程。虽然占用一定的时间,但有利于可持续的长期发展。在职人员参加继续教育和学术会议,可以增加对学科发展前沿和国内外同行情况的了解,带来工作变革的方向和动力。卫生行政部门应鼓励教育系统及时开办各层次的继续护理教育和各种类型的培训班、讨论会,促进护理界形成浓厚的学术竞争氛围。同时制订切实可行的政策鼓励护理人员继续深造,学习本学科的前沿知识,提高学历和职业竞争力,学习心理学、法律和人际交往等方面的知识,有利于避免职业风险,增强应对职业压力的能力。

2. 提高护理人员的社会地位

21世纪,护理"维护和促进人类健康"的学科目标必将使护理人员在卫生保健领域发挥更大的作用。适应护理功能的转变,社会对护理工作的评价也需相应改善。提高护理人员的社会地位,创造一个尊重护士的社会环境,有助于实现护理人员的工作价值感,增强应对疲劳的动力。

3. 合理运用激励理论

护理工作和医疗工作的性质不同，使得二者在为健康服务的前提下，有着不同的分工。在手术、用药治疗方面，医生的能力很强；在健康教育、心理疏导等问题上，护士的作用同样不可缺少。不同的工作需要用不同的尺度去衡量。医院应合理运用激励理论，在评奖、晋升等问题上，使用不同的标准，给予护理人员合理的期望，激发他们的工作热情，避免员工产生工作无望的疲惫感。

4. 合理组织劳动时间

轮班工作不可避免，但合理的安排可以降低夜班劳动带来的负面效应。职业医学认为，上一个或两个夜班以后即轮换其他班次，避免连续上夜班；每次夜班之后保证24小时的休息时间；上夜班时有一定的休息时间，可以最大限度降低轮班劳动的疲劳感。管理者正确认识作业能力变化的规律，合理组织劳动时间，增加夜间值班人数，能避免轮班劳动引起的护理职业紧张。对于工作量时间变化较大的科室，可以安排机动人员或灵活安排工作时间，提高8小时内的时间利用效率。

5. 增加护理编制，合理安排各科室护理人员

医院应切实执行卫生部门关于护理编制的规定，增加临床护理人员，减少并逐渐避免非护理性工作的干扰。同时，不同的护理人员之间应对压力的能力存在差异，对于急诊室、重症监护、手术室等应激强烈的科室，选择工作人员时应全面考查心理素质。

6. 努力创造利于护理人员成长的环境

科室和医院，是护理人员成长和发展的小环境，对其影响最直接。一个良好的科室环境，可以在一定程度上缓解工作压力。不同学历、年龄的护理人员，其需求和心理负担也不同。护士长应把握下属人员的特征、爱好和困难，在工作安排、责任分配时发挥各层次护理人员的特长，满足其实现自身价值的需要，形成浓郁的学术和科研气氛，创造一个留住人才、吸引人才的科室环境。同时，护士长和护理部主任作为护理队伍的带头人，应努力为护理群体争取上级部门的支持。在平时的工作中，以身作则，实践"以人为本"的管理理念，理解下属护理人员的苦衷，关心他们的内心感受，营造良好的工作氛围。

（二）减少个人因素带来的压力

1. 培养积极乐观的心态

积极乐观的心态是战胜疲劳的基础和关键。工作和生活中，很多压力不可避免，但调整心态，以积极乐观的态度对待，可以缓解压力引起的身心反应，甚至激发变压力为动力的信念，使压力成为个人发展的机遇。

2. 树立正确的护理职业理念

护理工作是一项庄严而神圣的职业，直接关系生命，护理人员存在压力是必然的。轮班制度、突发事件等也是护理工作性质使然。选择护理职业，就意味着选择了奉献与谨言慎行。从事护理工作之前，应深刻了解职业自身的特点，并分析个体是否具备所需要的素质。同时，我国的护理观念和护理实践处于迅速变化发展的时期，人们认识和接受新的护理模式需要一个过程。过程中，全体护理人员应该用行动展现护理职业的全新意义，帮助改变公众对传统护理观

念的看法，而不是消极等待和抱怨。正确认识护理职业性质和专业发展阶段，有助于护理人员理智对待工作中发生的种种现象，深刻认识这些现象的社会背景和根本原因，减少消极情绪的产生。

3. 合理疏导工作压力

面对工作压力带来的身心紧张，不同的处理方法会产生截然不同的效果。合理运用应对压力的技巧，调适负面的躯体和心理反应，可以将紧张感减轻。例如，培养轻松的业余爱好、养成锻炼身体的习惯等，均有助于摆脱烦恼，恢复体力和精力。

4. 提高自身素质

护理人员首先要自立自强，用专业知识和技术提供优质的服务，才能最终赢得人们的信任和尊重。随着社会的进步，人们对健康服务要求的提高，新的仪器设备使用，促使护理学科发展，也促进护理人员提升自我。正视挑战，提升自身素质，适应时代的要求，是克服疲惫感的根本所在。意志坚强、能力卓越，才可能胜任具有挑战性的护理工作。

（三）发展社会支持系统

社会支持系统能有效缓冲压力，保护身心免受紧张状态的影响。父母、亲属、朋友等构成个人社会支持系统，在应对压力时必不可少。护理队伍作为高压力群体，应该有意识地发展自身社会支持系统。身心疲惫或紧张时，可约朋友一起消遣或痛快倾诉，问题尚未能解决，也有助于缓解心理上的压力。面对困难和委屈，孤立无援的感觉会将暂时的逆境扩开为无法逾越的障碍，有效的社会支持会增加员工战胜压力的信心和力量。

（杨建华）

第十二章 临床高危科室护理人员的职业风险防护

护士因其职业的特殊性,每天不得不暴露于各种各样的危险因素之中,如各类传染性疾病、各种消毒剂、抗肿瘤药物、放射线、机械性损伤及心理压力等。特别是一些高危科室的护士,其面临的职业危害程度更大,如门急诊护士、ICU 护士、手术室护士、供应室护士、内窥镜室护士等。不安全的工作环境不仅影响医疗、护理质量的提高,同时也严重损害医护人员的生活质量。

第一节 门诊、急诊科护理的职业风险防护

医院门诊、急诊是各种患者高度集中的场所,也是众多病菌的集散地。工作环境中存在严重影响护理人员身心健康的危险因素,在诊疗和护理操作过程中若不注意个人防护,容易造成职业性损伤。因此,提高门诊、急诊护理人员的自我防护能力,减少不良因素的损害是不容忽视的问题。

一、常见的职业性危害因素

(一)生物性危害因素

门诊、急诊护理人员所接触的大多是未确诊、诊断不明或急重症患者,许多患者患有传染性疾病。当接触患者具有传染性的血液、体液、分泌物、排泄物时,若不注意个人防护,不仅造成自身感染,还会成为传播媒介,甚至引起医院内感染的流行。感染途径包括:

1. 呼吸道感染机会增加

经由悬浮于空气中的病原微生物感染门诊、急诊科患者多,病种复杂,人流量大,细菌、病毒可在空气中形成气溶胶,导致护士呼吸道感染的机会增加。一般病毒性呼吸道传染病,通常患者就医时症状比较轻,在就诊过程中很容易将病毒传播给医护人员。

2. 感染经血传播性疾病

紧急救护急危重症患者时,护士工作显得更加紧张,在建立静脉通道、抽取血液标本、进行各种药物配制过程中容易发生针刺伤,这是急诊科护理人员最常见的职业性伤害,多种经血液传播的疾病经此途径传播,如乙型肝炎、丙型肝炎、艾滋病、梅毒等。在一项关于门诊、急诊护士执业防护的调查中显示,生物因素危害造成该群体各年龄组护士产生压力程度排列第一位。

(二)物理性危害因素

1. 锐器伤

门、急诊科护士在抢救患者的过程中会接触到注射针头、手术刀片、针剂安瓿、碎玻璃等,由于抢救时间紧迫,护士进行各种护理操作时常疏于自我防护,极易遭受到锐器伤害。

2. 电器意外伤害

急诊科经常抢救患者,在进行电击除颤或使用电动吸引器过程中,连接电插线板、固定插座时,可能出现漏电、短路现象,有潜在的触电及电灼伤的可能。

3. 噪声污染

门诊、急诊的患者及家属较多,尤其急诊科是急危重症患者集中抢救的场所,噪声来源于患者的呻吟、家属的呼救声。此外,各种仪器产生的噪声影响也不容忽视。

4. 电离辐射

急诊护理人员经常护送危重患者做各种辅助检查如CT、拍片,因而不可避免地会多次、少量接触放射线而受到电离辐射的危害。小剂量暴露,长时间接触也会因蓄积作用而致癌、致畸。部分门、急诊科使用紫外线对诊室等病区环境进行空气消毒,护士会受到紫外线照射,对皮肤、眼睛造成伤害。

(三)化学性危害因素

门诊、急诊作为患者集中的高密度场所,许多已发的或潜在的各种传染病比较多,因此,护理人员常使用各种化学性消毒剂进行环境的消毒,如甲醛、戊二醛、过氧乙酸、健之素泡腾片是门诊、急诊场所空气、物品、地面常用的挥发性消毒剂。这些化学性消毒剂本身也会造成二次污染,可对人体的皮肤、黏膜、呼吸道、神经系统产生不利的影响,引起接触性皮炎、哮喘、中毒或致畸、致癌等。

(四)心理社会性危害因素

1. 心理压力

门诊、急诊护理人员产生心理压力的原因包括:

(1) 工作环境:门诊、急诊是一个充满焦虑、变化和易产生沟通障碍的场所,存在大量不良的心理刺激,既影响到患者也影响到护理人员。工作空间拥挤、人流量大、嘈杂的环境以及令人不愉快的气味;经常面对急症抢救、生离死别的场景。此外,护理人员还经常应对患者及家属的一些愤怒、不理解的情况。这些因素的作用可导致护士产生巨大的心理压力。

(2) 常规性的倒班和经常性的加班:护理人员生物钟被打乱,加之女性特有的周期性生理变化等,使其机体长期处于一种"应激"状态呈超负荷运转,很容易导致心理性的疲劳。

(3) 对自身能力的担心:门诊、急诊的患者病情往往来势凶猛、复杂,要求护理人员具备敏锐的观察力、准确快速的判断能力,熟练的抢救技术和应变能力。抢救工作需要争分夺秒,不允许有丝毫的差错发生。作为护理人员经常会担心发生差错事故,担心自身的知识能力不能适应急救工作的需要,不能满足患者和家属的心理、情感需求而导致纠纷的产生。这种工作性

第十二章 临床高危科室护理人员的职业风险防护

质给护士带来很大的心理压力，过高的心理压力使护士产生工作疲劳感。研究显示，工作高度疲惫感既影响护士的身心健康、工作热情和工作效率，又影响护理工作的质量。

2. 工作场所遭受暴力攻击

尽管医院的工作人员都有可能成为暴力的受害者，但与患者接触最多的护士存在的危险性更高。尤其门诊、急诊的患者来自社会不同层面、具有不同知识结构，患者和家属的个人素质也不相同。有的患者只关心自身的健康，要求医务人员应充分满足自身的健康需要。有时为了一些小事，便对护理人员出言不逊；有的患者不讲社会公德，不遵守医院规章制度，为了达到某种目的，无理取闹，甚至殴打护理人员。护士在工作场所遭受的暴力行为有两种形式：① 受到直接的躯体攻击；② 受到语言攻击，主要是患者或其家属责骂、谩骂、辱骂、贬低或是威胁。在门诊、急诊，针对护理人员的暴力行为最常发生于：① 夜间或中午等人员不足时；② 患者长时间候诊；③ 候诊或就诊过度拥挤时；④ 护士单独为患者治疗护理时；⑤ 办公环境中走廊、房间等的灯光暗淡处。

3. 护患纠纷

随着人们法律意识的增强，自觉运用法律手段来寻求保护自己利益的意识也有了很大的提高。患者不再满足于主动-被动型的医患关系，要求得到更高水平的医疗护理服务。一旦患者认为护理人员在护理过程中有疑点，就有可能引起患者的不满或投诉，他们就有可能向医院提出质疑，直至诉诸法律。

二、防护措施

（一）生物性危害因素的防护措施

1. 树立全面防护的职业安全管理理念

医护人员是医院最宝贵的资源，管理者有责任和义务为其提供一个更为安全与健康的工作环境。制订相应的一些防护管理办法，如一次性注射器毁形管理办法，对有潜在接触患者血液、体液操作时必须戴手套，并适时对管理规定做相应的改进，使其更为科学、合理，以更有利于保护临床医护人员的职业安全。

2. 加强个人职业安全知识的教育和培训

目前临床护理人员在学校所受教育普遍缺乏防护知识的培训，因此，在护理人员上岗前，医院应对其进行职业防护知识的岗前培训，并重视对这方面知识的在职教育，不断增强护士的个人职业安全防范意识。

3. 强化护理人员的洗手行为

依从性洗手是避免细菌感染最简单、最基本的方法，也是最易被忽略的。要求护理人员每次工作完毕，应立即洗手，在脱下工作服或手套后也应立刻洗手。

（二）物理性危害因素的防护措施

1. 搬运重物所致伤害的防护

正确运用人体力学来指导工作，应注意以下几点：

(1) 保持重心合理

护理人员在搬运重物时，要保持大的支撑面，两足分开15 cm的距离，以维持身体的平衡，使重心恒定并使重量均匀分布。另外应注意，工作时身体靠近工作物，肘部尽可能的贴近躯干两侧。

(2) 动作合理

移动物品时，能拉则不推，能推则不提。如物品的重量超过5 kg，则应在物体的重心上安上一个提把；如体积较大的物品，则重量不超过10 kg；当物品是人体重量的35%时，不要硬提举，可沿地面推动；当推动物体时不要有向下的力。而且用力的方向尽量接近重心的水平，如此将省力很多。

(3) 姿势正确

当拉动和移动重物或患者时，要使身体挺直在支撑面上，而不能抬起或离开支撑面。两腿前后分开，膝盖微屈，拉紧臂部和腹部的肌肉，使之支撑骨盆腔，尽量避免背部过度弯曲，用力于膝部和体部，使身体重量随着两腿前后移动，而不要硬撑强拉。

(4) 动作协调

尽量用全身转动，避免用躯干转动，以免不均等的肌肉张力造成正常的重力线的改变。

(5) 科学收缩和放松肌肉

肌肉在能放松时就放松，只有在必要时才收缩。在任何工作中均应尽可能地用最大肌群和最大数量的肌肉。

(6) 重视使用机械设备搬运患者

在科学技术迅速发展的今天，各种护理器械的生产已为减轻护理工作量提供了很多优越的条件，如翻身床、对接车、机械提举架、移动椅等作为首选项目应用于临床护理工作。

(7) 全面开展培训

培训护理人员理解和熟悉有关患者提举和搬运的规章制度，对新护士或轮转实习护生均要进行培训。做好搬运重物的培训教育，教会他们应用力学原理去完成工作，并学会主动休息，生活作息有规律，夜班或较大工作量后，应及时休息，不应在感觉劳累后才休息。

(8) 引导护士重视自我保健

功能性腰背痛是可逆转的，而单纯性颈肩部肌肉酸痛和不适，大多是由于工作疲劳而发病，稍加休息或作对抗性反方向肌肉运动，即可消除疲劳而使症状消失。在工作之余要进行腰腿部肌肉锻炼，如转胯运腰、转腰捶背、双手攀足、腰部转动、臂部转动、腹部转动、躯干水平提起、腿和背的锻炼、伸展腿韧带等。

2. 搬运重物所致危害后的应急措施

搬运重物可能导致不同程度的颈、肩、腰部损伤，应鼓励报告工作中损伤腰部、下背部、其他肌肉骨骼症状和疾病，保证报告者无负面影响，保证对受伤员工的积极治疗。

(1) 颈部损伤的治疗

主张首先将预防和康复作为一个重要的基础治疗，包括学习颈部保健知识。体育锻炼方法，使用合适的健康枕头，乘坐飞机、车、船途中使用颈椎保护圈等。无论是急性还是慢性发作的颈部疼痛，在首次诊疗中均应发现并纠正可能诱发颈椎关节损伤的不正确用颈姿势或习惯，这将影响颈椎病的近期和远期疗效。发病1个月内的颈椎关节疼痛属于急性损伤期，在基础治疗上采用局部热敷改善血液供应的物理治疗，选择服用一种非甾体类镇痛药。如果患者因各种原因不能坚持物理治疗时，可应用局部注射消炎镇痛药或微创射频消融治疗。

(2) 肩周炎的治疗方法

包括口服消炎镇痛药、热敷；病变早期动静结合，上肩吊带制动肩关节的同时，坚持每天锻炼患肩；病变进展期可以局部封闭，积极有计划地主动锻炼肩关节是治疗期间最主要的措施，切忌被动活动肩关节。另外，还有手法松解、针刀疗法及神经阻滞等。

(3) 职业性腰背痛的治疗方法

急性期主要采取卧床休息，以硬板床为宜，可以在疼痛部位采取适当的按摩和推拿，但力度不宜过大，以免对肌肉造成新的损伤。安全的方法是理疗和热敷，也可以适当牵引。平时避免过劳，纠正不良体位，以正确的方式弯腰搬运重物。在工作时可以使用腰围保护，但在休息时必须去除，以免肌肉失用性萎缩。适当功能锻炼，如腰背肌锻炼，防止肌肉张力失调；药物治疗：主要为消炎镇痛药及舒筋活血的中药；封闭疗法：有固定压痛点者，可用普鲁卡因加醋酸泼尼松龙作痛点封闭，效果良好；对各种非手术的病例，可施行手术治疗。

(三) 化学性危害因素的防护措施

1. 消毒灭菌剂

加强对消毒剂使用的管理，合理使用化学消毒剂，严格掌握消毒剂的性能、使用方法、浓度、时间及不良反应。配制及使用时需戴好防护手套和口罩，以减少对皮肤和呼吸道的刺激。配好的消毒液，特别是易挥发的化学消毒剂应存放在加盖密闭的容器内，并且房间要定时通风，降低空气中的浓度，减少对身体的危害。

2. 化学药物

医院设静脉输液配制中心和化疗药物配制室，为全院提供液体配制。配制中心设层流生物安全柜，可避免药物向空气中弥散。静脉化疗药物在专门的化疗药物配制室配制，配制人员必须严格遵守操作规范，正确采用安全防护措施，以加强对专业人员职业保护。

3. 农药等毒物

在为农药等毒物中毒患者洗胃时，护士应戴口罩、手套，围具有防渗透性的围裙等。必要时戴防护眼罩，防止病人的分泌物、呕吐物等污染，并做好开窗通风。

(四) 心理社会性危害因素的防护措施

1. 提高自身的心理素质

与同事间建立良好的人际关系，创造和谐的工作气氛。合理安排睡眠、饮食和家庭生活，善于从生活中寻找乐趣，适当参加有益的集体活动，多参加体育锻炼，提高自身对紧张刺激的承受能力，保持一种平和、稳定、乐观的健康心态。

2. 科学排班

门诊、急诊护理人员工作量大，管理部门应按工作量合理配置护理人力，配合采取弹性排班、轮班制，调整工作强度，减轻职业紧张和心理压力。

3. 暴力的防护和应对

参见第九章第四节"工作场所暴力损伤的职业危害与防护"

（陈晓梅）

第二节　ICU 护理的职业风险防护

ICU 是医院抢救危重患者的重要场所，由于工作环境和服务对象的特殊性，在 ICU 工作的护士常暴露于多种职业性危害因素中，若不注意防护很容易造成职业性损伤。

一、常见的职业性危害因素

（一）生物性危害因素

ICU 患者病情危重，大部分无自主呼吸，需要呼吸机辅助通气，生活完全不能自理，护士长期接触患者的呼吸道分泌物、体液及排泄物，会使呼吸道、消化道疾病的感染风险增高。另外，ICU 护士因抽血、注射操作频繁，针刺伤发生率也较高。有研究发现，我国 ICU 护士针刺伤发生率高达 80.6%，其中被污染针头刺伤占 74.5%。因此，若不注意个人防护，不仅造成自身感染，还会成为疾病传播的媒介。

（二）物理性危害因素

1. 噪声损害

（1）噪声主要来源：大量研究表明，报警声是 ICU 最严重的一种噪声。假如一位患者同时使用心电监护仪、呼吸机、微量泵、输液泵等多种仪器，就会有 40~50 种可能的报警参数。大多数机械报警的声为 60~70 dB，有的甚至超过 80 dB。在机械中，影响较大的呼吸机、持续心电监护仪，甚至气垫器等，都会产生强弱不等的噪声。在医疗操作中，吸痰声是刺激性较强的一种噪声。另外，工作人员的说话声也是一个不可忽视的噪声。由于长期在高噪声环境中，工作人员养成了提高声音进行交流的习惯。由于抢救患者的概率较高，在紧急情况下声音在无形中比平时高出了许多。

（2）噪声对护理人员的影响

① 对身心健康产生不利影响：护理人员在高噪声的环境下，容易导致心理压力增加，亦容易出现烦躁、失眠、工作效率低等现象。张占杰等报道在北京的三所三级医院的 ICU 护士亚健康的发生率为 39.5%，明显高于普通人群，且在 ICU 工作 5~10 年的护士亚健康发生率高。

② 容易发生意外、差错、事故：高噪声的环境不仅使护理人员工作效率低下，还可能引发差错事故的发生。护理人员在报警声中，有时很难准确、快速地区分报警的来源。曾有研究表明，即使有经验的 ICU 护士也只能快速有效辨别 39% 的紧急报警声，这样就影响护士对患者的观察而丧失有效的救治时机，导致一些不堪设想的后果。

2. 放射损伤

随着影像学增强器的改进，住在 ICU 的患者摄片常在床边进行，病房内无防护设施，使得 ICU 护士经常受到 X 射线的照射；呼吸困难者使用简易呼吸囊，使护士常暴露在小剂量的放射环境中。由此产生的电离辐射会给护士机体造成损伤，如白细胞减少、不育症、放射病、致癌、致畸等。

第十二章 临床高危科室护理人员的职业风险防护

3. 负重

ICU 患者病情危重,有的患者由于疾病限制,不能正常翻身、更换床单等,必须由护士搬动。搬动患者时往往需要用较大力气,日积月累可引起护士腰椎损伤。至于发生腰椎损伤的因素可参考本章第一节门诊、急诊护理职业防护中物理性危害因素有关内容进行学习。

(三) 化学性危害因素

1. 化学消毒剂

ICU 病房中常见的医用化学消毒药剂有很多种,其功用各不相同,其中多种挥发性强的化学药剂中含有多种对人体有害的化学成分,对人裸露在外的皮肤、呼吸系统、眼睛、神经系统等均会造成不同程度的损伤。

(1) 环氧乙烷:ICU 选择应用的无菌物品普遍都通过了环氧乙烷消毒灭菌。环氧乙烷是一种强烷化剂,在杀灭微生物的同时,消毒灭菌物品上残留的环氧乙烷会给人体带来一定程度的损害;另外,其灭菌后的二次生成物也具有毒性。环氧乙烷还具有致突变和致癌作用,长期低浓度接触环氧乙烷可损害人的识别能力。

(2) 高效消毒灭菌剂:ICU 对环境和物品的消毒有极为严格的要求。空气及贵重物品的消毒灭菌常需要使用臭氧、甲醛、戊二醛等高效消毒灭菌剂。甲醛是挥发性较强的消毒剂,其挥发的气体对人体的呼吸道、皮肤、眼睛等都有一定的影响。长期接触低剂量甲醛,浓度为 $1.0\ \text{mg/m}^3$ 即可刺激眼结膜、呼吸道黏膜而产生流泪、流涕,引起结膜炎、咽喉炎、哮喘、支气管炎和变态反应性疾病;急性大量吸入可引起肺水肿,甚至致癌。2%碱性戊二醛可引起皮炎、过敏、结膜炎等。含氯消毒剂、过氧乙酸具有强烈的刺激性气味且易挥发,对皮肤黏膜有刺激性。ICU 护士每项操作前后都要使用快速手消毒剂,而大部分消毒剂对人体是有害的,但因其危害是缓慢的,所以容易被忽视。

(3) 臭氧:在病房内,床单位的消毒需要应用臭氧。臭氧是对人眼和肺最危险的刺激剂之一,长期接触会导致肺气肿和肺组织纤维化。

2. 废气

使用中的呼吸机含有的各种细菌、病毒废气,大部分排放于室内,也会增加护士感染的概率。吸引装置、空调装置以及各种医疗性废物在处理过程中均可产生微生物气溶胶,污染空气。空气中的污染微生物在人员活动时散布,若再有层流病房的送风口、回风口未正确维护,均会导致 ICU 病房空气变得更加污浊。

3. 其他

如水银、戴奥辛、细胞毒性药物(抗生素、抗病毒药物、抗肿瘤药物)等,特别是抗肿瘤药物大多数是细胞毒性剂,具有致突变、致癌和致畸作用。

(四) 心身耗竭综合征

心身耗竭综合征是一种因心理能量在长期奉献给他人的过程中被索取过多,而产生的以极度心身疲惫和感情枯竭为主的综合征。在 ICU,因危重患者多,病情易突变,实施抢救多,护士大脑长期处于紧张状态,紧张压抑心情长期得不到宣泄,极易导致心身耗竭综合征。

1. 工作压力

国外学者报道,心身耗竭综合征的发生与工作压力因素密切相关。压力产生的原因:① 高强度的工作、高水准的要求,造成的心理压力:ICU 护士经常处于一种连续的抢救过程中,而且重症患者多,观察项目多,很容易导致心身疲劳;② 垂死和死亡现象的刺激:ICU 汇集了全院的危重患者,其死亡率较高。垂死和死亡现象作为一种刺激因素除造成护士的直接心理压力外,还可导致继发影响,使护士产生一种紧张感,认为自身工作中的很小失误或差错即会导致患者死亡。

2. 人员配备不足

国内 ICU 护士缺编现象普遍,长期超负荷工作,超出个体承受限度;遇有急症抢救常须加班,使其常常处于高度紧张的状态中,以致护士感到精力不足,出现头晕、视物模糊、腰酸背痛、神经衰弱等状况。

3. ICU 设备复杂且更新快

ICU 的专业特点是两个集中:一是集中了各种危重患者,二是集中了现代高科技的仪器与技术。各种现代化高科技治疗仪器的引进和各种先进治疗措施的应用,迫使护士在紧张的工作之余,还要不断地学习新理论、新知识和新技术。

二、防护措施

(一)生物性危害因素的防护措施

1. 标准预防

正确洗手是预防疾病传播和进行安全防护最简单有效的方法,应严格执行洗手制度。在 ICU 内增设多个自动感应洗手设备,并在每张床旁的治疗车上放置快速手消毒剂。

2. 屏障预防

戴手套是 ICU 护士在护理操作中减少血液接触最主要的防护措施,可有效控制血源性疾病的传播。倾倒痰液、尿液及清理大便时,使用一次性薄膜手套,摘手套后要对手进行彻底清洗。实施屏障保护可减少血液、体液飞溅和黏膜暴露等风险。进行某项操作时,若衣服或脸部可能被污染,应穿隔离衣、戴眼罩、面罩。

3. 隔离防护

将患有传染病的重症患者安置在单间负压病房,严格执行隔离消毒制度。对一些特殊传染病患者应有明显的标识,以提高医务人员的警惕性,并在床单位上做醒目标识,病历上做特殊标注。对所有需要消毒或灭菌后重复使用的诊疗器械和物品,由供应室统一集中清洗、消毒灭菌,封闭式收送,减少二次污染和锐器伤。急诊患者按传染病患者对待,以减少传染源扩散。每年对 ICU 护士体检一次,加强预防接种,提高免疫力,防止其感染各种传染病。

(二)物理性危害因素的防护措施

(1)定期检查和维修发出噪声的设备,放置橡皮垫以减少振动噪声的产生。呼吸机及监护仪的报警系统调至适宜分贝,加强巡视,及时处理报警。同时做到"四轻",即说话轻、走路轻、操作轻、开关门窗轻。

（2）科室配备铅板、铅衣等防护用具，使护士在对患者进行 X 射线检查时，可利用现有防护用品进行防护。充分利用活动屏蔽装置，如可移动式铅板、铅衣等。怀孕护士不参加有辐射的护理工作。

（3）学习正确搬抬患者的方法，应用力学原理，根据护士身高将床面摇高或降低，减少护士腰部做功。有研究表明，适当的病房设计、合理配备医护人员和先进的仪器设备可大幅度减轻护士的劳动强度。此外，护士应加强体育锻炼，并坚持做腰部保健操，每天进行腰背及腿部肌肉的放松训练，以促进局部组织血液循环，减轻水肿，加强肌肉韧带的抗疲劳能力，还可进行腰背部热敷热疗，促进机体新陈代谢，减轻组织酸痛。

（4）为促进下肢静脉回流，工作时可穿弹力袜。对漏电、人造光源、环境封闭等情况，除需要护士加强工作责任心外，还需要医院加大硬件设施改善力度。

（三）化学性危害因素的防护措施

加强 ICU 病房通风是减少化学因素侵害的有效手段。在通风的基础上，合理使用化学消毒剂同样可以减少化学因素的侵害。如掌握消毒剂的使用方法和无害浓度，将配好的消毒液在密闭容器内存放，配制及使用时戴防护手套和口罩、穿隔离衣、戴护目镜。在使用环氧乙烷消毒的物品过程中需关注生产批号、消毒日期，如果快过期应把物品在高温通风干燥的情况下放置 15 天再使用。尽可能地降低环氧乙烷给人体带来的毒性损害。另外，为患者输注细胞毒性药物时，使用层流生物安全柜可有效减少药物向空气中弥散。对于机械通气患者，可在其呼吸机的进气和出气端分别装上空气过滤器，以减少废气排放及交叉感染的机会。

（四）心理社会性危害因素的防护

（1）宽松的环境是减轻工作压力的有效途径。医院应提供良好的工作环境，合理配置护患比例，加强岗前培训和安全、防护教育与培训，制订相应的防护措施，使全体护士对职业风险有充分认识，增强防护意识，严格遵守操作规程，降低职业性损伤的发生率。条件允许的情况下可定期做短期疗养，使 ICU 护士感到被关心和尊重，从而利于其平衡心态、恢复体力，减少生理性疲劳，促进身心健康。

（2）ICU 护士应正确认识工作的特殊性，注意心理调节，增强心理承受能力。树立爱伤观念，变被动为主动，使患者及其家属感到安全和放心，在与患者及其家属的交流中，注意沟通技巧，避免发生不必要的冲突与纠纷。工作之余，应妥善处理家庭关系，不断加强业务学习，提高自身专业理论和技术水平，合理安排休息与休假，适当参加体育锻炼，劳逸结合，加强营养。同时，注意提高自身文化素质修养。

（陈晓梅）

第三节　手术室护理的职业风险防护

手术室不仅是手术治疗各种疾病的重要场所，也是一个职业暴露的高危险区。手术室护理人员长时间工作在一个比较封闭的环境中，其周围存在着大量危害其身心健康的有害因素。例如：频繁接触患者的血液、分泌物、排泄物等各种体液，可能造成病原微生物的感染；各种化学消毒剂和挥发性麻醉剂形成的空气污染；由于工作需要，每日精神高度紧张，注意力集中，长时间的颈椎前屈站立；巡回护士经常需要快步行走，处理各种重物以及进食时间不规律造成的心身方面的损害；另外，还存在电灼、噪声等危害因素，使得从事手术室工作的护理人员成为职业暴露的高危群体。因此，必须针对手术室常见的职业危险因素制订相应的防护措施，进行有效的防护管理，以保护手术室护理人员的身心健康。

一、常见的职业危害因素

（一）生物性危害因素

手术室护理人员每天都接触患者的血液、体液、分泌物及排泄物，而且手术配合中实用的锐利器械较多，如刀、剪、钩、针等，传递频繁，稍有不慎，极易损伤自己或误伤他人。在 Lohine 的一项调查中发现，约有 11.7%的手术室工作人员中存在意外的血液直接接触。术中意外针刺伤、刀割伤，污血可溅到皮肤或眼内。在可经针刺伤传播的 20 余种疾病中，最常见也是最可怕的乙型肝炎、丙型肝炎、艾滋病。这 3 种疾病通过血液传播的可能性最大，往往一次即可感染。

1. 乙型、丙型肝炎病毒及暴露途径

乙型肝炎的传染源是患者和病毒携带者，病毒存在于血液及各种体液中，传染性血液可通过皮肤、黏膜的微小破损而感染；还可通过母婴垂直传播，或通过输注血液制品传播；密切接触传染。对于护理人员来说，肝炎最常见的暴露途径是在有创操作过程中经皮暴露而造成的血液污染。美国疾病控制中心与预防中心在 1988 年曾做出估测，每年因为直接或间接感染乙型肝炎而导致死亡的医护人员有 200～300 名。其中，最容易感染的群体是外科医生和护士。另外，手术室护士感染丙肝的概率为 0.1%～1.6%。手术室护理人员感染乙型、丙型肝炎病毒的常见暴露途径包括：① 意外伤害。手术配合中使用的锐利器械造成的针刺伤、刀割伤等。美国疾病控制中心估计，医护人员中每年至少发生 100 万次针刺伤，其中护士占 80%。国内曾俊等对在手术室实习护生受伤情况的调查显示，其受伤率为 97.09%。病毒感染的媒介可以是被污染的术中使用过的注射器、手术器械等；② 密切接触感染。护理人员在移动患者、安置其手术体位、各种注射、麻醉与手术的配合、包扎、术后处理等操作过程中与患者的血液、体液、分泌物、排泄物及被污染的器械、敷料和医疗用品接触密切，导致皮肤黏膜污染。

2. 艾滋病病毒及常见的暴露途径

AIDS 是获得性免疫缺陷综合征，传染途径主要是经血液、性接触和母婴传播。AIDS 常见的暴露源包括感染者或患者的血液、含血的体液，感染者或患者的精液、阴道分泌物，含 HIV 的实验室标本、生物制品、器官等。手术室的护理人员经常与患者血液、体液及血液制品直接接触，因此，感染艾滋病病毒的机会非常多。据不完全统计，至 2010 年医护人员由于职业暴露感染艾滋病者 63 例，其中手术感染 36 例。在被确认的医护人员中，护士是最主要的职业群体。调查显示，护理人员在手术中受伤的概率最大，占受伤总数的 77.19%，并且发生在手术过程中的危险性也是最大。因为手术是最繁忙最紧张的时候，受伤者往往来不及马上处理，所以对于手术室护理人员来讲，艾滋病的暴露途径主要是通过破损的皮肤而引起的血行感染。一般而言，针刺的平均血量为 1.4 μL，一次针头刺伤感染 HIV 的概率为 0.33%。其次，少数可通过黏膜或其他非完整性皮肤接触感染。一般黏膜表面暴露后感染的概率为 0.09%。感染的可能性与针头刺入的部位、皮肤损伤的程度、器械针头污染的程度以及患者疾病的严重程度等有关。

（二）化学性危害因素

现代化手术室多为层流净化手术室，为保持室内的洁净，窗户的封闭性也很强，长时间的持续工作得不到新鲜的空气。在手术室中存在的化学性危险因素主要包括：麻醉废气、化学性消毒剂、抗肿瘤药物、外科电器烟雾、乳胶和橡胶制品及滑石粉等各类粉剂。

1. 麻醉废气污染

由于手术中使用的麻醉药大部分以原形由患者肺中排出，形成的麻醉废气可通过许多环节弥散到空气中，造成手术室的环境空气污染。虽然目前国内大型医院的手术室普遍使用紧闭式麻醉装置，麻醉机装备的废气吸附清除系统可有效地降低空气中麻醉药的含量，但如果出现麻醉机呼吸回路漏气仍可造成空气污染。长期暴露在这种微量麻醉废气的污染环境中会对手术室护理人员的身体健康带来不利影响。麻醉废气在机体内不断蓄积达到危害机体健康的浓度，可能产生氟化物中毒和遗传学影响，包括致突变和致癌作用；还可影响女性的生育能力，引起流产、畸胎等。

2. 化学性消毒剂

为保持手术室的无菌状态，熏蒸法和喷雾法是手术室最常用的化学消毒法，其使用的化学消毒剂主要是甲醛、戊二醛、乙醇、环氧乙烷等挥发性化学制剂。因此，很容易造成空气的二次污染。①甲醛：作为醛类高效灭菌剂，杀菌作用强，但其蒸气对眼、呼吸道有强烈的刺激性，可引起流泪、咳嗽、结膜炎、鼻炎、支气管炎等，急性大量接触甲醛还可导致肺水肿；②戊二醛：可引起皮炎、变态反应、结膜炎等；③含氯消毒剂对皮肤有轻微的损害，对金属、布类腐蚀性强；④过氧乙酸是一种强氧化剂和高效广谱杀菌剂，对黏膜有刺激性。此外，环氧乙烷、乙醇及甲苯还能诱发细胞突变，并有累积效应。由于手术室内存在多种化学性消毒剂造成的有害气体，可对人体造成严重危害，长期接触有致癌和致畸作用。

3. 抗肿瘤药物

为了增加治疗效果，手术中配合使用一些抗肿瘤药物，这些药物可经过皮肤和呼吸道进入人体而产生不良作用。职业接触抗肿瘤药物所产生的毒性、致畸、致癌作用已被证实，对医护人员生殖的影响国外已有报道。国内学者对北京、天津、包头三地 24 所医院 873 名护士的 1021 次妊娠的回顾性调查显示，护士职业接触抗肿瘤药物可导致妊娠并发症及不良妊娠结局的危险性增加，其不良妊娠结局随着抗肿瘤药物接触水平的增加而增加，接触组为 26%，对照组为 15%。

4. 使用外科电器形成的烟雾

激光外科电器、电刀切割、电凝止血及其他动力设备在使用过程中可产生导致手术间空气质量下降而影响健康的烟雾。美国职业安全与保健署（OSHA）于 1996 年 9 月发布了外科手术烟雾危害的警告，认为激光和外科电器在使用中组织遇热细胞裂变所产生的物质与机体的某些炎症有关。暴露于烟雾环境中的人员主要有恶心、呕吐及眼和上呼吸道的刺激症状等。

5. 乳胶、橡胶制品及滑石粉

（1）乳胶类制品：手术室常用的手套、止血带、胶布等物品含有乳胶成分，会引起多种反应，如皮疹、荨麻疹、瘙痒、哮喘，极少情况下还可造成休克危及生命。乳胶过敏反应是医护人员最常见的接触性皮炎,特别是手患有湿疹时戴手套更容易诱发。美国职业保护与健康研究会发布的"乳胶过敏警戒"中提到,据初步估计,目前医务人员中乳胶过敏的发生率是 8%~12%。据相关调查显示,手术室护理人员更容易产生渐进性乳胶过敏,这一情况的发生主要归因于其需长时间、高频率地接触乳胶。

(2) 橡胶制品:橡胶手套,也是导致过敏发生的原因之一。首发症状表现为手部的接触性荨麻疹和瘙痒,严重者会进一步发展。国外的一项研究表明,外科医生和手术室护理人员比其他医务人员更容易发生该类制品的过敏反应。

(3) 各类粉剂:医用手套内常使用多种粉剂,如石松子粉、滑石粉和最近新出现的玉米粉。这类材料在增加手套使用便利的同时,也给医护人员带来了严重的危害。其中最常见、危害最大的是过敏反应。医护人员发生过敏反应的途径有三种:一是天然橡胶蛋白与手套上的淀粉颗粒融合凝固后在空气中飘浮,通过呼吸道被吸入;二是通过皮肤吸收粉末,据统计,一副有粉的乳胶手套上沾有 120~400 g 可吸收粉末;三是洗手不规范、不彻底,污染食物进入消化道。

(三) 物理性危害因素

1. 噪声

凡是人所不喜欢、不需要或使人产生不愉快的声音统称为噪声。国外的一些研究表明,手术室的噪声平均为 60~65 db,但往往接近 90 db。其中,在手术准备阶段最为喧闹。

(1) 手术室噪声的来源:① 麻醉呼吸机产生的噪声约为 65 db;② 电动吸引器发出的声音,约为 73 db;③ 电灼,约为 65 db;④ 电话铃声,为 60~70 db;⑤ 工作人员谈话,约为 60 db;⑥ 其他包括空调声、麻醉报警声、手术器械的应用、患者的呻吟、电锯、物品及仪器移动声等。

(2) 噪声对手术室医护人员的影响:噪声可引起紧张的应急反应,包括心理和生理反应。① 生理反应:噪声可影响手术室医护人员的内分泌、心血管以及听力系统的正常生理功能,出现头痛、头晕、听力下降等,导致判断力和持续记忆力减退,使医护人员的注意力不集中、影响手术关键时刻的注意力;② 心理反应:长期接触噪声,可使手术室医护人员出现情绪上的不良反应,包括焦虑、恐惧、愤怒或者抑郁等,导致工作效率降低。

2. 电离辐射

随着影像增强器的改进和骨科半闭和手术的广泛开展,手术室的医护人员经常受到 X 射线的照射。小量长时间的接触放射线可因为蓄积作用致癌或致畸,还可抑制骨髓造血,使白细胞减少,造成自主神经紊乱。另外,目前泌尿外科、神经外科、整形外科手术中常用的激光对皮肤、眼球有化学效应损害。

3. 紫外线

紫外线灯是手术室常用的有效空气消毒法,而且在一些手术中也常常会使用到,如紫外线照射自体血充氧回输、伤口的照射等。紫外线灯对人体的危害是不容忽视的。可造成眼、皮肤的损害;在消毒过程中产生的臭氧有强氧化作用,能破坏肺表面的活性物质,引起肺水肿和哮喘。

4. 触电及电灼伤

手术室中电器设备较多,如电刀、显微镜、电插板、电动吸引器及电煮沸锅等。如果存在漏电或操作不规范、思想不集中,就会损伤自己。

第十二章 临床高危科室护理人员的职业风险防护

（四）运动功能性危害因素

专家已证实，护士的工作姿势与能量消耗有一定关系，工作姿势与疲劳也有一定关系。手术室工作紧张，节奏快，器械护士在工作中较长时间处于相对固定的姿势。巡回护士平均用240步/分的急速行走工作，累计时间4小时/天或更长。此外，护士还要搬运重物。因而，手术室的护士很容易出现颈椎和脊柱的损伤。

1. 颈椎损伤

手术室器械护士在整个手术中都是全神贯注，身体保持前倾位，护士拿取器械身体转动幅度很小或只转动颈部及倾斜上身。配合手术时颈椎保持前屈20°～85°，连续站立时间平均为6.5小时/天或更长。手术视野离护士越远，颈部偏转的角度越大。长时间使肌肉腱处于疲劳状态，极易发生颈椎病。

2. 脊柱损伤

移动和搬运患者及无菌包裹是手术室的一项经常性工作，不正确的搬运姿势常造成脊柱损伤。角度不正确的下弯腰超时静立可对肌肉关节造成损伤。配合手术时，护士有时会过度倾斜身体或在手术台前采取重心偏向一侧下肢等不正确姿势，使脊柱韧带肌肉承受重压或持续性疲劳而受损。

3. 长期站立损伤

长期站立伤害：研究表明，长期站立对人体健康会产生有害的影响。人在站立时，整个身体的重量会落到双侧下肢上，重力由脊柱传递到腰椎关节、双膝、双侧小腿，直至足底，骶髋、膝、踝各关节均要承受重力。为了保持稳定性，这些关节周围和肌肉群必须保持相应的紧张状态，持续过久，就会造成肌肉疲劳。同时，因站立时心脏离足端最远，为了泵血到下肢要多做功，消耗甚大，心脏负担加重，而导致一系列的身体伤害。有研究显示，手术室护士下肢静脉曲张的职业损害有上升趋势，其发病率与工龄的长短、工作强度、工作的特殊性有密切的关系：工龄6～10年，发生率为40%；工龄11～15年，发生率率为83%。长期站立伤害可表现在以下几个方面。

（1）下背痛：长期站立可造成累积性伤害，以下背痛最为常见。初期症状觉得下背酸痛，颈部酸痛、肌肉扭筋拉伤，再加上缺乏适当休息，又需负重搬运，或是突然承受推拉扭转，紧急采取不当姿势，日积月累会造成腰椎、颈椎的椎间盘突出，更严重甚至产生下肢麻木、坐股神经痛以及肌力衰退。

（2）膝关节滑囊炎：因长期站立造成膝关节压迫引起发炎，初期觉得关节肿胀、疼痛，如果缺乏适当休息，又需要屈膝搬运，常造成关节蜕化变形，甚至行走困难。

（3）足趾变形：久站加上鞋设计不良，造成足趾外翻、关节变形，足趾长期受压会造成表皮角质增生，产生俗称的"鸡眼"。

（4）下肢水肿：久站造成下肢血流回流障碍，初期觉得小腿抽筋，足踝肿胀，随后下肢水肿，越站越严重。

（5）静脉曲张：长期站立因长时间维持相同姿势，在日积月累的情况下，破坏静脉瓣膜而产生静脉压过高造成静脉曲张。静脉曲张多发生于下肢，腿部皮肤出现红色或者蓝色像是蜘蛛网、蚯蚓样的扭曲血管，或者像树瘤般的硬块结节，静脉发生异常肿胀和曲张。久站或走远路时，常感到下肢沉重、发胀、酸痛、易疲劳；或可发生下肢和足部肌肉痉挛，病情加重时，表现为腿上一团团"青筋",甚至皮肤溃疡经久不愈,既影响美观又影响健康,而且下肢静脉曲张者普遍存在下肢深静脉血栓,随时有生命危险。

(6) 女性可见痛经发生率增高:痛经的发生受内在或外在等多种因素的影响。长期站立工作者,因重力引起的流体静力学作用影响静脉血回流,子宫等盆腔脏器血流不足,子宫肌组织缺血刺激自主神经疼痛纤维而发生痛经。此外,长期站立工作带来的疲劳、精神紧张等因素使痛阈降低,可能也是痛经发生率高的原因之一。

(7) 眩晕:因为久站造成头颈不适,或因为久站发生体位性低血压易引起眩晕感。

(8) 肛肠疾病:长期站立还会引起腹压增高,内脏下垂,而直肠静脉丛压力持续增高的结果还会引起痔疮的发生。

(9) 胃下垂。

(五)社会心理性危害因素

1. 心理疲劳

手术室是一个高危险、高工作强度的科室,工作的随机性、时限性强,工作性质多是被动和从属的,护理人员每天必须配合性格、爱好和手术习惯不同的外科医生的工作,当遇到急症、疑难复杂手术及抢救患者时,使大脑长期处于紧张状态。同时,新的护患关系和患者家属法律意识的不断增强,对护理工作提出了新的挑战,手术室护士经常担心工作中出现差错事故,担心工作不慎导致医疗纠纷。上述2种因素的存在,极易导致其身心疲惫。

2. 饮食不规律

配合大的手术时,手术医师和护士需要长时间的工作,不能按时进食。长时间的空腹工作易诱发胃肠道的疾病或发生低血糖,甚至虚脱。

二、防护措施

(一)一般性防护措施

1. 手术室整体布局应合理规范符合要求

医院护理质量控制小组负责人、手术室护士长应参与手术间备用物品及各种仪器的摆放等。

2. 建立职业防护教育和培训制度

由手术室护士长、手术负责感染监测的护士共同组成宣教小组。负责对手术室护士进行有关医院感染和防护知识宣教,使手术室护士和职业感染有较全面的认识。除了相关专题讨论外,也可利用图片、画报等进行教育,以增强手术室护理人员的自我保护意识,提高自我防护能力。

3. 严格手术室废弃物的管理

手术室每天会产生大量的废弃物,要求护理人员正确处理废弃物。医疗废弃物的分类按照卫生部关于"医疗卫生机构医疗废物管理办法"的规定执行,分别放入不同颜色和标记的污物袋,封口后放入污物储存间,送往专门的垃圾站进行无害化处理。当日手术结束后,应撤除手术间内所有的污物袋。

4. 提供足够的防护用具

由于缺乏必要的防护用具,导致护理人员在明知存在一些职业危害因素的情况下,却不能

第十二章 临床高危科室护理人员的职业风险防护

付与实施。因此，管理者应为医护人员提供足够的防护用具。

5. 防护措施的实施要制度化

医院应设有专门的监督小组，考察各项防护措施的落实情况，如防护用具是否正确使用，护理人员洗手的规范性等，都要有监督部门来强制执行，否则将受到相应的处罚。只有将防护措施制度化，才能真正提高医护人员的职业防护意识。

6. 制订医护人员意外伤害管理办法

包括：意外伤害的现场紧急处理，报告手术室和感染监控护士，抽血检验，填写意外伤害报告（附化验单），必要的登记及登记备案。

7. 建立护理人员健康体检登记制度

手术室护士上岗前均免费预防注射乙肝疫苗，相关部门对其进行跟踪观察。对每位护士预防注射后进行化验，了解是否产生抗体。对于身体条件不能胜任于手术室工作的，及早更换岗位。

（二）生物性职业危害的防护措施

1. 加强教育培训

加强职业防护相关知识的教育和培训，提高护理人员的防护意识，重视 HBV、HCV、HIV 防护知识的宣传和教育，使其了解此类传染病的基础知识和接触机会，重视防护措施的重要性，自觉做好防护工作。

2. 规范术前各项检查

手术患者术前生化检查项目，建立术前患者的访视制度，要求参与手术的护士在术前 1 天，准确了解患者肝炎和艾滋病病毒携带情况，并重点做好此类手术围术期的安全防护。对于急症或未确诊的患者，一律按照有传染病的患者进行防护。

3. 安全处理锐器

针头、刀片等锐器用过的针头禁止双手回套针帽，应及时放入固定容器内。对使用中和使用过的刀、剪、钩等锐器消毒处理时一定要戴手套，轻拿、轻放，以防刺伤皮肤。清洗、消毒器械时，锐利器械单独放置，打包时器械尖锐端使用保护套，避免刺伤。

4. 严格锐利器械使用的操作规程

手术过程中传递刀、缝针时放慢速度。或将手术刀放在弯盘中传递，避免手与手直接接触；不可直接用手装卸刀片、弯曲或折断针头。避免刀割、针刺伤的发生。

5. 针刺伤的应急处理

立即将伤口用清水冲洗，挤出残液，用碘酊消毒，若患者 HBV 阳性，则应在受伤 24 小时内注射乙肝病毒高效价抗体和乙肝疫苗。如果患者 HIV 阳性，应设法在暴露后 24 小时内尽快服药预防，做好详细记录并上报。

6. 严格按照卫生部医院管理规范进行标准预防

确定患者的血液、体液、分泌物、排泄物均具有传染性的，需进行隔离，不论是否有明显的血迹污染或是否接触非完整性的皮肤与黏膜，接触上述物质者必须采取防护措施。

7. 健康体检

护理人员定期进行肝功能和乙肝六项检查，定期注射乙肝疫苗，增加人体免疫力。

（三）化学性职业危害的防护措施

1. 采取多种手段降低室内麻醉废气

在确保室内空气达标前提下，手术间要定期开门窗通风，改善室内空气质量；有条件者应建立洁净手术室，采用净化空调系统；将麻醉废气用管道接至门外。

2. 定期检查麻醉机性能

术前提醒麻醉师检查麻醉机的密闭性，减少药液的挥发。术中如遇麻醉机漏气或回路不畅，应在手术结束后停用该机器，进行检修。

3. 合理使用防护用具

接触甲醛、戊二醛等化学制剂及应用抗肿瘤物时，应使用手套、口罩、防护衣，加强自身防护，推广使用抗过敏手套和无粉手套。如不慎将化学制剂滴到眼内或皮肤上，应在流水下反复冲洗，以将影响程度减少到最低。巡回护士在配制抗肿瘤药物时，应现用现配，操作完毕后立即清洁操作台面，减少化疗药物在空气的挥发。

4. 合理排班和休息

使妊娠期或哺乳期的护士尽量减少接触挥发性麻醉药及抗肿瘤药物。

5. 采用烟雾排除系统

过滤和清除外科电器形成的烟雾，配合激光手术时应佩戴防护镜。

（四）物理性职业危害的防护措施

1. 一般防护

（1）对手术室的仪器、设备及时检修，定期给仪器的活动部件上润滑剂，加强维护，减少异常的噪声，保证仪器的正常使用。噪声大的仪器应尽量淘汰。

（2）护理人员工作时要做到四轻，即说话轻、走路轻、操作轻、开关门轻。

（3）术前需要使用 X 射线拍片定位时，应注意穿防护服或暂时回避，对于人员的安排应合理适当。

（4）激光手术固定在一个房间，手术时应戴护目镜，并关闭门窗，在房门上注明激光字样，警示标志要明显。

（5）进行紫外线照射时，应戴护目镜、帽子、口罩，避免皮肤直接暴露在紫外线光下。紫外线消毒时严禁进入消毒区域。

（6）做好电器的使用管理。定期请专业人员检查维修手术室专用线路和电器。电器安装在防漏电的安全插座上。每个仪器配有操作程序卡，操作前严格遵守规程无误后方可使用。保持手术间的湿式清扫，防止静电效应。

2. 长期站立所致危害防护

（1）科学管理合理排班：护士长既要保证工作的连续性，又要注意缓解护士因工作姿势带来的疲劳，特别是长期站立者，腰背肌肉比较薄弱，容易损伤。因此，应避免长期固定在一个

第十二章 临床高危科室护理人员的职业风险防护

动作上和强制的弯腰动作，有目的地做一些工间操，加强腰背肌肉的锻炼，如腰部的屈后伸、左右腰部侧弯、回旋以及仰卧起坐的动作，使腰部肌肉发达有力，韧带坚强，关节灵活，减少职业性腰背痛的发生。

（2）注意自我调节劳逸结合：平常需要长时间站立时，可做足背伸直屈曲动作，让小腿肌肉收缩帮助血液回流，减少静脉血液积聚。或每间隔一段时间就起身踏足或活动足趾。或下蹲，下蹲不仅使腰腿肌肉得到放松休息，而且也减少了体能的消耗。

（3）加强体育锻炼：进行腰腿部肌肉锻炼，走路、游泳、骑脚踏车等较缓和的运动，除能刺激小腿肌肉群，促进静脉血液回流外，还能降低新的静脉曲张发生的速率，并起到加强静脉管壁的力度。吸烟者应禁烟；肥胖者应减肥，以减轻腰部的负担；睡眠时应保持脊柱的弯曲、避免潮湿和受寒也是很重要的。

（4）因工作性质需要长时间站立时，自我"稍息"姿势，让两条腿交替承受重力，轮换休息或采用双足尖站立，可将足尖作为支点，足后跟为作用力点，体重落在二者之间距骨上，形成省力杠杆而减轻体重对双足的压力，而减轻疲劳，又增加足部踝部关节韧带和皮肤柔韧度。

（5）为维持下肢血供，坚持适当运动，坐在凳子上双腿或者单腿不停地抖动、摇晃，这些动作在肌肉伸缩的同时，促进了下肢血液回流，防止了肢体血栓和静脉曲张的形成。

（6）抬腿、抬高下肢：每天睡前在床上将双腿抬高超过心脏，持续10~15分钟，或是睡眠时用枕头垫高下肢。平时经常用温水泡足或用手按摩小腿，以促进下肢血液循环，可有效地消除下肢疲劳。

（7）长期从事站立工作或强体力劳动者，宜穿弹力袜套保护，使浅静脉能处于萎缩状态，并要注意裤子、鞋、袜的选择，不宜穿紧身裤和紧腿裤、狭小的鞋和高跟鞋以及过紧的袜子，防止下肢和双足受积压，加重血液循环障碍。应穿肥大一些的裤子，轻便舒适的鞋袜，以利于下肢和足部的保健。

3. 长期站立所致危害后的应急措施

长期站立危害以颈、肩、腰、腿等肌肉与骨骼劳损为多见，在前面章节已有说明，在此不再赘述。长期站立以下肢静脉曲张最为重要，其早期症状只是感觉下肢沉重、酸胀、紧张、易疲劳等不适，应及时采取措施防止进一步发展。

（五）运动功能性危害的防护措施

（1）器械护士在手术台上传递器械时，尽量做到身体和颈部同时转动，以减少颈部转动的幅度和次数。

（2）加强体育锻炼，增强肌肉、韧带等组织的韧性和抗疲劳能力，可进行颈部、腰部的保健操和健美操锻炼，改善血液循环。

（3）当转运患者时，采用专用的转运板，避免背部损伤。

（4）长时间站立可穿弹力袜，适当的压迫下肢血运以减少大隐静脉曲张的发生率。也可在休息时抬高下肢，促进血液循环。

（六）社会心理性危害的防护措施

1. 加强业务学习，提高业务水平

手术室护士平时要加强各方面的学习，不断钻研新技术新业务，提高业务技能和理论知识水平，提高配合手术的能力。

2. 合理安排工作和休息

在工作安排中，合理安排和适当调整器械护士和巡回护士工作的次数，既要保证工作的连续性，又要缓解护士因工作姿势带来的身心疲劳；合理设计工作流程，简化人工运作的行程和程序，减少无效劳动；教会护士学会恰当地选择工作速度，缓解紧张程度；工作之余参加一些有益于身心健康的娱乐活动，劳逸结合使工作与生活有张有弛。

3. 加强职业道德和自身素质修养

手术室护士要从职业道德和患者利益出发，加强自身素质修养，培养良好的心理适应能力和承受能力；与同事建立良好的团结协作关系，互相学习，互相支持；心胸宽广，遇事善于化解，及时调整心理状态。

4. 养成良好生活习惯

手术前一天了解手术的持续时间，保证充分的睡眠，吃好早餐。巡回护士在不影响手术的前提下轮流进餐，对时间特别长的手术，中间加餐牛奶。手术结束后，应及时补充营养，注意休息，补充体力。

5. 配药时注意空气流通

在配制和使用化学性消毒剂的过程中，应保持工作区域空气流通，定时开窗换气或安装空气净化装置，以避免挥发性化学性消毒剂在空气中含量过大而导致急、慢性损害。

（何依群）

第四节 静脉药物配制中心的职业风险防护

一、概述

1. 定义

静脉药物配制中心（pharmacy intravenous admixture services，PIVAS），就是在符合国际标准、依据药物特性设计，由经过培训的药学技术人员、护理人员严格按照程序进行全静脉营养液、细胞毒性药物和抗生素等药物配制的操作环境，保证临床用药的安全性和合理性。

2. 国内外开展静脉药物配制中心的现状

世界上大多数发达国家已实行了静脉用药的集中配制。1963年美国俄亥俄州州立大学附属医院建立了第一个静脉药物配制中心，将药物集中配制集中化管理取得了很好的效果，之后北美洲、欧洲、东南亚等地区陆续成立了静脉药物配制中心。美国2004年1月1日正式实施的第27版药典对静脉药物的配制做出了强制性的要求，所有进行静脉药物配制的场所均应符合其相关的规定。我国2001年在上海静安区中心医院建立第一个静脉药物配制中心，在此之后，据不完全统计，现已有近100家医院开展了静脉药物的集中配制服务。

3. 成立静脉药物配制中心的意义

静脉药物配制中心可保证静脉输注药物的无菌性，防止微粒的污染；降低院内获得性感染

第十二章 临床高危科室护理人员的职业风险防护

发生率和热源反应发生率；有利于解决不合理用药现象，减少药物的浪费，降低用药成本，将给药错误减少到最低；增强了职业防护，减少细胞毒性药物对操作者的身体和环境伤害。同时，也有利于把时间还给护士，使其集中精力护理患者。

4. 人员的基本构成

中心由药剂师、护士及工勤人员组成。

5. 接受医嘱内容

主要接受24小时长期医嘱中的静脉滴注和静脉推注用药的配制。临时用药和抢救用药仍由病房护士临时配制。

6. 主要工作流程

长期输液医嘱产生→主班护士输入电脑→护士长核对无误→电脑发送至配送中心，药剂师审查药方→护士摆药→药剂师核对无误→经传递窗送入洁净室→护士核对并配制→经传递窗送入成品区→药剂师核对→工勤人员送到病区有护士清点后签收。

二、防护措施

（一）建立健全防护制度

1. 环境要求

配制室空气的洁净要达到万级标准（环境监测微生物数＜100 cfu/m³），维持5～10 Pa的正压。抽、排风设备能安全排净有害气体，经活性炭吸附过滤后排至室外。使用垂直层流生物安全柜，柜内空气洁净达百级标准（环境监测微生物数＜5 cfu/m³），柜内压力70～160 Pa，设专柜配制有害性药物。生物安全柜的玻璃防护屏离台面限高18 cm，柜内强排气形成相对负压环境，无形的空气屏障防止有毒微粒散出安全柜，以保护操作者。所用设备需定期检测，确保正常使用。

2. 个人防护设备

（1）戴一次性口罩、帽子遮盖头发、口鼻，尽量减少皮肤裸露，使用护目镜。

（2）穿防护衣：护士操作前要穿连体防护衣，并确保防护衣具有屏障保护作用，可隔离有害药物。

（3）戴双层手套：使用聚氯乙烯和乳胶双层手套，手套需覆盖住袖口。手套每30分钟更换1次，出现破损及时更换、更换前后要用消毒液彻底洗净双手，丢弃的手套需同其他废弃物一起封闭处理。

3. 废弃物处理

废弃的安瓿、药瓶等集中存放在专用袋内密封处理。

4. 护士的防护保健

加强护士自我防护知识的教育，进行专职培训并定期考核，学习药理知识，掌握伤害性药物的作用机制、不良反应。每年定期为接触伤害性药物的护士进行体格检查，合理安排休假，定期更换岗位。不安排妊娠和哺乳期的护士从事伤害性药物的配制。

（二）规范操作规程

（1）有伤害性药物在排药和摆药过程中，需小心轻放，以免打破造成污染。配制全过程均在生物安全柜内进行，包括打开安瓿、摇匀、混合等，不得越过玻璃屏障在安全柜外抽药或加药。

（2）确保用药剂量准确、废弃药液可稀释后排放，也可注入密封瓶内，放入带盖容器内集中处理。

（3）注射器尽量在生物安全柜内毁形并放入密封袋内集中处理，也可用清水冲洗接触抗癌药的器具，降低其毒性，再送供应室同一处理。

（三）掌握意外事故紧急处理程序

所有配制工作应尽量减少意外事故的发生，一旦发生意外，首先考虑工作人员受伤害及被污染的危险，并及时上报，采取相应紧急措施。

（陈晓梅）

第五节　血液透析室护理的职业风险防护

透析室是医院感染的高危险性工作区之一，护理人员必须频繁直接接触患者的血液、分泌物等各种液体。另外，作为医院感染监控的重点科室，还需要使用各种消毒液进行环境的消毒。以上种种因素，使血透室的护理人员成为职业危害的高危人群。因此，正确分析护理人员面对的职业危害因素，并提出相应的防护措施尤为重要。

一、常见的职业危害因素

（一）生物性危害因素

血透室护理人员由于直接处理血液，接触血液中病原微生物机会增加，成为血源性病原体感染的高危险人群。在容易发生感染的各种病毒和细菌中，最常见的是HBV、HCV、HIV三种。据文献报道，美国血透室的工作人员肝炎患病率2.0%，比一般人高4倍。近年来，血液透析患者人类免疫缺陷病毒（HIV）感染在逐年增加，必将对血透室工作人员带来进一步的威胁。这三种病毒主要通过血液传播。护理人员发生职业暴露的途径主要包括：①穿刺部位渗血；②输血、留取血标本过程发生接触；③操作时不慎被锐器刺伤；④透析过程中透析器破膜更换时不慎玷污血迹；⑤冲洗消毒透析器、管路等物品时。

（二）物理性危害因素

血液透析室的噪声及辐射主要来源于透析机、水处理、电视机、计算机、空调等。据测，透析机报警噪声为35~73 dB，水处理噪声为65 dB。我国对医院环境噪声标准值为35 dB，极限值为45 dB。此外，每天要对治疗室、配液室、仓库等地进行紫外线消毒，当开关紫外线灯时会辐射人的皮肤和眼睛，引起过敏、眼炎等疾病；产生的臭氧对眼和肺有较强的刺激性，长期接触可导致肺气肿和肺组织纤维化。血透室护士长期处于高噪音、多辐射环境中，对护士的听

第十二章 临床高危科室护理人员的职业风险防护

觉系统、神经系统、消化系统、内分泌系统均可造成伤害，使护士产生强烈的生理应激反应，容易出现焦虑、失眠、头痛、烦躁、听力下降等，严重影响血透室护士的身心健康。

（三）化学性危害因素

血透室常用的过氧乙酸、次氯酸钠、戊二醛、甲醛、碘酊、酒精等用于透析机、管路、水处理机的消毒以及患者皮肤的消毒，此外，还要用紫外线灯照射空气消毒等。使用的化学消毒剂种类多、数量大，易造成污染。长期接触对人体具有一定的毒性作用，可损害血透室护士的健康。

（四）心理性危害因素

心理因素是影响血透室护理人员身心健康最重要的因素之一。有研究表明，心理变量比生理变量对机体身心影响大。造成血透室护理人员心理压力大的因素包括：

1. 患者并发症多，对护士的业务技术要求高

维持性血液透析患者常见并发贫血、高血压、出血、视网膜病变、直立性低血压等，随时可能突发危及生命的情况。因此，要求护士必须具备扎实的业务知识和熟练的急救技术，避免因为自身的业务水平不高对患者造成伤害。血透室护士普遍感到需要提高专业水平，心理压力大。

2. 患者对护理的服务要求高

行透析治疗的患者只能对症处理，相对提高生活质量延长生命。患者不仅要面对自身疾病的痛苦，而且还承受很大的精神压力和经济负担，因此，患者大都有抑郁，焦虑，恐惧等心理问题，脾气变得比较暴躁，护士往往成了他们的发泄对象。这就要求护士必须用足够的耐心应对患者的不良情绪变化，理解、体谅患者的言行，并对其进行心理疏导。在这种环境中工作，护士的心理压力必然加大。

3. 对护士的责任心要求高

血液透析实施体外循环，为保证体外循环顺利进行和患者安全，护士必须长时间、连续性地在封闭环境中工作，密切观察患者可能出现的各种不良症状，如头痛、心率失常、抽搐、低血压等一系列透析并发症，并且也要观察透析器是否凝血、漏气、折管以及透析液浓度异常与否等。护士的精神一直处于高度紧张状态，导致心理疲惫的发生。

4. 经常性随时加班

血液透析工作的特殊性，使护士的节假日基本不能正常休息，而且突发急症多，8小时以外要听班，随叫随到。护士工作时间有时会延长到十一二小时，体力透支，不能保证充足的休息，紧张压抑的心情得不到宣泄。

二、防护措施

（一）生物性危害因素的防护措施

1. 定期体格检查

对透析室的护士进行定期检查，按时预防接种，提高机体免疫力。如被表面抗原阳性患者

用过的针头刺伤的护士应定期进行肝功能检查，确认有无肝炎发生。

2. 穿戴防护用具

进入透析间，护士要穿隔离衣裤、工作鞋，戴口罩、帽子、手套。冲洗消毒透析机、管路、处理患者的呕吐物、分泌物等，均戴手套操作。污染的手套要及时更换，操作前后均要洗手。

3. 规范护士的基本操作

严格管理各种锐器，用过的一次性的针头、输液器、内漏穿刺针等，应及时毁形浸泡，注意勿让感染的锐器针头损伤皮肤。皮肤黏膜一旦受伤，应立即挤出少量的血液，用流动的水冲洗，然后用碘酒、乙醇消毒后包扎。在工作过程中做好自检，皮肤破损者尽量不安排上机或在阳性的工作区。

（二）传染性患者的防护措施

如果患者是乙肝、丙肝或 HBV、HCV、HIV 病毒携带者，应严格执行消毒隔离制度，防止病毒传播。在工作中可以做到四固定：① 机器固定；② 所有物品固定；③ 工作人员固定，切忌交叉感染；④ 有条件的，房间也可固定。对患者用过的药品，如床单、枕套等双袋包扎，标签注明，按传染病隔离、消毒再统一焚烧。

（三）物理性危害因素的防护措施

1. 噪音的防护

保持透析室内安静，做好透析室设备的保养与维修，上机前检查各项参数的设定和体外循环管路的安装情况，调整机器报警的音量，噪声维持在 40 dB 以下，加强巡视，减少报警的发生。看电视患者使用无线耳机，空调由维修人员定期保养维修，水处理安置在远离透析间的独立房间并做好隔音措施。保持透析治疗间安静，工作人员做到四轻：说话轻、走路轻、操作轻、开关门轻。

2. 辐射的防护

护士设置透析参数时与透析机应保持一定距离，避免长时间接触亮屏，以减少对身体的辐射。紫外线灯操作按钮安装在室外，尽量安装定时开关。紫外线照射时禁止进入室内。紫外线消毒及治疗结束后，应立即开窗通风更换新鲜空气。透析间使用人机共室的循环风紫外线消毒机。还可以多进食富含维生素的食物，如胡萝卜、海带、卷心菜及动物的肝脏，坚持饮茶也可以预防电磁辐射的危害。

（四）化学性危害因素的防护措施

定时开窗通风，加强室内空气流通，降低室内化学消毒剂的浓度。冲洗消毒复用的管路时，应戴口罩、防护镜、帽子、手套、围裙，防止损伤眼或皮肤。透析机应使用密闭式消毒方式，选择稳定性好的消毒液，尽量减少挥发。

（五）身心疲劳的防护

根据透析室的工作特点，合理安排工作，尽量减少加班，保证护士足够的休息和睡眠。保持良好的人际关系，提高心理适应和心理承受能力，加强护士的自身素质修养，用职业角色约束自己的情绪冲动，转移不良心理因素，减少心理疲劳的发生。平时加强体育锻炼，保持健康的体魄，免遭各种不良因素的伤害。

（周海英）

第六节 内视镜护理的职业风险防护

纤维内镜具有纤细，光端能弯曲，可视范围大，患者易于耐受等优点，在临床上得到广泛应用。目前，大型综合医院或专科医院多成立了独立的内镜室。随着内镜使用的越来越广泛，有关内镜导致的医源性感染和伤害也越发受到人们的重视。因此，内镜室的医护人员除了做好预防患者间的交叉感染和伤害外，还应做好自身的防护，防止来自患者和医疗器械方面的感染和伤害。

一、常见的职业危害因素

（一）生物性危害因素

在内镜室，护理人员面对的生物性危害因素主要是一些传染性病毒和细菌，如结核杆菌、乙肝病毒、丙肝病毒、HIV 等。常见的暴露途径：

（1）胃镜检查时，接触到患者口腔分泌物、胃液、呕吐物等。

（2）行纤维支气管检查时，患者咳出的痰液，可能溅到操作者及助手的头面部。

（3）清洗内镜过程中，与患者的体液、血液、分泌物等发生接触。

（4）锐利的器械刺伤，可发生在内镜诊疗术前用药，内镜下注射止血，注射硬化剂等，在使用注射器过程中，发生针刺伤。

（二）物理性危害因素

内镜室的物理性危害因素除了锐利器械刺伤外，还包括放射线电离辐射。主要发生在逆行胰管造影（ERCP）以及胆胰管介入治疗时需在 X 射线下进行。经常接触放射线，容易导致白细胞减少，甚至导致癌症的发生。

（三）化学性危害因素

1. 戊二醛的危害

内镜室常用 2%戊二醛浸泡内镜，这种消毒液作用强，对内镜无损害，但容易挥发，可刺激使用者的皮肤、黏膜、眼结膜，长期接触甚至可引发皮肤炎、结膜炎。

2. 乳胶手套的危害

参见本章第三节手术室护理的职业防护。

二、防护措施

（一）预防感染

1. 控制传染源

进行内镜诊治前，需对患者做乙肝表面抗原（HBsAg）等项目的筛查，有条件的医院应进行抗 HCV 的筛查。对于 HBsAg 阳性者，已知的特殊感染患者或非特异性结肠炎患者等，应使用专用内镜或安排在每日最后检查。按传染性疾病消毒用过的内镜、附件及其他物品，这样既可以阻断患者之间的交叉感染，也可以预防从业人员被感染。

2. 阻断传播途径

（1）正确使用防护用具：医护人员操作前穿防渗透隔离衣、戴口罩、帽子、手套，必要时戴防护镜。操作中若患者的分泌物、呕吐物、体液等溅到医护人员的头面部或工作服上，应立即用 75%的乙醇擦拭并更换隔离衣。

（2）做好环境消毒：每天开窗通风，每例患者诊治结束应及时清理分泌物及排泄物，被患者分泌物或血液污染的检查床、地面等处，用含有效氯 1000 mg/L 的消毒液擦拭。

（3）严格按规定清洗消毒内镜及附件：详见内镜清洗消毒技术操作规范（2004 年版）。

（4）避免锐器刺伤：抽吸药液或注射药物时，应严格按操作规程进行，用后的针头直接放入耐刺防身的锐器盒内，避免被针头扎伤。若不慎被锐器刺伤，伤口的处理程序参见本章第三节手术室护理的职业防护。

（二）预防消毒液危害

内镜室的诊治间与消毒间应分开设置，清洗消毒间内应通风良好，最好安装气体交换设备，以尽可能减少空气中有害气体的浓度。戊二醛应放在有盖的容器内，不使用时封闭保存，以减少蒸发。护理人员清洗消毒内镜时要戴防护镜、口罩、橡皮手套等，防止消毒液溅入眼内、接触皮肤或被吸入体内。一旦发生意外接触应立即在流水下反复冲洗，把损害减至最低程度。

（三）使用橡胶手套的防护

参见本章第三节手术室护理的职业防护。

（四）电离辐射防护

进行 X 射线下的内镜诊治时，应穿隔离衣、戴铅帽等防护用具，减少电离辐射的危害。不安排妊娠期或哺乳期的护理人员参加此类操作。

（五）实行内部轮岗制度

护理人员可在登记、诊疗、清洗消毒等不同环节轮换岗位，避免长期接触消毒液或放射线。

（六）建立护理人员健康档案

对内镜室护理人员每年体检，发现问题及时治疗。对乙肝五项阴性者注射乙肝疫苗，实行计划免疫。

（周海英）

第七节　供应室护理的职业风险防护

供应室的工作人员负责医院各种医疗用品的回收、清洗、消毒、包装、灭菌等工作，工作场所和任务都比较特殊。在一系列的工作流程中，工作人员不但经常与患者使用过的医疗用品接触，受到交叉感染的威胁，还在清洗、消毒、灭菌等流程中受到各种有害因素的侵袭，使从事本专业的护理人员成为职业暴露的高危群体。尤其我国是乙型病毒性肝炎的高发区，近年来艾滋病的流行在我国也已进入快速增长期。因此，供应室护士的工作面临着严峻的职业感染危险，做好防护工作十分重要。

一、常见的职业危害因素

（一）生物性危害因素

1. 频繁接触被病毒和细菌感染的物品

供应室回收全院病房和门诊的污染物品不仅数量多而且种类复杂，如换药包、静脉切开包、腰穿包、肾穿包等的布类和器械上存在着大量患者的血液、分泌物。感染途径主要是直接接触传染病患者用过的物品、器械。

2. 锐利器械意外伤害

供应室护士在物品回收和清点过程中，接触各种病原体的概率比普通科室高。污染的针头、刀片或其他医疗器械刺伤是常见的职业伤害。护士如果在清点时不遵守操作规程，或在工作时注意力分散等，都可能发生针刺伤，造成护理人员的血液暴露，有发生 HBV、HCV 以及 HIV 感染的危险。

（二）物理性危害因素

1. 噪声

供应室内的噪声主要来源于预真空压力蒸气灭菌器、超声清洗机、毁形机等。据有关劳动部门保护部门检测：预真空压力蒸气灭菌器在其抽空真空时噪声强度为 90～98 dB，超过了对工业区噪声标准的极限值 55～60 dB。如长期反复暴露在声音环境中，易引起疲劳、烦躁、头痛、头晕、听力下降等症状。

2. 辐射

紫外线及三氯消毒机是供应室用于空气消毒的主要方法。人的眼、皮肤暴露在紫外线灯下可引起灼伤、红斑、紫外线眼炎及皮肤过敏。同时，紫外线灯和三氯消毒机产生的臭氧可使人产生头痛、头晕、胸闷等不适感觉。

3. 高温

夏季高温潮湿，再加上压力蒸气灭菌器、蒸馏器等设备，产热多，散热慢。护理人员在高温下作业，消耗体力易发生中暑。在灭菌操作过程中和灭菌后取放物品时，稍有疏忽常会被蒸气管和灭菌烫伤皮肤，甚至会因违反操作规程有可能引发爆炸的危险。

4. 粉尘

粉尘来源于制作棉球、棉垫、敷料及油纱条时，或给手套涂滑石粉时，其棉絮纤维、粉尘极易被吸入呼吸道，由于累积作用反复刺激，引发咳嗽、哮喘甚至形成肺尘埃沉着病（尘肺）。

（三）化学性损伤因素

化学因素对人体造成的伤害是缓慢的，表露的自觉症状不明显，因此往往容易被护士所忽略。

1. 含氯消毒剂

目前医院供应室使用的消毒剂大多是含氯消毒剂,如"84"消毒剂、"经纬三强"消毒剂等,人体皮肤直接接触含氯消毒剂溶液、粉剂、片剂等,会有灼痛感,甚至引起皮肤感觉迟钝或过敏,当皮肤有外伤时,对暴露的组织有损伤。用热水配置含氯消毒剂时,会引起有效氯快速挥发,挥发氯可通过呼吸道进入人体,研究已表明,大量氯可使人出现窒息、昏迷等。

2. 环氧乙烷

环氧乙烷具有穿透性强,杀菌谱广,可杀灭各种微生物,对物品损伤少等优点,但它对温度、湿度、浓度及灭菌时间要求甚高,且易燃易爆。当空气中的浓度超过3%时有发生爆炸的危险。并且环氧乙烷气体对眼、呼吸道有较强的刺激,在空气中超过一定浓度被人体吸入时可发现急性中毒,出现恶心、呕吐、头痛、眩晕及精神定向障碍等症状,严重者甚至可发生肺水肿危及生命。如溅到皮肤上可发生红疹、水疱,长期接触可致皮肤水肿。

（四）心理疲劳

供应室工作量大可造成慢性疲劳,灭菌器工作时产生的噪声,消毒剂的刺激性气味均可使护士产生不良心境。此外,护理专业职称晋升、工作中的人际关系等也会给护士造成一定的心理压力。

二、防护措施

（一）一般性防护措施

1. 加强供应室的环境建设

(1) 外部环境建设：供应室一般应设在交通方便,受供单位的中心位置,以利于下收下送,有条件的医院在建筑上可设置专用的下送、回收物品的通道。

(2) 外部环境建设：供应室的建筑面积应按每个病床 $0.5 \sim 0.7 \, m^2$ 计算,有供冷、热水及蒸馏水、纯水的管道系统。房间布局合理,严格划分污染区、一般工作区、清洁区及无菌区。回收、清洗、包装、贮藏、发放采取强制性通过路线,不能逆行。各区域分别由专人负责,做到四分开：工作间与生活间分开,回收污物与安放净化物分开,初洗与精洗分开,未灭菌与灭菌分开。

2. 明确护士长在职业防护工作中的责任

护士长应把职业防护作为管理职责的一部分。根据供应室的危害因素,规范供应室的操作规范,完善相应的管理制度。加强职业性防护的管理,以降低供应室人员的职业损伤发生率。

3. 对护理人员进行安全工作技术与方法的教育

增加护士对医疗环境中职业感染危险性的认识,把职业安全教育作为培训的主要内容,强化护理人员消毒、灭菌和隔离及预防感染的意识,加强预防、控制、医院感染知识培训。

4. 建立健康体检卡

供应室人员每年应进行身体检查,定期检查乙肝五项、肝功能,及时接受乙肝、甲肝疫苗的预防接种,增加机体的免疫力。

（二）生物性危害的防护措施

1. 严格遵守操作程序，合理设计工作流程

（1）穿好防护用具：回收室是处理患者使用过又必须重复使用的各种穿刺治疗包、布类、橡胶类物品等。因此，进入回收室的工作人员必须戴口罩、帽子、穿隔离衣、更换鞋子，着装后隔离在回收室内，不得随意出入。

（2）遵守操作规程：处理患者用过的物品必须做到先消毒，再清洁，再消毒的原则。刷洗过程中如发现工作衣、工作帽、口罩被污染，应立即更换，并用自来水冲洗污染部位。

（3）严格洗手：供应室工作人员必须掌握正确的洗手技术，即按照洗手指征、正确洗手类型、正确的洗手持续时间，保持洗手频度。另外，工作人员严禁戴首饰、留长指甲，操作前后均用肥皂水、流动水冲洗。在清洗医疗器械后和接触严重污染时加用消毒剂洗手泡手，有效消除皮肤的暂居菌。洗手后一人一巾或暖风干燥，改善洗手设备，备专用洗手池，水龙头为头触式、脚踏式或红外线感应开关。

2. 加强锐利器损伤的防护和处理

（1）严格操作流程：回收用过的注射器、针头以及锐利器械时，操作者应戴手套，用持物钳夹取污染的针头、刀、剪，且工作时注意力要集中，以免刺伤自己或别人。有资料显示，发生针刺，戴手套感染的发生率较未戴手套操作时下降50%。

（2）发生锐器伤后的处理程序：皮肤黏膜一旦被利器刺伤，应立即停止工作。用手从近端向远端挤压受伤部位，排出部分血液，相对减少受污染的程度，在反复挤压的同时，用流动的净水冲洗伤口，对创面进行严格的清创处理。如被HIV、HBV等传染利器刺伤，应与医院联系进行相应的接种及采取其他治疗措施。

（三）物理性危害的防护措施

1. 噪声的防护

加强对噪声危害的认识，对新建的工作间应从声学设计角度考虑采取隔音设备；消毒间应宽敞，最好能安装消音设备或设施。重视个人防护，保护听力，消毒员可带专用耳塞，合理休息。

2. 紫外线、臭氧的防护

紫外线照射消毒时室内不宜留人，开紫外线灯时避免双眼直视灯管，应戴防护眼镜和穿防护服以防结膜炎和皮肤红斑的发生。三氯消毒机照射期间应尽量避免直入消毒区域，照射消毒后注意通风换气。尤其要按时关灯，定期检测空气中臭氧的浓度，在有人工作的情况下臭氧的浓度不得超过 0.2 mg/m^3。

3. 高温的防护

灭菌间的建筑布局应合理，可安装大功率排风扇，各种供气管道不要裸露在明处，以利于空气的疏通、散热。夏季应穿长袖工作服，以防烫伤。不要站在正在运转的消毒压力锅旁，应站在既便于观察又通风良好的地方，防止夏季中暑。允许消毒员在操作完后沐浴降温。

4. 改善环境，减少粉尘吸入性损害

操作时要戴好口罩、帽子，减少动作幅度，防止呼吸道损伤。尽量使用成品敷料、棉球、手套采用已封口的灭菌成品。

(四) 化学性消毒剂损害的防护

1. 含氯制剂的防护

储存时应注意存放在阴凉处，防止有效氯的挥发。在配制过程中严格按照配制原则，水温不宜过高，不超过 30 ℃，先兑水，再向水内兑药液。工作人员必须戴防护橡胶手套、口罩，避免直接接触，配制完后立即清洗手套、双手皮肤，并密闭容器。

2. 环氧乙烷的防护

环氧乙环应存放在阴凉通风处，温度宜在 16~21 ℃，使用时在环氧乙烷中加惰性气体，同时调整量在 10% 以下，以防爆炸。严格执行操作流程，操作人员须经培训后方可上岗。

3. 配药过程中注意空气流通

在配制和使用化学性消毒剂的过程中，应保持工作区域空气流通，定时开窗换气或安装空气净化装置，以避免挥发性化学性消毒剂在空气中含量过大，导致急、慢性损害。

(五) 减轻心理疲劳

供应室护士除要合理饮食，注意营养均衡，保证充分的休息和睡眠，适当进行体育活动外，还应在工作之余积极参加健康向上的学习、娱乐和文化活动，以减轻生理、心理上的疲劳。同时在工作中应处理好与上级、同事之间的关系，创造良好的人际环境，学会宣泄和疏导，保持平和、稳定、乐观的心境。

（陈晓梅）

第八节 采血中心护理的职业风险防护

许多大型医院都设有专门的采血中心，配有护士进行血液标本的采集工作。我国是病毒性肝炎的高发国家，约 10% 的人群为 HBsAg 携带者，同时艾滋病在我国的流行也已进入快速扩展期，据专家估计，目前我国艾滋病病毒实际感染人数已有 85 万人。采血护士每天与血液打交道，在工作中因各种原因不慎被血液溅污或被带血针头刺伤的情况时有发生，生物性损伤威胁着采血护士。

一、常见的职业危害因素

1. 针头刺伤

采血护士受感染的主要途径是针刺伤，调查显示，约 85% 的采血护士有被针尖刺伤的经历。研究证实被带乙肝病毒的利器刺伤，受伤后感染率达 6%~30%，平均为 18%；被带丙肝病毒的利器刺伤，受伤者感染率达 1.2%~10%，平均为 5.6%；被艾滋病病毒的利器刺伤，受伤者感染率达 0~1.9%，平均为 0.4%。

2. 血液泄露

（1）采血者静脉穿刺操作不当，血液顺针头斜面溅出到采血者身上。

第十二章 临床高危科室护理人员的职业风险防护

（2）采血结束，拔针时带有血丝，针孔按压不当或者棉球过小，导致血液外渗。

（3）将血液注入试管内留取标本时。

（4）血液标本放置位置歪倒。当采血护士手部有皮肤破损时，接触血液就会有被感染传染性疾病的可能。

3. 接触被血液污染的物品

采血物品、台面被血液污染，一旦清洗不彻底，当采血护士再次接触被血液污染的物品时，皮肤极有可能被残留的细菌、病毒污染。

二、防护措施

1. 加强职业安全教育，提高采血护士的防护意识

采血护士要有良好的自我防护意识，明白采血工作中时刻存在着意外的血液接触。同时，加强科室管理，健全有关的规章制度，提供安全的采血环境。

2. 着装防护

采血前，护士要洗手、穿工作服、戴口罩、帽子。口罩要遮住口鼻，帽子要把头发全部盖住。夏季穿裤子和不露足趾、足背的工作鞋，以防针头掉落时刺伤腿部和足部。衣服、帽子、口罩如被血液污染应立即更换。双手应戴检查合格的手套，工作中一旦手套出现破损，应立即更换。手套被血液污染时，及时用水冲洗干净，并用经有效消毒剂浸泡过的小毛巾擦拭。

3. 严格规范操作规程

（1）锐利物品要摆放有序，相对固定。采血后针头及时放入坚固不易被刺破的容器内，采血结束后按规定统一处理。

（2）留取血标本要将针头或注射器吸头紧贴试管内壁缓慢注入。

（3）血标本试管放在稳妥不易被碰到的地方。

（4）按压针孔用合适的棉球，直至针孔不再出血。

（5）有效洗手可降低手表面的微生物数量，防止交叉感染。在采血前后用流水和肥皂水认真清洗双手。

4. 采血环境的消毒

采血前后用含氯消毒液擦拭台面、桌面、门窗、地面。室内空气用紫外线或臭氧消毒。

5. 血迹的处理

清除血迹的步骤：戴手套→用吸水性强的毛巾或纸巾吸干血液→用高浓度含氯消毒剂擦拭，并达到一定的作用时间→废弃物连同手套一起焚烧。当采血护士手上或体表沾有血迹时，立即用 1∶2000 的健之素消毒液小毛巾擦拭后用清水冲净。

6. 暴露后的处理原则

（1）紧急处理。采血护士一旦被针刺伤，须保持沉着冷静，用健侧手立即从近心端向远心端挤压刺伤部位，排出血液，在反复挤压的同时，用流动的净水冲洗，再用碘酒、酒精消毒，尽可能减少受污染或感染的程度。

（2）立即接种乙肝免疫球蛋白疫苗，注射时间越早越好，1 周后再按规定注射乙肝疫苗。

(3) 必要时，被刺伤人员可抽血检查，根据可能被传染的疾病注射相应的抗体和药物。

(4) 建立追踪档案，以便及时进行相应的处理。

（陈晓梅）

第九节　口腔科护理的职业风险防护

口腔科医护人员工作中与患者密切接触，口腔疾病的各种治疗绝大部分都在口腔内进行，操作范围小，操作中不可避免地接触患者的血液或涎液，而且口腔治疗时不可能将乙肝、艾滋病等传染病与其他患者相区别。因此，口腔科被认为是血源性传染病传播的主要环境。并且治疗时需要使用许多锐利及高速转动的器械，因而医护人员发生意外损伤的概率很高，通过损伤发生感染的概率也较高。另外，口腔科常用的一些材料，如汞、含铬化合物、酚、醛类消毒防腐药等，也可以对医护人员造成不同程度的危害。因此，最大限度地保护医护人员免受危害，提高医护人员的自我防护能力是十分必要的。

一、常见的职业危害因素

（一）生物性危害因素

口腔科患者多，周转快，病情隐蔽，而治疗操作大多数都在患者口腔内进行，许多经血液、唾液传播的疾病，如乙肝、开放性肺结核、梅毒、艾滋病病毒等，均可通过唾液或血液直接传播给护士，也可以通过被污染的器械、飞溅到皮肤黏膜上的涎液和血液及气雾中的微生物间接传播。重点介绍以下四种常见疾病及其暴露途径。

1. 艾滋病（AIDS）

由于 AIDS 患者缺乏免疫力，易患全身系统疾病，也可波及口腔，出现相应损害而到口腔科就诊。

（1）AIDS 在口腔的临床表现：AIDS 的口腔病变往往是 AIDS 的先兆表现或首发症状，表现多样，常见有：①病毒感染症状：常见为毛状黏膜白斑（HL）、单纯疱疹、三叉神经带状疱疹、疣、乳头状瘤等。HL 主要见于舌背和舌腹，以舌缘为最典型，呈白色肋骨状弧形排列，与舌体长轴相垂直，可以认为是 AIDS 发病的早期和特殊表现；②细菌性感染症状：以反复发作的牙周炎最为多见，与普通牙周炎不同的是前者迅速破坏牙龈及牙槽骨而导致牙根暴露、牙齿脱落、死骨形成等，故可认为快速发展的进行性牙周炎是 HIV 的重要临床标志。另外，11%的患者可发生坏死性牙龈炎；③念珠菌感染症状：HIV 感染者口腔发生念珠菌病的占61%。临床可分为三类，即假膜性（雪口）、红斑性（发生于腭部及舌，乳头萎缩）和口角炎；④HIV 涎腺症状：无论成人或儿童，均为一侧或双侧腮腺囊性病变性肿大及口干；⑤持久性弥漫性淋巴结病：是 HIV 感染慢性病的重要体征。

（2）暴露途径：AIDS 的一般传播途径包括性接触、血液或血液制品及母婴传播。在口腔科主要有两种途径：一是直接传播（通过接触患者的血液、涎液）；另一种是间接传播（主要通过污染的器械、飞溅到皮肤或黏膜上的血液或涎液以及气雾中的微生物）。

2. 乙型肝炎（HBV）

乙型肝炎是世界上最常见的病毒性肝炎。乙肝病毒主要通过血液和体液传播。新的研究报道表明，口腔科医护人员 HBV 感染率明显高于一般的医护人员。乙型肝炎在口腔科可能的暴露途径有两个：①乙型肝炎患者的牙龈往往有炎症，在治疗过程中其涎液、血液、龈沟液等含病毒的传染物质直接污染了口腔诊疗环境。据报道，乙肝表面抗原 HbsAg 携带者的涎液 HbsAg 和 HbeAg 的阳性率分别为 50%～98% 和 18%～32%，有些 HbsAg 阳性患者的龈沟液中 HbsAg 检查率可达 25%～95%；②含有 HBV 的血清误伤直接污染医护人员：口腔科的锐利器械很多，包括被血液和涎液污染的凿子、钻针等，而且口腔科局部麻醉的情况也很多，因此增加了意外伤害的概率。暴露于含有 HBV 的血液或体液，感染率为 6%～30%。

有学者对 HIV、HBV 在口腔临床的传染性进行了比较研究，HBV 在口腔医疗中感染的可能性大于 HIV57 倍，说明 HBV 在口腔临床的传播危险大大高于 HIV。

3. 丙型肝炎（HCV）

HCV 是一种 RNA 病毒，可以经过受损皮肤、黏膜等途径传播。有学者检查了 60 例牙病患者的牙髓血，结果 HCV 阳性检出率为 3.3%。目前研究提示，医护人员被带有 HCV 血液的针头刺伤引起感染的发生率可能为 10%。一项调查也显示，在 92 个被带有 HCV 血液针头刺伤的医护人员中有 3 人感染了 HCV。另外，50% 的急性或慢性丙型肝炎患者的涎液中带有 HCV-RNA。虽然没有流行病学数据显示涎液传播是丙型肝炎的常见途径，但动物实验证明，可通过涎液引起胃肠以外的 HCV 感染。

4. 肺结核

结核杆菌属于分枝杆菌。曾有研究报道，使用气动牙科器械喷雾冲洗 5 名开放性肺结核患者的患牙 1 分钟后，在距离患者口腔 1.2 m 的地方监测到结核杆菌。在口腔科，结核菌的主要暴露途径是高速涡轮机旋转时产生的气溶胶中含病原微生物经呼吸道吸入。据有关资料估计，全世界每年有 $8×10^7～10×10^8$ 个新发结核病例，而每一位结核病患者有可能到口腔科就诊，因此，结核病传染给口腔科医护人员的危险性很大，尤其是活动期的肺结核及未被发现者。

（二）化学性危害因素

在消毒灭菌和患者的诊治中，护理人员经常接触消毒剂、麻醉剂、汞等有毒物质。

1. 戊二醛

戊二醛是口腔科常用的化学消毒剂，属于高效灭菌剂，能有限杀灭艾滋病、乙型肝炎等病毒。但戊二醛本身也会对皮肤、黏膜有轻微的刺激性，可引起接触性皮炎、哮喘和鼻炎等疾病。

2. 麻醉剂

会造成不良妊娠、肝肾疾病（参见本章第三节手术室护理的职业防护）。

3. 汞

汞是口腔科常用的材料，是一种银白色，不稳定，极易挥发的金属。汞在 17 ℃ 可蒸发，蒸发速度与温度成正比，且能随气流移动，吸附力强。空气中汞允许含量为 20～100 μg/m³。对口腔科医护人员来讲，主要是在银汞合金填充过程中产生的汞蒸气，通过呼吸道吸入或皮肤直接接触汞引起的汞吸收，可导致慢性汞中毒、过敏性皮炎、牙龈炎、口炎、脱发、涎液分泌增加、食欲缺乏、恶心、呕吐、腹痛、腹泻和精神神经症状。

（三）物理性危害因素

口腔科的锐利器械很多，包括被血液和涎液污染的凿子、钻针等。护士在清洗消毒器械工作中，很容易发生锐器伤害，而且口腔科局部麻醉的情况也很多，因此，也增加了针刺伤的概率。其危害不仅限于伤害本身，还可以传播感染性疾病。其他物理性伤害还有辐射，包括电离辐射和非电离辐射。电离辐射可导致恶性肿瘤、白血病、不良妊娠及放射病。非电离辐射源主要是激光束，其最大的危害是对视网膜的损伤。

（四）心理性危害因素

心理因素主要是精神紧张、疲劳。由于口腔科工作的特殊性，护士主要是进行椅旁护理。每天面对大量的牙病患者，从患者的接诊、咨询、安排到准备器械、材料和配合医生诊治，来回穿梭于医生、患者之间，每时每刻工作都处于紧张状态。如诊治一个简单的牙髓炎患者，从安排患者、准备器械、材料，到配合医生诊治，来回穿梭至少4~5次，工作十分疲劳，压力大，再加上急诊、重症、复杂患者，极易造成口腔科护士的心理疲劳。

二、防护措施

（一）人员自身防护

1. 增强护士的自我防护意识

建立护理人员自我防护教育制度。口腔科每位护理人员在上岗前，应接受医院感染控制、消毒隔离、无菌操作和医源性经血液传播疾病知识的培训，培训合格后方能上岗。在职护士每年由医院组织培训一次，提高护理人员的自我防护意识。器械的消毒按照卫生部规定的《医疗机构口腔诊疗器械消毒技术操作规范》进行。

2. 严格洗手与手消毒

洗手及手消毒是防止医院感染传播的最重要措施之一，经常性的洗手是防止外来菌定植及传播的非常必要和可行的手段。护理人员在无菌操作前后、接触患者及其物品前后均要用肥皂水及流动水充分冲洗。然后用消毒液洗手。肥皂洗手可使细菌的自然清除率达99.5%。需要注意的是戴手套不能替代洗手，脱手套后同样要洗手。

3. 戴手套

为了防止交叉感染，医护人员在进行操作时必须戴手套。手套不一定是消毒的，一般性检查用乳胶手套或乙烯手套即可。手套必须每查一个患者一换，不可洗后重复使用，手套如有破损应立即更换。

4. 戴口罩、帽子

治疗过程中有可能造成血液、涎液、龈沟液飞溅时要戴帽子、口罩。由于高速手机、超声设备和其他设备所形成的飞沫含有雾化的血液、涎液和口腔内其他感染性碎屑，这些气雾集中在口周60.96~91.44 cm内，包括尘埃和微滴核。一般粒径小于50 μm的颗粒可以在空气中存在很长时间，大于50 μm的则沉积下来和尘埃混在一起，成为传染的潜在因素。而口罩对这些潜在的病菌有重要的物理屏障作用。每治疗一名患者应更换一次口罩，潮湿的口罩应及时更换。

5. 戴防护镜

密闭式的防护镜能起到防止飞沫危害的作用，将操作面与患者的口腔分开，隔离唾液，以减少涎液中微生物的扩张与传播。同时，也可以防止物理性损伤。

6. 穿防护衣

避免污染自己的衣服，换洗衣服时要有固定的时间和场所，衣服一旦被血液或唾液污染时应立即更换。

7. 锐器伤的预防

护士应养成用钳子取污染针头和尖锐物的习惯，减少损伤的机会。

8. 其他防护

做牙体治疗时应尽可能使用橡皮障。橡皮障可以减少涎液及其他组织的创伤和继发出血，也可以减少涎液和血液污染形成的气雾。

（二）严格工作环境消毒

1. 诊疗室的消毒处理

口腔科诊室的空气中含有多种病原微生物，据调查口腔诊室的空气合格率只有61.4%，为严重不合格。空气中病毒浓度取决于空气流动情况，而最好的空气消毒方法就是通风换气。因此，开诊前应打开门窗通风换气。每天诊治结束后，应进行终末消毒处理，保持室内清洁，治疗室每天用紫外线灯消毒1小时，地面用消毒液，如0.3%过氧乙酸或用每升含有效氯1000~2000 mg的消毒液湿式拖擦。

2. 操作台面的防护消毒

操作台面经常与气雾、飞沫、手套、器械等接触，成为传染源和交叉感染的重要媒介。因此，应当在灯架、手柄、开关、头托、手机等处用防护罩，防护罩应定期拆下消毒。

3. 汞污染的防护

银汞调制工作室应有良好的通风设备，加强诊室通风，减少空气中的汞含量。调制和挤压银汞合金应戴指套，避免皮肤直接接触。银汞瓶应严密封闭，防止汞蒸发，填充时多余的银汞合金，要收集在盛有饱和盐水或甘油的器皿内，深度为17 cm以上。

（三）加强健康体检

口腔科护理人员应坚持每年1次的健康体检，对易发生的传染性疾病，如乙型肝炎、丙型肝炎、结核等做必要的血清抗体水平检测，对免疫力低下的应注射疫苗。

（四）减少和避免生理、心理疲劳

根据口腔科工作特点，合理安排工作、学习和活动时间，可提高工作效率；保持良好的人际关系，不断提高心理适应和心理承受能力；加强护士自身素质修养，克服个性弱点，转移来自各方面的不良心理因素，减少心理疲劳的发生。

（万文松）

第十节　肿瘤科护理的职业风险防护

化疗药物在杀伤肿瘤细胞，延长肿瘤患者生存时间的同时，也对接触化疗药物人员的健康造成威胁与危害。20 世纪 70 年代以来，大量研究证实化疗药物对操作人员可产生潜在的职业危害。肿瘤科护士因长期近距离接触多种肿瘤患者及化疗药物，常暴露于多种疾病及化疗药物危害因素之中。在护理操作过程中，若不注意个人防护，容易造成职业性损害。因此，本节重点讨论肿瘤科化疗药物的职业危害因素，防护工作中存在的问题及应该采取的防护措施。

一、职业接触化疗药物的主要环节及吸收途径

（一）护士职业接触化疗药物的主要环节

1. 在化疗药物的准备过程中

常发生在药液稀释时的振荡过程中，由于稀释瓶内压力太大和排气时出现的药液喷洒，或针剂药瓶出现破碎而撒出药物。

2. 在化疗药物的使用过程中

静脉推注药物前排气或推注时针头衔接不紧，导致药液外溢。

3. 在化疗药物使用后的处理过程中

用过的化疗药物空瓶或剩余药物处理不当，可污染工作环境或仪器设备。McDeitt 等在肿瘤病房和门诊患者诊治区的工作台面上表面检测到环磷酰胺（$0.005 \sim 0.035 \text{ mg/cm}^2$）。

4. 直接接触患者的排泄物、分泌物或其污染物

患者的粪便、尿液、呕吐物、涎液及汗液中含有低浓度的化疗药物，其排泄物、分泌物污染被服后，如处理不当，也可使护士接触到化疗药物。

（二）化疗药物的侵入途径

1. 呼吸道吸入

护士在配置和使用药液的操作过程中，空气中弥漫药物微粒，可以产生一些气溶胶和气雾微粒通过呼吸道进入人体。美国的 Neal 等发现在护士配置化疗区域的空气中检测到氟尿嘧啶（$0.12 \sim 82.26 \text{ ng/m}^3$）及环磷酰胺（$370 \text{ ng/m}^3$）。

2. 皮肤吸入

皮肤吸收的速度和量取决于接触化疗药物的皮肤位置、接触时间，局部皮肤的血液循环和皮下脂肪的厚度以及是否戴手套和穿隔离衣等。

3. 经口摄入

配置或使用化疗药物时，护士双手上沾有的残余药物很容易随消化道进入人体。

二、化疗药物职业危害的具体表现

1. 骨髓抑制

化疗药物对人体最严重的毒性反应是骨髓抑制，特别是氮芥、阿霉素、丝裂霉素、环磷酰胺等均有中、重度骨髓抑制的不良反应，主要表现为白细胞减少，随着剂量的增加，血小板和红细胞也可受到不同程度的影响。有调查显示，长期接触化疗药物的护理人员明显出现白细胞减少的现象。

2. 脱发

脱发是化疗药物对皮肤的毒性反应，常见于阿霉素、环磷酰胺、甲氨蝶呤等。毛囊上皮生长迅速，对化疗药物敏感，当药物侵入人体后，直接影响 DNA 分子，干扰 DNA 或 RNA 的合成，阻碍毛发根部细胞的有丝分裂，细胞不能更新从而发生毛发萎缩脱落。随着接触药物种类和剂量的增加，脱发会更加明显。

3. 月经异常

环磷酰胺、长春碱等药物均可引起原发性卵巢衰竭和闭经。研究显示，接触化疗药物的护士中，月经周期和经期异常者达 80%。Shortridge 等研究结果还表明，接触大剂量化疗药物的护士其月经周期较小剂量接触者改变更为明显。

4. 外周血淋巴细胞染色体和 DNA 损伤

有研究发现，接触化疗药物护士的外周血淋巴细胞微核细胞率及染色体畸变率增加，提示护士淋巴细胞染色体受到损伤；淋巴细胞彗星样发生率明显增高，彗星长度最长达 46.27 μm，表明淋巴细胞 DNA 受到损伤。Ensslin 等发现，接触化疗药物护士的外周血淋巴细胞染色体突变，姊妹染色体交换频率增大，DNA 断裂增多。

5. 妊娠期接触化疗药物对生殖功能有不良影响

化疗药物在妊娠前可影响卵子和精子的成长。另外，化疗药物还可通过胎盘转运，造成胚胎和胎儿宫内接触。护士妊娠期职业接触化疗药物对胚胎和胎儿生长发育有影响，胎儿足月产率低，早产率、自然流产率及子代出生缺陷率均明显增高。

6. 胃肠道反应

化疗药物引起口腔黏膜的改变首先是其直接作用于口腔黏膜上皮的分裂繁殖期，黏膜不断代谢、脱落而产生黏膜炎症；其次是化疗药物引起白细胞数减少而诱发的局部感染。化疗药物引起腹泻常由于胆碱能作用或肠黏膜障碍所致，此外，还可引起恶心、呕吐、便秘等。

7. 肾毒性

多数为可逆性，损伤程度与剂量相关。顺铂和环磷酰胺是引起肾毒性的代表性化疗药物。研究报道，负责配置顺铂的护士尿中铂含量明显增高。

8. 局部反应

化疗药物渗漏可造成局部刺激症状，如红、肿、热痛、水疱，以及咳嗽、眼或黏膜不适，严重者可造成局部组织坏死和栓塞静脉炎。

三、化疗防护工作中存在的问题

1. 化疗防护的管理体制不健全

调查显示,90%以上的医院(尤其是综合性医院)在化疗药的配置过程中,采取了落后的不科学的分散管理模式,不可避免地扩大了化疗药物接触人群及污染的空间,增加了实施防护措施的难度,浪费人力、设备和空间,不利于职业防护及培训。

2. 护理人员自我防护意识差

护理人员在理论学习与临床见习、实习阶段均未进行过对职业防护教育与培训;在从事肿瘤专科护理前未经过专科理论学习,对化疗药物的危害性认识不足,导致在临床护理工作中缺乏必要的防护意识和知识,以致在操作中不能正确使用防护用具保护自己。有调查显示,护士正确戴手套者低于10%。

3. 化疗防护设备匮乏

62.87%的护士在配置化疗药物时没有任何防护设备;23.95%的医院装备了没有防护功能的洁/超净台;在使用防护设备的医院中,仅有13%~17.76%的医院使用了符合防护要求的设备。

4. 化疗药物的废弃物处理方法不当

操纵者没有将配制过化疗药物的所有物品集中密闭,放入带盖的容器中做特殊处理,使残余的药物散播在空气中,污染工作环境。有资料显示,仅有18.86%的医院使用符合要求的带盖容器收集化疗废弃物。

四、化疗药危害的防护措施

(一)基础防护措施

1. 增强机体免疫力

加强体育锻炼,合理搭配膳食,保持良好的心情,充分调动人体抵御有害刺激的能力。定期做好健康体检,每半年检查血常规、肝肾免疫功能,发现问题,及时治疗或调离岗位。对在妊娠期,哺乳期的护理人员也应暂时脱离此类环境。

2. 学习防护知识,增强防护意识

在临床工作中,应做到每个护士上岗前有针对性地进行防护知识专题培训,熟悉化疗操作规程;了解化疗药物对机体产生的不良毒性反应,制订安全防护措施。根据科室的具体情况组织讲座,做到人人知晓。

(二)接触化疗药物的防护措施

化疗防护有两个基本原则:一是工作人员尽量减少不必要的与化疗药物的接触;二是尽量减少化疗药物污染环境。

1. 操作环境安全管理

办公室和化疗配置间应有明确的分区,配备淋浴房。化疗药的配置要集中管理,最好设置化疗药配制中心,有条件的医院应根据我国卫生行业标准(WS233—2002),配置符合要求的Ⅱ

级或Ⅲ级垂直层流生物安全柜。配置间为限制区，配有单独的洗手设施。在配置间入口应有醒目的标记，说明只有授权人员才能进入。操作过程中不可在工作区内外走动，尽量避免频繁的物流及人员进出；在储存药物的区域设置适当的警告标签，提醒操作者应注意的防护措施；操作人员不得将个人防护器材穿戴出配置间。不具备专门配药设施的医院，一定要选择无流动气流的地方，并安装通风橱。排气筒必须高过医院的建筑，以免有害气体进入其他楼层。

2. 化疗药物配制时的防护

（1）配药时穿长袖低渗透的隔离衣，戴棉布帽子、口罩、护目镜，聚氯乙烯手套并外套一副乳胶手套。注意在戴上手套之前或脱去手套之后应立即洗手，手套破损和隔离衣被污染应立即更换。

（2）割锯安瓿前应轻弹其颈部，使附着的药粉降至瓶底，溶解药物时，溶酶应沿瓶壁缓慢注入瓶底，待药粉浸透后再晃动，以防粉末逸出。

（3）瓶装药物稀释及抽取药液时，应插入双针头，以排除瓶内压力防止针栓脱出造成污染，抽取药液后，在瓶内进行排气和排液后再拔针，不使药液排于空气中。抽取药液时用一次性注射器和针腔较大的针头，所抽药液以不超过注射器容量 3/4 为宜，抽出液后放入垫有聚乙烯薄膜的无菌盘内备用。

（4）操作结束后，用水冲洗或擦洗操作台，脱去手套后彻底冲洗双手。

（5）禁止在操作区进食、吸烟、化妆。

3. 给药时的防护措施

静脉给药时应戴手套，操作时应确保注射器与输液管接头衔接紧密，速度不宜过快，以防药液从管口溢出；若从莫非氏滴管加入药物，必须先用无菌棉球围在滴管开口处再行加药，加药速度不宜过快，以防药液从管口漏出。

4. 化疗药物污染的处理

化疗药物外溅后，应立即标明污染范围，避免他人接触。如果药液溢到桌面或地面，应立即用吸水毛巾或纱布吸附，若为药粉则用湿纱布轻轻擦抹，用肥皂水擦洗污染表面后，再用 75% 的酒精擦拭。

（三）集中统一处理化疗废弃物

做好化疗废弃物的管理，不仅有利于环境保护，而且也是自我防护的重要环节之一。

（1）接触化疗药物的用具、污物及一次性注射器、输液器、针头、废弃安瓿与药瓶等，用后必须放置在防渗漏专用袋中封闭处理。所有污物包括用过的防护衣、帽，需经高温焚烧处理。非一次性物品（如隔离衣、裤等）应与其他物品分开放置，需经高温处理。

（2）处理 48 小时内接受化疗患者的分泌物、呕吐物、排泄物、血液时，必须穿隔离衣、戴手套以防液体溅出；化疗药物或患者的体液污染过的床单等应单独洗涤；患者使用的物品应先用热水冲洗 2 次，然后分装、标记，集中处理，患者使用的洗手池、马桶要用清洁剂和热水彻底清洗。

（3）化疗药物的污水应先在医院内的污水处理系统中对细胞毒剂进行灭活或化学破坏后，再排入城市下水系统。

（四）暴露后的处理方法

当配制、使用和处理污染物的过程中如不慎导致防护用物的污染、皮肤或眼直接接触到化疗药物时，可以采取以下措施：①迅速脱去手套或隔离衣；②迅速用肥皂水和水清洁接触部位的皮肤；③眼接触后迅速用水或等渗洁眼液冲洗；④记录接触情况，必要时就医治疗。

（何依群）

第十一节　产科护理的职业风险防护

产科医护人员的服务对象是医院中比较特殊的群体，所受到的职业性危害具有专业特殊性。由于产妇的特点，尤其是产妇的特殊性，使产科护理人员在日常的很多操作中不可避免地接触血液、阴道分泌物、羊水等各种有害的生物性、物理性等因素，这些因素均可对医护人员的身心健康造成不良的影响。因此，加强产科医护人员的自我防护是非常重要的。

一、常见的职业危害因素

1. 生物性危害因素

目前我国各种传播性疾病呈上升趋势，常见妊娠合并除一些常见的传染性疾病（如肝炎、结核等）对护理人员具有较强的危害性外，产科护理人员在配合进行阴道检查、肛门指检等检查时不可避免地要接触到产妇的阴道分泌物、粪便等，若防护不严，很容易被污染。感染的途径包括：①在协助生产过程中频繁的使用刀、剪、针等，容易发生意外伤害。据报道，缝合会阴时缝针刺伤手术者的发生率高达24.75%；②剖宫产术及清理宫腔时大量出血及羊水流出，接触血液、羊水的概率为100%；③破膜、胎头娩出、断脐时，羊水、血液很容易溅到眼、面上；④新生儿体表带有母亲的血液、羊水，出生后未沐浴前要称体重、打足印、戴手圈等；⑤护理产后患者时接触血液的概率也很高，尤其是为产妇更换护垫时接触血液率是100%；⑥给产妇做会阴冲洗中接触分泌物的概率可达70%~91.7%。

2. 物理性危害因素

护理人员在听胎心时常需做弯腰动作，另外，在协助接生过程中，长时间保持腰椎前屈60°左右，专家已证实，护士的工作姿势与能量消耗有一定关系。研究显示，每个产妇从开始生产到分娩结束，医护人员一般需做弯腰动作10~20次，增加了腰椎及腰肌损伤的机会。

3. 化学性危害因素

产房护理人员在工作中常使用到各种化学消毒剂，如甲醛、过氧乙酸、含氯消毒剂等，用于手的皮肤消毒、产房内空气、地面、污染的器械和一次性物品的初步处理。这些消毒剂均可对皮肤及黏膜造成损害，如当甲醛浓度达到 20 mg/m^3 时可出现食欲缺乏、头痛、心悸等，对妊娠早期的胎儿有致畸作用。

4. 心理性危害因素

心理因素主要是精神紧张、疲劳、压力感。由于产科工作往往关系到母子二人的安危，责任重大，而且产妇的病情变化较快，很容易造成精神紧张和心理疲劳，如遇到夜间急症生产、产后大出血等危重患者的抢救时就更易发生紧张。此外，产妇生产时痛苦的喊叫、家属的要求太高，也会在无形中给护理人员带来极大的精神压力。

二、防护措施

（一）树立全面预防的概念

作为一名产科护理人员，首先应提高自我防范意识，了解产科护理工作的特殊性，掌握经接触传播疾病和经血传播疾病的流行特点，认识职业感染的途径及职业感染的危险性。增强自我意识。熟练掌握消毒、隔离和防护技术。

（二）个人防护措施

1. 严格洗手

要求护理人员在操作前后、接触产妇后及处理产妇用物后均应用肥皂水洗手，用流动水冲洗，可以防止患者把传染性疾病传播给护士。

2. 戴手套

为防止交叉感染及保护护理人员的手，在接触产妇的分泌物、血液或处理产妇用过的敷料、器械时，必须使用手套起屏障作用。一次性手套可用于检查或某些临床治疗，如肛诊。消毒手套可用于无菌技术或比较精细的触诊，如阴道检查。脱手套后，应严格洗手，重视对皮肤黏膜的防护。

3. 穿防护制服、戴口罩

护理人员进入待产室、产房应穿防护隔离衣、戴帽子、戴口罩、更换拖鞋，对护理自身和产妇起到双重保护的作用。

（三）严格遵守操作规程

各项操作必须严格按照操作规程进行；完善产妇术前常见传染病的常规检查，如乙型病毒性肝炎、梅毒、艾滋病等检查；为产妇备皮时，正确使用剃毛刀架，以防刀片割伤；接生过程中，当传递剪刀、缝合针以及在用手引导做会阴缝合时，避免被针刺伤；加强业务学习，对护理人员进行专业技术培训，提高业务水平。

（四）消毒剂的使用管理

要求每位护理人员应正确掌握各种消毒剂的性能、配置、使用方法。如使用易挥发的化学消毒剂时注意加盖密封、防止挥发；长期使用消毒剂的房间用空气净化装置，并定时通风，降低空气中化学消毒剂的浓度，减少呼吸道刺激。工作中，尽量选用高效、毒性小、使用方便的消毒剂。

（五）合理安排工作时间

合理排班，适当调整轮班制，优化人力资源配置，加强个体化、有针对性的压力调整和疏导，可有效减轻护理人员的工作压力；工作中，注意调整工作姿势，保护会阴注意使用巧力，缓解因工作姿势带来的躯体疲劳；合理设计工作流程，不断改善工作条件，如使用胎心监护仪等，简化人工运作程序，减少无效劳动；与产妇及家属交流时，应认真倾听其阐述内容，耐心回答产妇及家属提出的各种问题，赢得他们的信任与支持，避免意外事件的发生。在护理过程中，严格遵守各种规章制度，各种登记项目要齐全准确，做到"有据可查，有据可依"。

（周海英）

第十二节　介入放射科护理的职业风险防护

介入放射学是现代医学中一门新兴的边缘学科，它是在 X 射线导视下进行插管或穿刺的技术，该项技术具有创伤小、精度高、疗效快的特点。例如，给风湿性心脏病二尖瓣狭窄的患者用介入治疗法进行球囊扩张术，可使患者免收开刀之苦。

我国自 20 世纪 70 年代开始介入放射治疗学的临床应用，有了很快的发展，许多医院建立了导管室或介入放射学科，对多种疾病进行了介入治疗。但随着介入诊疗技术在医疗卫生领域的普及运用，辐射问题已成为临床医护人员不容忽视和回避的潜在职业危害。放射性暴露的危害，主要指放射线对机体所致的电离辐射危害。我国制订的职业病防治草案，在各种有害的化学、物理和生物等职业危害因素中，明确提出放射线是三大类重点职业危害之一。因此，必须做到介入放射技术的逐步普及与防护措施的不断完善同步进行，才能保证介入放射学的健康发展。

一、介入手术操作的特点

1. 在辐射场内进行

介入手术既无法进行隔离操作，又无法采取远距离操作。因此，参与介入手术的医护人员必须在 X 射线透视下近台操作，往往其全身暴露于大量 X 射线散射线的辐射场内。

2. 辐射暴露时间长

一般介入手术透视累计曝光时间为 10 多分钟，有的长达 30 分钟，甚至超过 1 小时。例如，经皮冠状动脉腔内成形术（PTCA）的平均曝光时间为 105 分钟。

3. 缺乏介入放射学专用的 X 射线机

目前国内用于介入 X 射线机多数是借用胃肠检查的机器，其专用的 X 射线机很少。各种机器的结构，选用的透照条件各不相同，所监测的结果相差很大。多数的监测结果认为，X 线管球在诊视床上者，操作者受照剂量较大，尤以头部剂量最高，其次为胸部和腹部；管球在床下者，操作者受照剂量较少，以腹部剂量较高，其次为胸部和头部；手部剂量在用两种机器时都受到较高的剂量。

4. 防护问题易被忽视

人的感官无法直接感知射线的存在和受照剂量的大小，加之介入手术时医护人员全神贯注于手术中，因此极易忽视对自身的防护问题。

二、放射性暴露危害的临床表现

介入放射性暴露危害的临床表现主要分为三类：急性放射病、慢性放射病和小剂量长期照射危害。

（一）急性放射病

急性放射病是指机体一次或在短时间内，受到大剂量（高于 1 Gy）电离照射引起的全身性疾病。急性放射病的临床表现比较复杂，根据不同受照剂量出现确定性损害的临床特点和基本病理改变，分为骨髓型、肠型和脑型三种类型。其基本病程一般分为初期、假愈期、极期和恢复期四个阶段。

1. **骨髓型放射病**

造血损伤是骨髓型放射病的特征，并贯穿疾病的全过程。轻度骨髓型放射病病情轻，临床分期不明显，仅在伤后数天内出现头晕、疲乏、失眠、恶心和食欲减退等症状。稍后上述症状逐渐减轻或消失趋向恢复，一般不发生脱发、出血和感染。中、重度骨髓型放射病的临床过程基本相似，只是病情轻重不同。初期表现为神经内分泌功能紊乱，后出现胃肠道功能紊乱，造血功能调节障碍等，照射后数小时至 2 天出现血象变化，白细胞可升高至 $10×10^9$ 个/L 以上，而后下降。开始照射后 2~4 天，由于机体的代偿作用，症状缓解或消失进入假逾期。患者无特殊主诉，略有疲乏感，但造血损伤进一步恶化，外周血白细胞和血小板呈下降趋势，机体免疫功能也开始降低。白细胞下降的速度与病情轻重相关。一般于照射后 10 天左右白细胞下降到第一个最低值，患者出现体温升高、呕吐、腹泻、感染、出血和全身衰竭。

2. **肠型放射病**

特征性的胃肠道症状为呕吐、腹泻、血水便等。初期症状重，2~3 天后稍有缓解，经过 3~5 天的假逾期后进入极期或由初期直接进入极期。患者出现反复呕吐，严重腹泻，腹泻以血水便为特征，并伴有腹胀、腹痛症状。

3. **脑型放射病**

主要以中枢神经系统损伤为特征表现，发病很快，病情凶险，多在 1~2 天内死亡。死亡原因主要是脑性昏迷衰竭。

（二）慢性放射病

慢性放射病是指在较长时间内连续或间断受到超剂量限值的电离辐射作用，达到一定累积剂量当量后引起的以造血组织损伤为主，并伴有其他系统改变的全身性疾病。临床特点是：起病慢、病程长；症状多，阳性体征少；症状出现早于外周血象改变。主要表现为神经衰弱综合征和自主神经功能紊乱。常见症状有疲乏无力、头晕头痛、睡眠障碍、食欲减退、心悸气短等。较严重的患者还可有明显的出血体征，如皮肤淤点、齿龈出血、鼻出血等。

（三）小剂量长期照射危害

小剂量长期照射危害是指受到当量剂量限值范围内的长期照射，超出机体修复适应能力或累积剂量达到一定程度时，就可出现慢性损伤效应。临床主要表现有自觉乏力、头晕头痛、记忆力减退、睡眠障碍、食欲减退等。实验室检查有不同程度的白细胞减少，外周血淋巴细胞染色体畸变和微核率增高。

一般人放射科的护理人员易发生小剂量长期照射危害。临床观察以白细胞及眼晶状体检查这两项指标为最敏感、可靠。

三、放射性暴露的防护措施

1. 合理划分工作场所

即合理划分高活度区、低活度区和办公休息区。严禁无关人员进入高活度区。

2. 建立放射性护理人员上岗前培训制度

介入放射科的护理人员在上岗前必须接受放射性工作培训，并考核合格后，方可上岗工作。

3. 配备介入放射学专用X射线机

如资金允许可申请院方配备多功能血管造影机，尤其是具有C型臂架、双相摄影、数字减影等装置的专用机。如资金有限可选用球管在床下的X射线机配影像增强器和电视系统，尽可能不选用球管在床上的机器。

4. 采取综合防护措施

介入X射线属于可控制的外照射源，可从时间、距离和屏蔽三方面进行综合性的防护。

（1）时间防护　受照剂量与曝光时间成正比关系。时间防护要求参与介入手术的护士术前做好充分的准备工作，备齐术中所需各种器材放置操作台旁，以减少术中在操作间走动的次数。熟练掌握各项护理操作，减少受辐射的时间。

（2）距离防护　当进行介入手术时，尽可能远离患者的照射区，以减少散射线的剂量。

（3）屏蔽防护　在放射源和介入医护人员之间放置一种能有效吸收射线的屏蔽材料，以减弱或基本消除射线对人体的危害。常用的防护材料有铅玻璃、有机铅玻璃、铅板等。

5. 使用个人防护用品

进入手术间的护理人员，有必要穿戴个人防护用品为辅助防护措施。主要有防护帽、防护颈套、防护眼镜、防护面罩、整体或分体全防式防护服及防护手套等。

6. 建立个人健康管理档案

遵循国家放射卫生防护基本标准和放射性工作人员健康管理规定的要求，见附页。

（方　圆）

第十三节　精神科护理的职业防护

精神科护士由于工作环境和服务对象的特殊性，除了一些常见的职业危害，如针刺伤、化学消毒剂等因素的威胁外，更为严重的是常常会遭受意想不到的暴力攻击，引起精神与躯体创伤。

一、概述

暴力行为指个体直接伤害自己或他人的躯体或某一物体的严重破坏性攻击行为，给患者及周围环境造成危害性的影响,是精神科病房最为常见的危急事件。精神科患者的暴力行为是在精神症状或社会心理因素影响下,发生的自杀、伤人、毁物、外走等行为。其中以伤人、毁物最常见。据调查,精神疾病患者暴力攻击行为发生率约为一般人群的10倍,在精神疾病患者的攻击对象中,精神病院的工作人员占首位,而护士所占的比例又最高。精神科护士在工作场所受到的暴力攻击分为心理暴力和身体暴力两类。心理暴力包括口头辱骂、威胁和言语的性骚扰;身体暴力包括打、拍、扎、推、咬等暴力行为,还包括躯体的性骚扰和强奸(含未遂)。暴力攻击造成的结果包括可能未导致伤害、轻度损伤、明显损伤、功能障碍或永久性残疾。

二、住院精神疾病患者发生暴力行为的原因

(一)患者方面的原因

1. **对医院环境生疏,产生恐惧心理**

这类患者由于缺乏自知力,否认有病,出现病理性拒绝行为,拒绝住院、服药及一切治疗。加之对医院环境陌生,对医护人员的强制约束、作息制度等不适应。另外一些病情较轻,有部分自知力的患者,看到兴奋躁动、冲动伤人、毁物的患者而担心自身安全,感到紧张不安。上述因素造成恐惧心理,使得患者有时会在护理人员执行治疗和护理中,突然对其进行暴力攻击。

2. **需求未得到满足**

精神疾病患者在住院期间常因某种病态的要求遭到护理人员的强制压服或拒绝,从而被纳入"共谋迫害者"而受到攻击。

3. **受精神症状支配**

① 行为紊乱或冲动:精神疾病患者在精神症状未被控制时,有时会莫名其妙地打人;② 幻听或被害妄想:这类患者会误认为某个医护人员是来监视或陷害自己,将其友善的行为看作仇视的前奏或错认为对方是坏人,伺机置自己于死地而实施暴力攻击;③ 人格改变:脑外伤所致精神障碍患者,会出现性格改变、记仇、报复心里强。恢复期的患者可能因考虑出院后的生活、工作、学习、恋爱等问题而产生悲观消极心理、自杀念头等。

(二)护理人员自身的原因

1. **言语上不尊重患者**

精神疾病患者主要表现在知、情、意等方面的障碍,但患者同样需要受人尊重。护理人员在履行自己的职责时,有时忽略了这一点,以生硬的态度,命令式的语言,强制其服从等,导致出现攻击诱因。

2. **管理接触患者过程中**

① 患者不肯吃药或发现患者藏药,护士让其服药时或强制喝药过程中,发生伤害攻击行为;② 对拒食的患者进行饮食护理时,很有可能发生攻击行为;③ 护理人员在对待兴奋躁动患者若态度不冷静,不注意与其接触的方式、方法,一味的训斥或强制其服从管理,而激起患者更大的冲动;④ 其他情况:在约束患者或安全检查时,患者出于反抗往往发生攻击行为。

3. **对患者缺乏同情心**

有的护理人员不理解患者的病态表现,不善于控制自己的情绪,容易与患者发生冲突而诱

发暴力行为。有的在心理上轻视患者，把日常生活中的不愉快或矛盾带到工作中，借小事有意无意发泄到患者身上，诱发暴力攻击。

（三）医院特殊的管理环境

精神科病房一般采取封闭式管理，并限制患者在一定范围内活动。多数精神患者无躯体疾患可以自由活动，难以适应终日吃饭、睡觉的环境以及不能到户外活动的自由，引起患者的不满而发生暴力行为。此外，研究发现过度拥挤，缺少独处，闲散无事可以导致暴力行为，如在饭厅发生攻击行为的主要原因是拥挤、排队、争饭造成的摩擦。

三、精神疾病暴力攻击行为的特征

（一）发生暴力行为的常见疾病

研究显示，精神分裂症患者的暴力行为发生率最高，约占总数的 65%；其次为双向情感障碍，约占 20%。发生的暴力事件中精神分裂症患者占 41.9%，其他情感性精神病占 26.7%。暴力行为多见于精神分裂症，其次是情感性精神疾病、癫痫所致精神障碍、偏执型精神病、嗜酒所致精神障碍等，还有精神发育迟滞患者由于判断力和自我控制力差及生理本能要求亢进，易发生暴力行为。

（二）暴力行为的高发期

据文献报道，住院精神病患者的暴力行为发生在急性期的占 71.2%，暴力冲突在入院 1 周内发生者占半数，入院 3 周内占 92.5%，入院 1 月内占 90%；新入院患者入病室时、家属探视后及护理人员少时为暴力的高发期；在重症（一级）病房发生率最高，占 42.11%，53.68% 是在制止患者暴力行为实施保护性约束时发生。

（三）暴力行为的表现形式

患者发生暴力行为时，医务人员是其攻击的主要目标，其次是病友，探视家属有时也遭到暴力袭击。其中，攻击前有言语威胁者占 1/3，攻击来势迅猛者占 1/3，既往有暴力行为发生者最多。他们采用的手段为破坏身边随手可及的接触物，如杯子、椅子、脸盆等，有的是徒手攻击，其次是牙咬、刀砍、撕扯等。

1. *行为动机*

研究显示大多数的动机为病理性或不明原因，但较多的暴力行为具有诱因。可能与精神疾病患者多有人格改变、辨认和控制能力削弱有关。同时研究认为报复杀人显著高于对照组。

2. *暴力行为的决定和实施过程*

大多数以公开的方式实施暴力攻击行为，与精神患者实施危害时缺乏自我保护的特点一致。

3. *暴力行为的方式特点*

多无预谋，常有先兆，多白天作案，手段残酷，残酷性体现在凶器的偶然选择和行为方式的残暴。一项研究表明，有 59.5% 的精神分裂症患者在暴力行为发生前对受害者抱敌对态度。

第十二章　临床高危科室护理人员的职业风险防护

4. 暴力行为攻击对象

国外研究报道，住在家庭、社区的精神疾病患者攻击的对象多是其近亲和朋友。国内资料表明，受害者以家人和熟人多见。在住院环境中，医护人员受攻击的比例最高，但一般是言语的攻击，躯体攻击较少。

5. 暴力行为后的即刻表现

多数患者缺乏自我保护，事后很少潜逃，多在现场被抓获。

6. 事后自伤、自杀率

对门诊精神患者的研究表明，92%企图杀人的患者同时具有自杀倾向，86%具有他杀观念的住院患者同时具有自杀念头。在另一个研究中，55%具有攻击性的精神分裂症患者具有自杀未遂史。更有研究显示全部的自伤都是由精神分裂症患者所为。

（四）暴力行为与疾病类型症状的关系

一般暴力行为与精神疾病类型和精神疾病性症状密切相关。患精神分裂症、情感性精神障碍、狂躁症、癫痫性精神障碍的患者易发生暴力行为。与暴力攻击相关的精神病理症状为：概念紊乱、兴奋、怀疑、敌对、不合作、注意障碍、社会退缩。其中命令性幻听、被害妄想、烦躁和易激惹等四个症状与危险行为显著相关。

（五）暴力行为与既往史

精神疾病患者既往有暴力史者再次发生的概率很高。既往史的高比例提示对该患者应该及时彻底地进行系统的综合治疗，以免造成严重危害。

（六）暴力行为与药物、酒精滥用

国外的一项研究表明，药物滥用与精神分裂患者发生暴力行为有关。同时有学者认为药物和酒精的应用与精神疾病患者当前和未来的暴力行为有关联，并认为多种物质滥用的患者暴力行为显著增高。

四、暴力行为造成的伤害强度分级

伤害强度的分级介绍 Fottvell 指定的 3 级分类法：Ⅰ级：未造成伤害即打一耳光、拽头发、搗一拳、踹一脚或非礼拥抱、人格侮辱等。受攻击对象一般无明显躯体不适，仅略感疼痛和心理压抑，主要为较强的精神压力。Ⅱ级：造成轻度躯体伤害，医务人员受到患者的撕、咬或抓伤，造成皮肤青紫或皮肤破损，头发撕脱，主观感觉头晕、头痛，受伤部位功能活动受限但程度不严重，休息几日即刻恢复。Ⅲ级：造成严重躯体伤害，由于攻击行为造成部分医务人员结膜充血、出血、耳膜穿孔、牙齿脱落、脑震荡及各类骨折。

五、暴力行为的预测

在从事精神疾病护理过程中总会遇到具有暴力攻击行为倾向的患者，而对这种患者，首要的是预测其发生暴力行为的可能性，以采取相应的防范措施。暴力行为预测的要点：

（一）详细了解患者的既往史及观察要点

（1）患者是否曾有过暴力攻击行为，有这类行为历史的患者可能住院后再次发生暴力行为，最好单一预测因素。

（2）了解诱发患者发生暴力攻击行为的因素，如易受某一特定情境或物品的刺激。

（3）了解患者是否有滥用或依赖某种物品或酒精的情况。

（4）住院精神疾病患者的暴力攻击行为一般发生在住院的最初三周。其中，**66%**的暴力行为发生在第一周，所以对新进入院的患者要多加注意。

（5）了解患者是否私藏可以作为凶器的用具，如刀、剪、绳索、火具和易燃物等，拥有这类危险物品在暴力攻击时可造成更为严重的后果，应及早干预。

（二）暴力攻击行为的先兆表现

1. 言语和动作

出现攻击性、辱骂性语言，且语调高、语量多或有语言暗示；患者来回走动、坐立不安、动作多且快，行为粗鲁。

2. 情绪

表现出激动、气愤、焦虑、紧张、忧伤、脾气急躁，不能自控。部分患者故意离群，喜欢观察偏僻处。

3. 面部表情

表情上充满敌意，用敌意的眼光盯视对方。

六、防范暴力行为的措施

（一）加强职业道德教育，改善服务态度

护理人员应正确分析患者的种种需求，属于正常的生理、心理需求应予以满足，特别是自知力已部分恢复者，不可随意用约束或不许出院等非保护性语言相威胁，对患者的包容式接纳是最基本的不可缺少的做法。

（二）做好岗前培训，掌握接触精神患者的技巧

1. 选择正确的站立位置

护士应站在患者的侧面。距离以 1 m 为宜，因通常人的单臂长小于 1 m，可避免患者的正面直接攻击。

2. 正确走位

护理人员在走廊等处行走时，应尽可能靠近一边的墙壁，避免夹行在两个患者之间以防双向攻击。若在病区巡视总有某一固定的患者尾随其后，应让其先行，以防背后攻击。

3. 掌握与患者交流的正确方式

（1）与患者交流时，不要轻易打断患者的话，若必须打断，应尽量引导患者的思路转换话题，不要与其发生争执，避免使用刺激性言语，保持冷静与镇定。

（2）谈话过程中，尽量减少目光直视患者，因为直接的目光接触可被患者认为是具有对抗

性的。

(3) 若患者坐着交谈，护理人员也应保持坐位，保持与患者平等相处的姿态。

(4) 谈话的地点，应开着门并有安全通道，工作人员距离通道要近，一旦发生意外情况，可迅速撤离。

(5) 在整个谈话过程中，始终要真诚对待患者，表示出合作的友好姿态。

4. 对有藏药、拒服药行为的患者

护理人员不要训斥患者，发药时要认真负责，做到服药到口，看药服下，做好服药后的检查工作。在病情允许的情况下，告诉患者服药的重要性。

5. 对冲动逃跑、自伤、自残的患者

及时发现后，要采取相应巧妙的应对措施，不可硬碰硬，直接迎上去，要多个工作人员协同配合，趁其不备，采取行动。在日常工作中，可建立专门的应急预案并定时演练。

6. 建立值班双人制

夜间或中午值班巡回要实行双人制，并最好男女护理人员搭班，发挥男护士的体力优势。

(三) 工作环境增设安全设施

护士站内不能摆放危险物品，如剪刀、玻璃、烟灰缸等。安装隐蔽的对讲机或报警蜂鸣器，以便在紧急情况下迅速通知其他工作人员。

(四) 针对攻击行为的对策

一旦发生暴力攻击行为，应采取紧急处理措施。

1. 言语安抚

护理人员通过对话劝诱患者停止暴力攻击行为，用安慰性的语言抚慰患者，满足患者的要求，尽量用平和的方式说服患者放弃暴力活动。

2. 身体约束

假如语言安抚无效，应与同事合作迅速采取适当的手段制服患者，将其约束起来，以保护患者自身和他人的安全。约束后，立即清除患者携带的危险品，并加强监护，防止发生意外。同时注意在约束过程中，用力要适当，不要使患者受到伤害。如果实在难以制服患者，应请警察协助处理。

3. 药物治疗

对于少数症状严重的患者，可采取必要的药物治疗。

4. 心理护理

患者病情稳定后，对其进行心理辅导，有助于防止暴力行为的再次发生。

5. 做好相关记录

在护理记录单上应详细记录暴力攻击行为，为日后工作提供参考。记录内容包括：① 暴力攻击行为发生的时间；② 暴力攻击行为发生的地点；③ 暴力攻击行为发生的全过程；④ 暴力攻击行为造成的严重程度；⑤ 诱发暴力攻击的因素。

(方 圆)

参考文献

[1] 高莉．大学生职业风险认知及其与职业决策效能、职业成熟度的关系[D]．郑州：河南师范大学，2011．

[2] 陈琴．护理职业风险因素分析与管理[J]．医学信息，2010，7，23（7）：314-315．

[3] 周卫，牛杰．护理职业风险研究进展[J]．护理研究，2010，3，24（317）：756-758．

[4] 焦红玲．护理风险的因素及防范措施[J]．中国实用医药，2011，6（10）：218．

[5] 李晓寒．基础护理学[M]．北京：人民卫生出版社，2012．

[6] 刘立，成颖．实用伤口护理手册[M]．北京：人民军医出版社，2012．

[7] 马育璇．手术室护士必读[M]．北京：人民军医出版社，2011．

[8] 刘鑫，张宝珠．护理执业风险防范指南——附《护士条例》解读[M]．北京：人民军医出版社，2010．

[9] 丁玥．肿瘤科护理必备[M]．北京：北京大学医学出版社，2011．

[10] 魏革，马育璇．手术室护理必备[M]．北京：北京大学医学出版社，2011．

[11] 徐玉花．医护人员职业防护指南[M]．上海：第二军医大学出版社，2006．

[12] 方敏．ICU护士工作指南[M]．西安：第四军医大学出版社，2012．

[13] 孔祥萍，刘化侠．ICU护士一本通[M]．北京：化学工业出版社，2009．

[14] 李迅茹．X线物理与防护[M]．北京：人民卫生出版社，2008．

[15] 李立明，率肇．临床流行病学[M]．北京：人民卫生出版社，2011．

[16] 胡永华．实用流行病学[M]．北京：北京大学医学出版社，2010．

[17] 代亚丽，丁洁．艾滋病护理与职业防护[M]．上海：上海第二军医大学出版社，2008．

[18] 肖平．医院职业暴露与防护[M]．北京：人民卫生出版社，2011．

[19] 洪祥．医用放射防护学[M]．北京：人民卫生出版社，2011．

[20] 王爱霞．临床医护人员培训指南[M]．北京：人民卫生出版社，2004．

[21] 李继平．护理管理学[M]．北京：人民卫生出版社，2012．

[22] 曹晓东，黄云娟．护理人员医源性职业暴露及其防护的进展[J]．中华现代护理杂志，2010，16（12）：1480-1482．

[23] 田昕玉．精神病患者暴力行为的研究分析及护理防范措施[J]．中国医药指南，2015，13（29）：271．

[24] 时云文．58例精神科护理人员暴力伤害原因的分析及对策[J]．中国医药指南，2015，13（19）：286-287．

[25] 庄海英．住院精神病患者暴力行为的原因分析及护理进展[J]．护理学报，2016，23（3）：39-42．